国家科学技术学术著作出版基金资助出版

骨盆髋臼骨折创新治疗

Innovative Treatment of Pelvic and Acetabular Fractures

主审　张英泽
主编　侯志勇

科学出版社
北　京

内 容 简 介

骨盆、髋臼骨折多为高能量暴力导致，一旦发生可引起致残、死亡等严重并发症。骨盆为不规则状骨，周围重要器官、组织集聚，该部位损伤的精确诊断、微创手术是创伤骨科医师面临的巨大挑战。

河北医科大学第三医院侯志勇教授团队深耕骨盆、髋臼损伤20余年，在骨盆、髋臼骨折的损伤机制、改良分型、手术策略制订、微创技术的改革、内固定物的创新研发等方面均做出突出贡献。本书由侯志勇教授带领团队完成，在骨盆区域的应用解剖，骨盆、髋臼骨折的影像学诊断，常用的临床分型及原创改良（髋臼骨折三柱分型及各型骨折数据库的建立），损伤机制的探讨，手术入路详细介绍及选择，骨盆骨折患者的急救，骨盆、髋臼骨折微创复位固定技术等方面进行了系统、全面的阐述。本书适于各级医院骨科医师及骨伤相关科研人员阅读参考。

图书在版编目（CIP）数据

骨盆髋臼骨折创新治疗 / 侯志勇主编. —北京：科学出版社，2024.1

ISBN 978-7-03-076717-2

Ⅰ. ①骨…　Ⅱ. ①侯…　Ⅲ. ①骨盆－髋臼－骨折－外科手术　Ⅳ. ①R683.3

中国国家版本馆CIP数据核字（2023）第197799号

责任编辑：郭　颖 / 责任校对：张　娟

责任印制：师艳茹 / 封面设计：龙　岩

科学出版社 出版

北京东黄城根北街16号

邮政编码：100717

http://www.sciencep.com

三河市春园印刷有限公司 印刷

科学出版社发行　各地新华书店经销

*

2024年1月第　一　版　开本：787×1092　1/16

2024年1月第一次印刷　印张：11 1/2

字数：238 000

定价：158.00元

（如有印装质量问题，我社负责调换）

编著者名单

主　　审　张英泽

主　　编　侯志勇

副 主 编　王鹏程　陈　伟　樊仕才

编 著 者　张瑞鹏　尹英超　金　霖　郭家良

王　娟　张　奇　宋连新　宋朝晖

马利杰　闫金成　张学斌　田思宇

王忠正　叶鹏宇　蔡鸿敏

编著者单位　河北医科大学第三医院

序

骨盆髋臼创伤被誉为创伤骨科桂冠上的明珠，原因并非仅在于其内涵的复杂与艰深，更在于其涵盖的未知与挑战。骨盆髋臼的生理与病理解剖、生物力学、损伤机制及其相应病理损伤特征、诊疗原则及实践应用等方面的学习、掌握及运用是一个复杂和艰难的过程。且骨盆髋臼骨折患者的损伤模式各具特点，这些特点为合理的诊疗方案的抉择带来艰巨的挑战，并且这种合理的诊疗方案往往是在大原则和框架下的有理有节的应变过程。

近二十年来，我国的创伤骨科事业有了长足的发展，骨盆髋臼创伤的诊疗实践也有了不小的进步。现在，越来越多的青年骨科医师对骨盆髋臼创伤的诊疗有着浓厚的兴趣，他们中不少人已然参与到骨盆髋臼创伤的临床诊疗实践中来。这种兴趣和参与既是骨盆髋臼创伤外科领域未来发展的坚实基础，更是未来创新的原动力。但是，在此节点上，必要的、全面的、持之以恒的和行之有效的医学教育是发展和创新的催化剂和助推剂。因而，作为医学教育主体的医师需要有过硬的理论基础、实践经验和创新理念，作为医学教育的载体的书籍需要兼具通识和创新。

河北医科大学第三医院创伤骨科的优势亚专业之一就是骨盆髋臼创伤的诊疗和研究，以侯志勇院长为代表的一批中青年医师正在不懈地践行着和引领着这个亚专业的实践、研究和发展。侯院长在此领域深耕二十余年，他扎实的理论基础、丰富的实践经验和创新的科研思维转化成不少创新成果，其中最具代表性的当属骶 1 椎体侧块轴位像的发现，这对于精准置入骶髂螺钉具有非凡意义。他创立的髋臼骨折的三柱理论及分型系统为髋臼骨折的诊疗注入新的活力。这些都是他胜任骨盆髋臼创伤医学教育的体现。更让人欣喜的是，他写就的这部《骨盆髋臼骨折创新治疗》作为此领域医学教育的媒介，在创新诊疗方面将给予创伤骨科医师有益的启发。

相信有了众多中青年创伤骨科医师的兴趣和参与，有了持之以恒且行之有效的医学教育的加持，我国在骨盆髋臼创伤诊疗和研究领域在世界范围内绽放异彩的时刻指日可待。

张英泽

中国工程院院士

中华医学会骨科学分会主任委员

前　言

我国有着巨大的人口基数，正处在由工业化强国向现代化科技强国转变的过程中，各领域的基础设施建设正在如火如荼地进行着。这样的时代背景为医疗领域特别是创伤骨科带来巨大的挑战，其特点就在于高能量暴力导致的躯干及四肢骨折以及低能量暴力导致的老年脆性骨折的发病率逐年增高。近几十年来，我国的创伤骨科事业有了长足的发展，这主要表现在四肢创伤领域，而骨盆髋臼损伤的精准诊疗领域的发展却稍显滞后。

骨盆髋臼损伤机制的复杂性、病情的危重性、诊疗的棘手性等问题与骨盆髋臼复杂的骨性解剖及险要的软组织解剖、生物力学、损伤机制及其相关的病理损伤特征等方面的繁复难懂及开放性，特别是微创性诊疗技术的高门槛和学习曲线等直接相关。上述因素常在临床实践中让医师望而生畏，给患者的精准诊疗带来巨大障碍。笔者在骨盆髋臼创伤领域深耕二十余年，用坚实的理论和实践功底为广大的骨盆髋臼创伤患者解除疾苦，临床和科研实践中也有着诸多被公认的新发现，例如骶 1 椎体侧块轴位像、髋臼骨折的三柱理念和分型系统等。作为一名资深的创伤骨科医师和骨科医学教育的践行者，笔者深感为广大创伤骨科医师扫除障碍、铺平道路，使其能够从容应对骨盆髋臼创伤之迫切需求及重大责任，愿尽己绵薄之力而让更多优秀的骨科医师对骨盆髋臼创伤的诊疗产生兴趣并参与到骨盆髋臼创伤的诊疗实践中来而造福患者。

《骨盆髋臼骨折创新治疗》着眼于当今的精准医疗和患者个体化医学关怀的时代脉搏，就骨盆髋臼创伤的微创诊疗这个热点和难点主题，由浅入深，层层递进，让读者从浅显的基础理论平滑地过渡到高深的微创诊疗技术中来，激发兴趣，挖掘潜能。书中对一些核心问题进行了深入浅出的铺陈，也对国人在此领域内的一些突出工作做了叙述，尽可能使用平实的语言文字来描述复杂的问题，让读者在平易中接近现实难题，以期提振士气并增强攻坚克难的信心；让读者用创新思维指导临床实践，通过长期的切磋琢磨而能有所创新和发现；让读者坚持广泛的学习和深入的交流，能共建良好的学术生态。

尽管笔者为本书的编写与出版付出了不少努力，但由于时间、精力和能力所限，书中若有所疏漏之处，望广大读者能给予热心的批评指教和意见建议。感谢你们的理解与支持，感谢你们所给予的裨补阙漏、有所广益的动力和机会。

侯志勇
河北医科大学第三医院教授、博导
中华医学会创伤学分会副主任委员

目　　录

第 1 章

骨盆与髋臼的应用解剖

第一节　骨盆的应用解剖

一、骨盆的骨性结构

骨盆由左右髋骨和骶骨、尾骨及其间的骨连结构成。前方由耻骨联合连接，后方由左右骶髂关节连接。在耻骨联合上方有耻骨上韧带，下方有耻骨弓状韧带加强其稳定性。在骨盆后环，左右髋骨的耳状面同骶骨的耳状面形成骶髂关节。骶骨像一个楔子一样插于两块髂骨间（图 1-1）。

人体直立时，骨盆向前倾斜，两侧髂前上棘与两耻骨结节位于同一冠状面内，此时，尾骨尖与耻骨联合上缘位于同一水平面上。

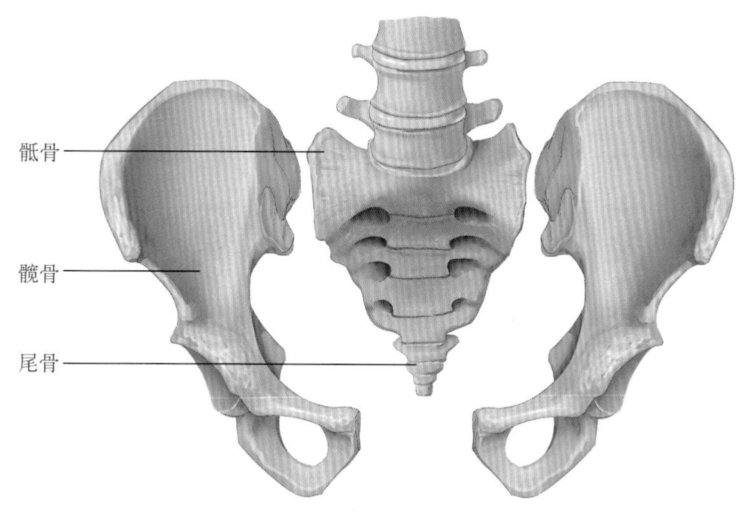

图 1-1　骨盆的构成

二、骨盆的分界

骨盆可由骶骨岬向两侧经弓状线、耻骨梳、耻骨结节至耻骨联合上缘构成的环形界线，分为上方的大骨盆（又称假骨盆）和下方的小骨盆（又称真骨盆）（图 1-2）。

1. 大骨盆　由界线上方的髂骨翼和骶骨构成。由于骨盆向前呈倾斜状，故大骨盆几乎没有前壁。

2. 小骨盆　是大骨盆向下延伸的骨性狭窄部，可分为骨盆上口、骨盆下口和骨盆腔。骨盆上口由骶骨岬,两侧的弓状线、耻骨上支、耻骨结节,耻骨联合上缘构成的环形界线围成，呈圆形或卵圆形。骨盆下口由尾骨尖、骶结节韧带、坐骨结节、坐骨支、耻骨下支和耻骨联合下缘围成，呈菱形。

两侧坐骨支与耻骨下支连成耻骨弓，它们之间的夹角称为耻骨下角。骨盆上、下口之间的腔称为骨盆腔。小骨盆腔前壁短，侧壁和后壁较长，也称为固有盆腔，该腔内有直肠、膀胱和部分生殖器官。

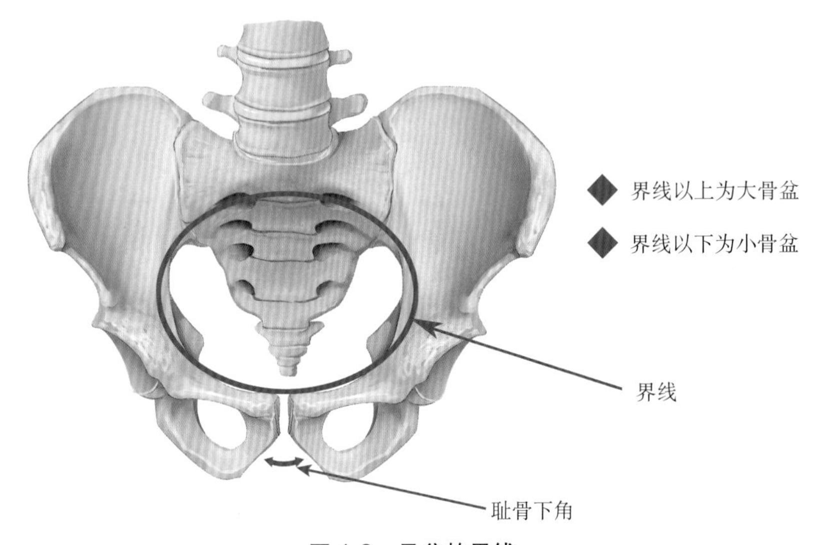

图 1-2　**骨盆的界线**

三、骨盆的作用

骨盆是躯干与自由下肢骨之间的骨性连接成分，起着传导重力和支持、保护骨盆腔器官的作用。人体直立时，体重自第 5 腰椎、骶骨经两侧的骶髂关节、髋臼传导至两侧的股骨头，再由股骨头往下到达下肢，这种弓形的力传递线称为骶股弓（图 1-3）。当人处于坐位时，重力由骶髂关节传导至两侧坐骨结节，此种弓形的力传递线称为坐骶弓。骨盆前部还有两条约束弓，以防止上述两弓向两侧分开。一条在耻骨联合处连结两侧耻骨上支，可防止骶股弓被压挤。另一条为两侧坐骨、耻骨下支连成的耻骨弓，能约束坐骶弓不致分开。约束弓不如重力弓坚强有力，外伤时，耻骨上支较耻骨下支更易骨折。

骨盆的位置可因人体的姿势不同而变动。人体直立时，骨盆向前倾斜，骨盆上口的平面与水平面约呈 55°（女性可为 60°），称为骨盆倾斜度。骨盆倾斜度的增减将影响脊柱的弯曲，如倾斜度增大，则重心前移，必然导致腰曲前凸增大。反之则腰曲前凸减小。

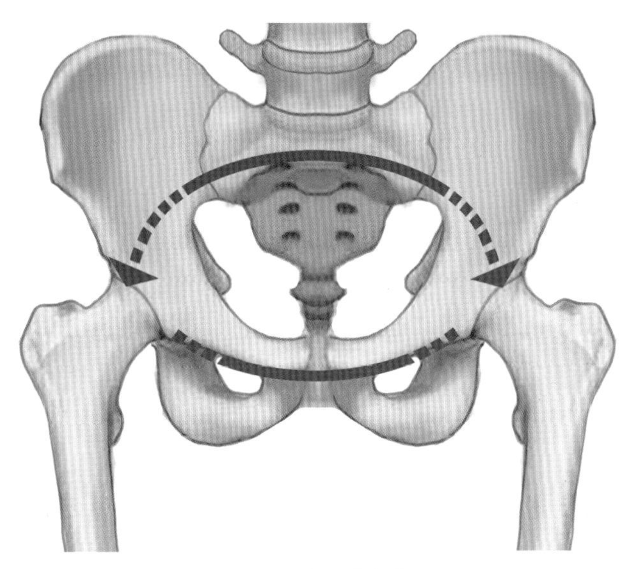

图 1-3 骶股重力传导

四、骨盆的性别差别

在人全身骨骼中，性别差异最显著的是骨盆，甚至在胎儿时期耻骨弓就已具有明显性别差异。骨盆的性别差异与其功能有关，虽然骨盆的主要功能是运动，但女性骨盆还要适应分娩的需要。因此，女性骨盆外形短而宽，骨盆上口近似圆形，较宽大，骨盆下口和耻骨下角较大，女性耻骨下角可达 90° ～ 100°，男性则为 70° ～ 75°。

五、骨盆的连接结构

1. 骶髂关节　由骶骨和髂骨的耳状面构成，关节面凹凸不平，骶髂关节间隙窄小，关节面不规则，表面被覆一层纤维软骨，其对加强关节内在稳定性起着重要作用。骶髂关节由许多坚韧的韧带加强其稳定性，骶髂后韧带和骨间韧带均位于关节面的后方，构成骶髂后韧带复合体，在骨盆环中其作用最强。骶髂关节的前方有骶髂前韧带，其较薄，力量也相对较弱。

骶髂关节具有相当强的稳固性，以适应支持体重的功能。处于妊娠期的妇女其活动度可稍增大。

2. 髂腰韧带　位于骨盆最上方，为连于第 5 腰椎横突和髂骨内面的韧带。此韧带强韧肥厚，在骶髂关节前方与骶髂前韧带混合。当半侧骨盆向上向侧方移位时，这条韧带将引起对侧第 5 腰椎横突撕脱骨折。

3. 骶结节韧带　位于骨盆后方，起自骶骨、尾骨的侧缘，呈扇形，集中止于坐骨结节内侧缘（图 1-4）。

4. 骶棘韧带　位于骶结节韧带的前方，起自骶骨、尾骨侧缘，呈三角形，止于坐骨棘，其起始部被骶结节韧带遮掩（图 1-4）。

骶棘韧带与坐骨大切迹围成坐骨大孔，骶棘韧带、骶结节韧带和坐骨小切迹围成坐骨小孔，有肌肉、血管和神经等从骨盆腔经坐骨大、小孔达臀部和会阴。

5. 耻骨联合　由两侧耻骨联合面借纤维软骨构成的耻骨间盘连接构成。耻骨间盘中往往出现一矢状位的裂隙。女性耻骨间盘较男性的厚，裂隙也较大，孕妇和经产妇尤为显著。

在耻骨联合的上、下方分别有连结两侧耻骨的耻骨上韧带和耻骨弓状韧带。耻骨联合的活动甚微，但在分娩过程中，耻骨间盘中的裂隙增宽，以增大骨盆的径线。

6. 闭孔膜　闭孔膜封闭闭孔并为骨盆内外肌肉提供附着。膜的上部与闭孔沟围成闭孔管，有神经、血管通过（图 1-5）。

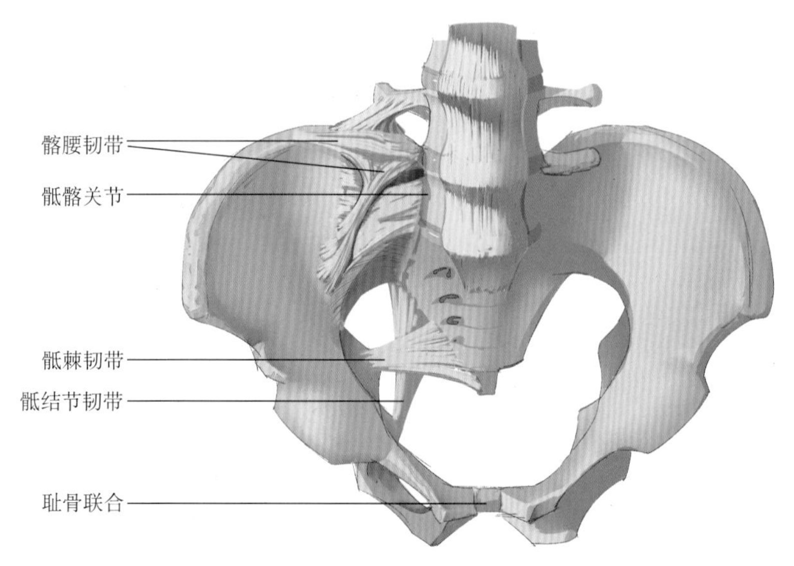

图 1-4　**骨盆周围的韧带**

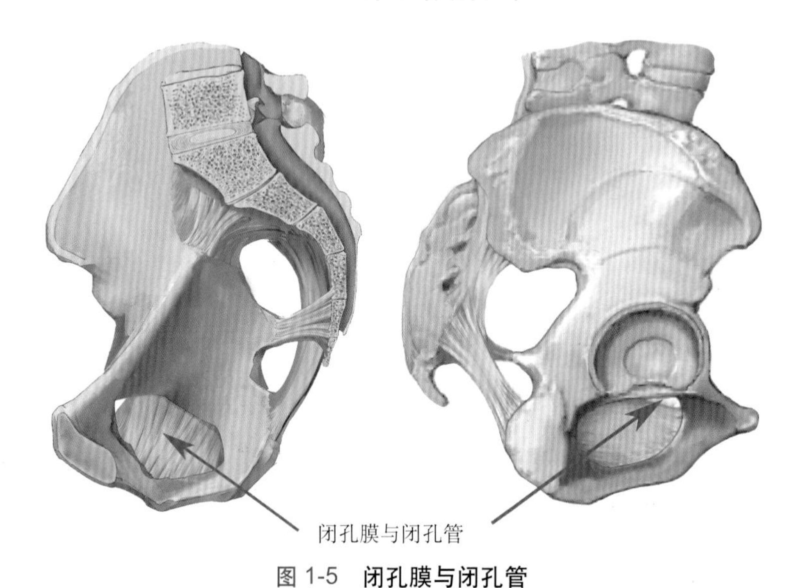

图 1-5　**闭孔膜与闭孔管**

第二节　髋臼的应用解剖

一、结构

髋臼为髋骨外侧面中部的倒杯形深窝，面向前外、下方，为一不完全的半球形窝。关节面为马蹄形或半月形，也称为月状面。其上部较宽厚，前后部略窄薄。

二、解剖要点

正常成人髋臼外展角为 40°～70°，前倾角为 4°～20°（图 1-6）。

Judet 等将髋臼邻近结构划分为前柱、后柱。前柱（髂耻柱）包括髂嵴前部、髋臼前下 1/3（髋臼前壁）及耻骨。后柱（髂坐柱）包括坐骨大切迹前下与髋臼后下 1/3（髋臼后壁）和坐骨。将前后柱附近的关节面分为前壁和后壁。髋臼内侧壁称为方形区。外伤时，股骨头可由此向内穿透进入盆腔。髋臼前后两柱为 60° 相交，形成一拱形结构。横跨于前后两柱之间，是髋臼主要负重区，称为臼顶，又称为负重顶（图 1-7）。

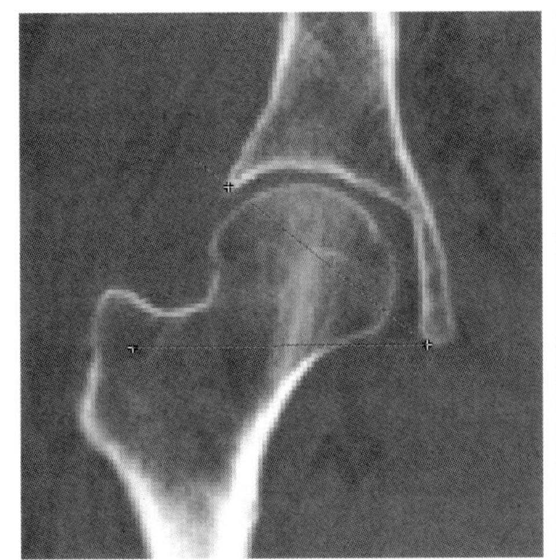

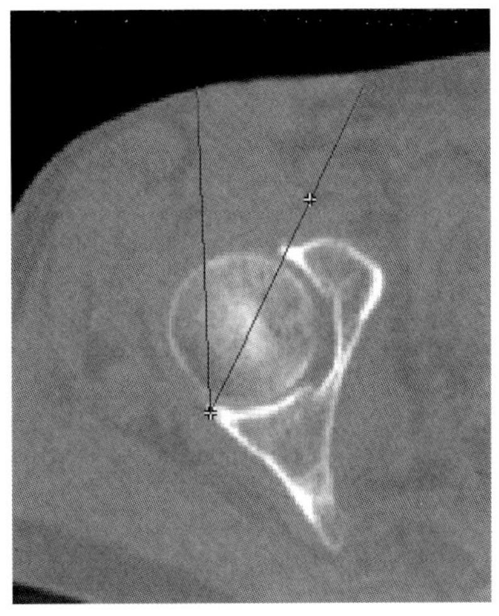

图 1-6　**红色为髋臼外展角，蓝色为髋臼前倾角**

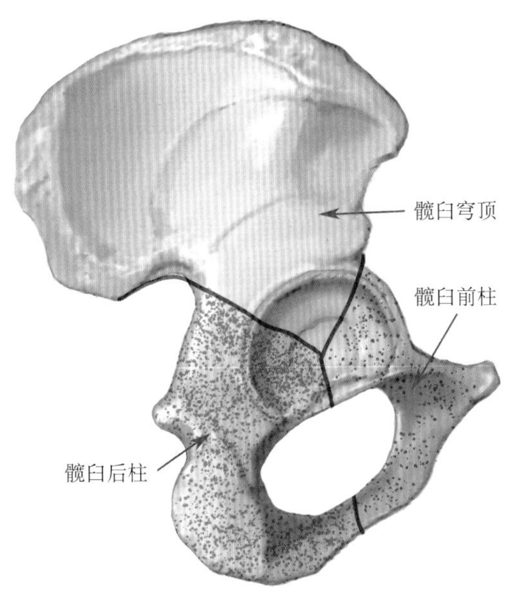

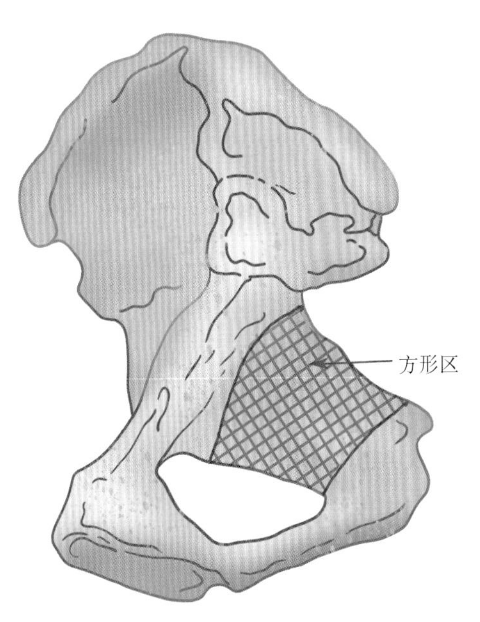

图 1-7　**臼顶**

三、髋关节

1. *组成*　由髋臼与股骨头构成，属多轴的球窝关节（图 1-8）。髋臼的周缘附有纤维软骨，构成髋臼唇，以增加髋臼的深度。髋臼切迹被髋臼横韧带封闭，使半月形的髋臼关节面扩大为环形以紧包股骨头。髋臼窝内充有脂肪组织。

髋关节的关节囊坚韧致密，向上附于髋臼周缘及横韧带，向下附于股骨颈，前面达转子间线，后面包罩股骨颈的内侧 2/3（转子间嵴略上方处）。因此，股骨颈骨折有囊内、囊外骨折之分。

图 1-8　髋关节的组成

2. *加强髋关节的韧带*（图 1-9）

（1）髂股韧带：最为强健，起自髂前下棘，呈“人”字形向下经关节囊前方止于转子间线。其可限制大腿过伸，对维持人体直立姿势有很大作用。

（2）耻股韧带：由耻骨下支向外下于关节囊前下壁与髂股韧带的深部融合。其可限制大腿的外展及旋外运动。

（3）坐股韧带：加强关节囊的后部，起自坐骨体，斜向外上与关节囊融合，附于大转子根部。其可限制大腿的旋内运动。

（4）股骨头韧带：位于关节囊内，连结股骨头凹和髋臼横韧带，被滑膜所包被，内含营养股骨头的血管。当大腿半屈并内收时，韧带紧张，外展时韧带松弛。

（5）轮匝带：是关节囊的深层纤维围绕股骨颈的环形增厚，可约束股骨头向外脱出。

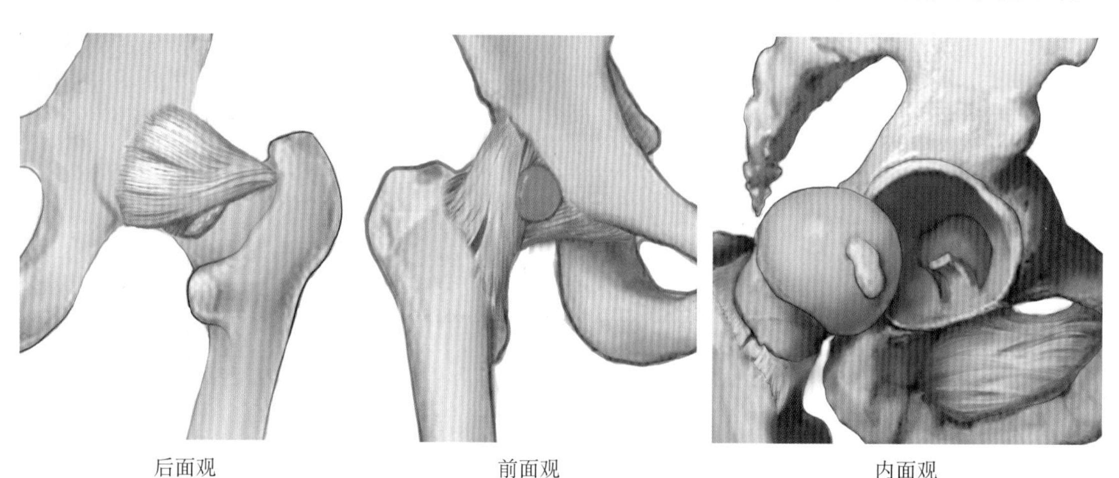

图 1-9　加强髋关节的韧带

3. *运动*　髋关节可做三轴的屈、伸、外展、内收、内旋、外旋及环转运动。由于股骨头深藏于髋臼窝内，关节囊相对紧张而坚韧，又受多条韧带限制，其运动幅度远不及肩关节，但其具有较大的稳固性，以适应其承重和行走的功能。髋关节囊的后下部相对较薄弱，加之人体受到外力撞击时髋关节多处于屈曲状态，故临床中髋关节后脱位更为常见。

4. 运动髋关节的肌群（图 1-10）

（1）屈：主要为髂腰肌及股直肌，辅以缝匠肌、耻骨肌、臀中肌前部及阔筋膜张肌。

（2）伸：主要为臀大肌及腘绳肌。

（3）外展：主要为臀中肌、臀小肌、阔筋膜张肌。

（4）内收：主要为大收肌、长收肌、短收肌、耻骨肌及股薄肌；辅以臀大肌、股方肌、闭孔外肌等。

（5）内旋：主要为臀小肌、阔筋膜张肌；辅以臀中肌前侧纤维、半腱肌、半膜肌等。

（6）外旋：主要为闭孔肌、股方肌、梨状肌、上 / 下孖肌及臀大肌。

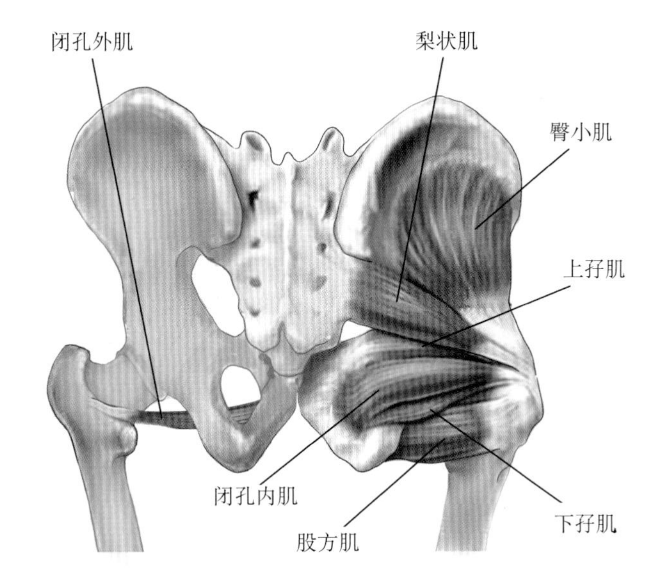

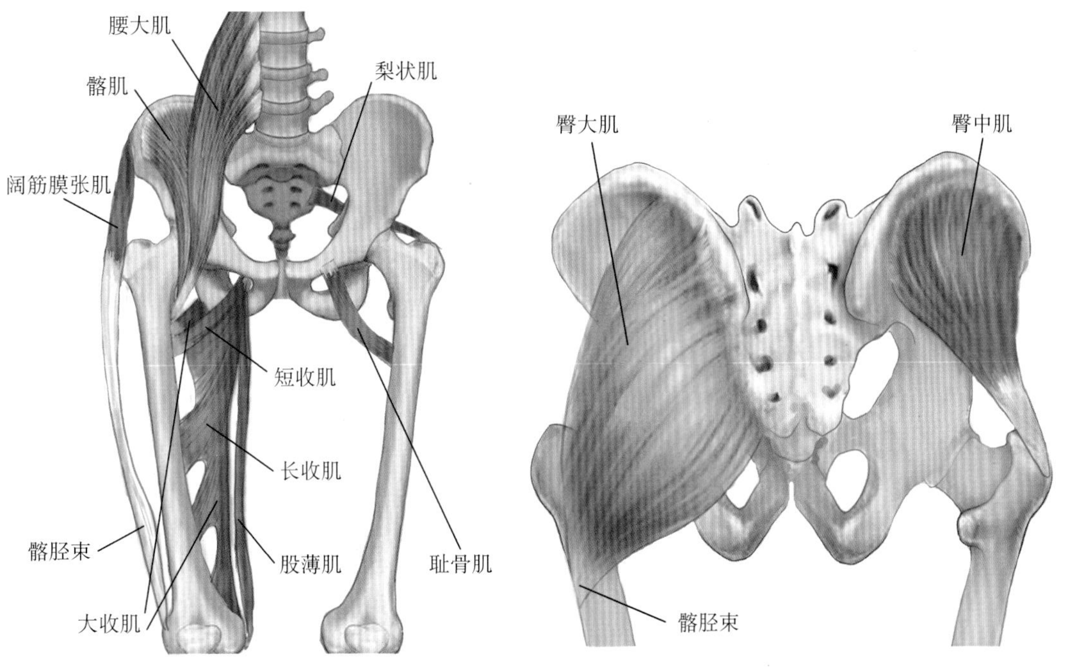

图 1-10　运动髋关节的肌群

5. 髋关节周围的血供（图 1-11）

（1）旋股内、外侧动脉：旋股内、外侧动脉起始于股深动脉，旋股外侧动脉的升支绕股骨颈前方走行；旋股内侧动脉的深支绕股骨颈后方，沿转子间嵴上行。两者发出分支经股骨颈基底部穿关节囊至股骨颈，供应股骨颈和股骨头的部分血液，其中以旋股内侧动脉的终支最为重要。

股骨颈骨折的部位越高，近侧段缺血越严重，因而极易引起不愈合和股骨头坏死。此外，在切开关节囊施行髋关节手术时，应注意保护关节囊在股骨颈上的附着部，不宜剥离过多，以免影响股骨头的血液循环。

（2）闭孔动脉：闭孔动脉出闭膜管后，行于闭孔外肌深面，发出髋臼支，至髋臼再分为两支：一支经股骨头韧带分布于股骨头，此支可因发育不全而缺如，即使存在，其血液也仅供应股骨头的有限区域，故股骨头的血供较股骨少，另一支分布于髋臼窝的软组织（图 1-12）。

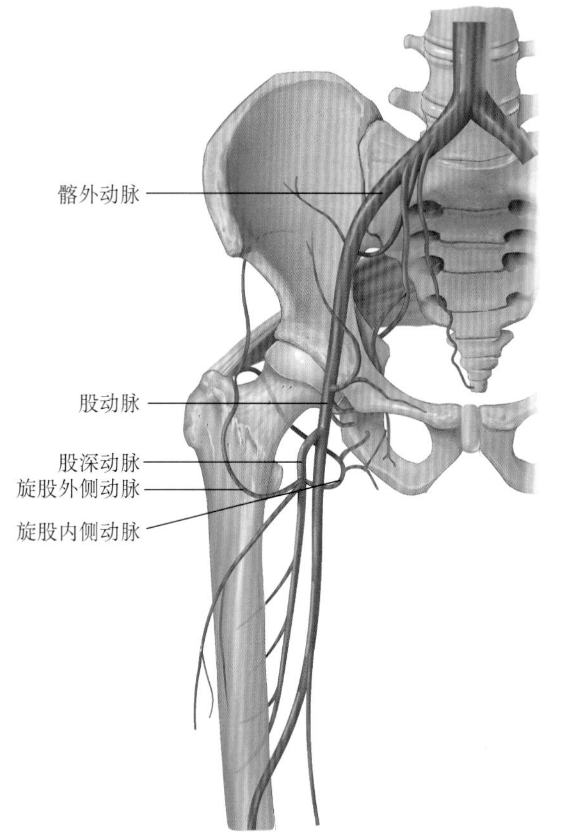

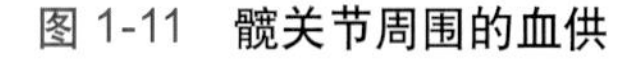
图 1-11　髋关节周围的血供

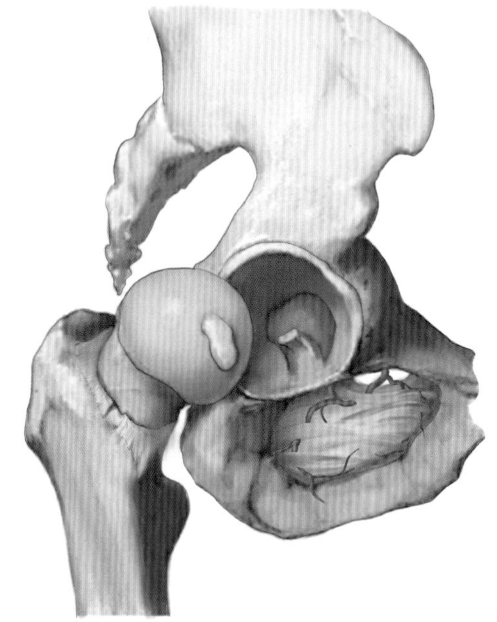
图 1-12　闭孔动脉

（3）股骨滋养动脉。

6. 力学特点

（1）行走时髋关节有两个负重高峰，即同侧足跟着地时（约为体重的 4 倍）和同侧足尖离地前（可达体重的 7 倍）。

（2）跑步或跳跃时股骨头上所受的载荷约为体重的 10 倍。

（3）目前，多数学者均认为髋臼骨折治疗的关键在于臼顶负重区的复位，该区的复位程度与预后显著相关。后壁骨折可显著改变关节面的接触情况，即使是较小的缺损也可对关节接触面积有较大的影响。

7. *髋关节周围的神经分布*　髋关节的神经支配来自坐骨神经、臀上神经、股神经、闭孔神经及骶丛的分支（图 1-13）。

股神经和闭孔神经也有分支到达膝关节，因此当髋关节发生病变时，可引起膝关节反射性痛。

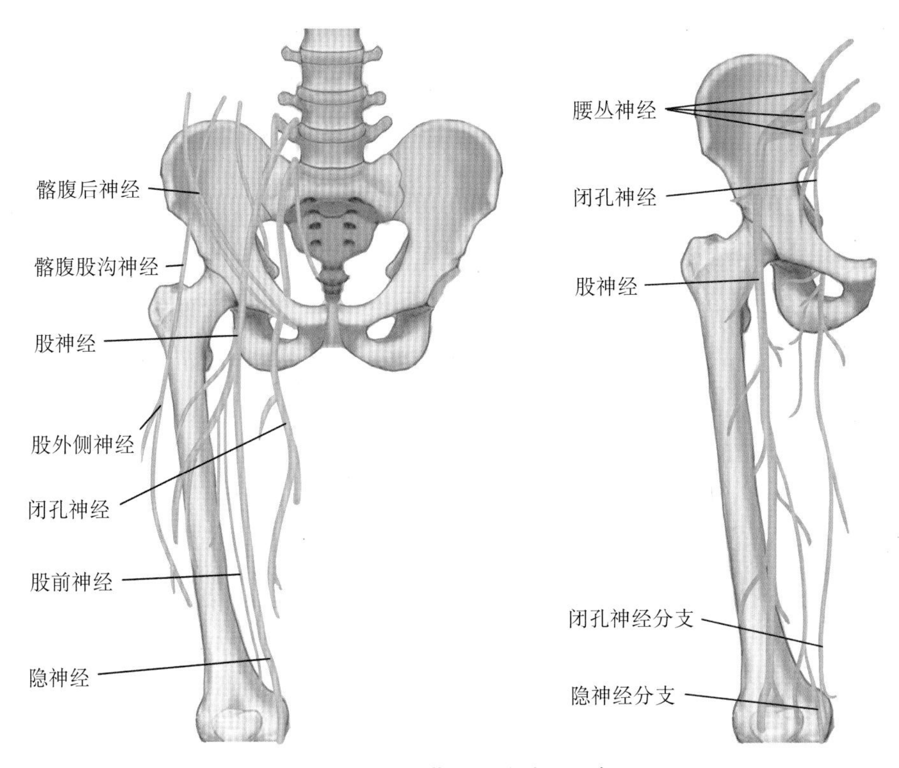

图 1-13　**髋关节周围的神经分布**

四、临床应用解剖

1. *腹股沟区局解*　髂外动脉沿腰大肌内侧缘下行，至腹股沟韧带中点深面至股前部，移行为股动脉。在此部位，内侧有股静脉，外侧有股神经伴行。

髂外动脉在腹股沟韧带稍上方发出腹壁下动脉，其发出的闭孔支与闭孔动脉在穿闭膜管前发出的耻骨支吻合，位于耻骨联合外侧约 3cm 处，又称为死亡冠（图 1-14）。文献报道其发生率为 17% ～ 30%，而在临床中我们发现其发生率高达 80%。有时闭孔动脉非常细小，而吻合支相当粗大，在此部位手术时应注意避免损伤，必要时可提前将其结扎，以免发生难以控制的出血。

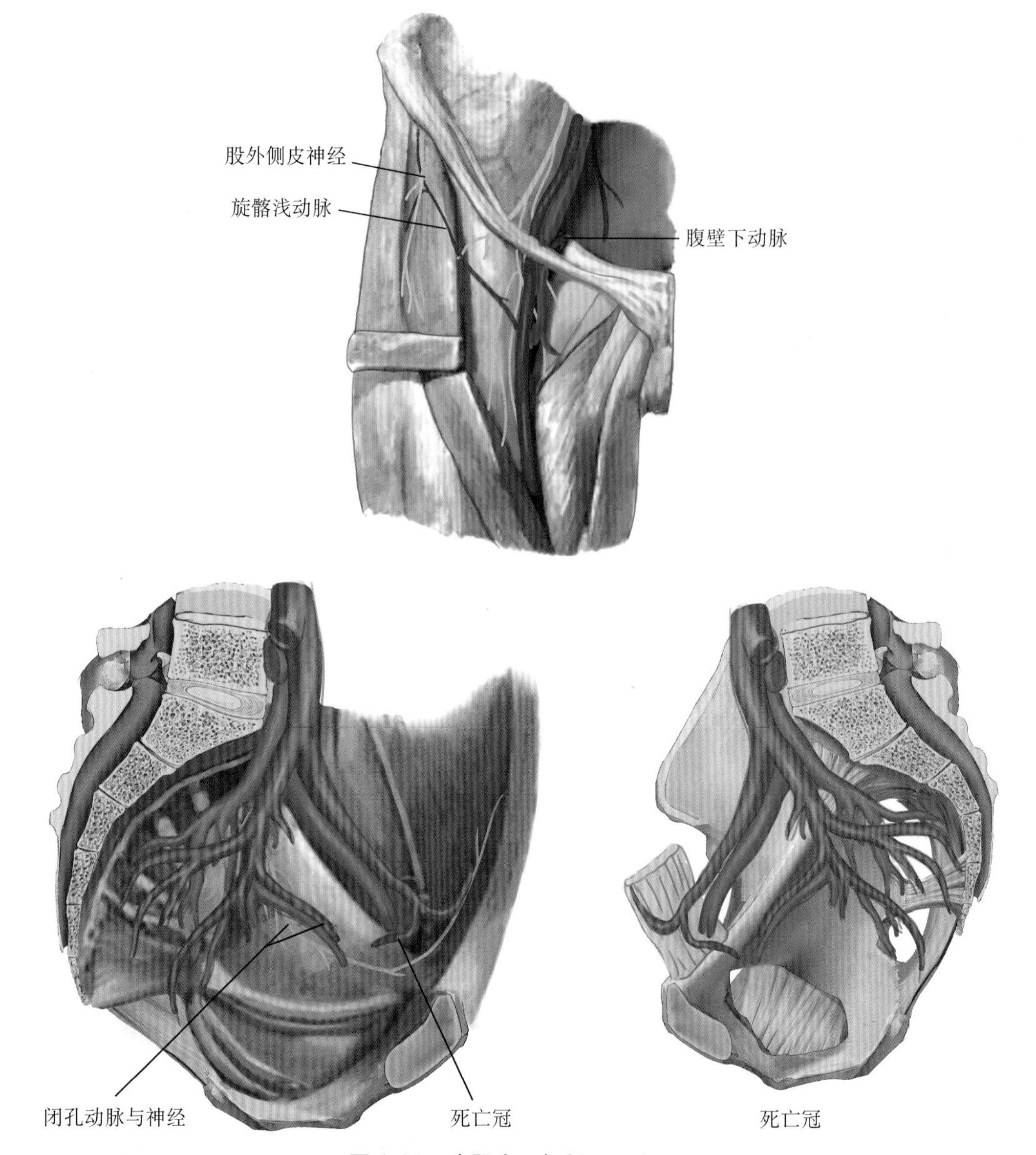

图 1-14 **腹股沟区解剖及死亡冠**

2. 臀区解剖（图 1-15）

（1）浅层结构：臀部皮肤较厚，有丰富的皮脂腺。浅筋膜发达，含纤维和脂肪组织。

（2）深层结构

◆ 深筋膜：臀部的深筋膜又称臀筋膜。

◆ 肌肉：臀部肌肉分为 3 层。

浅层 2 块：为阔筋膜张肌和臀大肌。

中层 6 块：由上到下依次为臀中肌、梨状肌、上孖肌、闭孔内肌、下孖肌、股方肌。

深层 2 块：为臀小肌和闭孔外肌。

◆ 出入梨状肌上、下孔的神经和血管：梨状肌将坐骨大孔分为梨状肌上孔和梨状肌下孔。

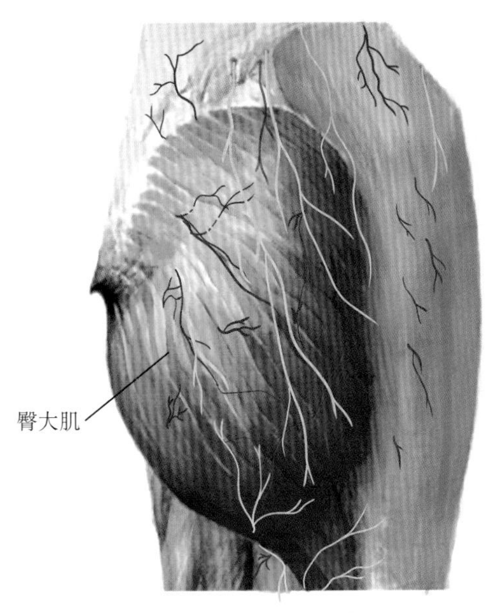

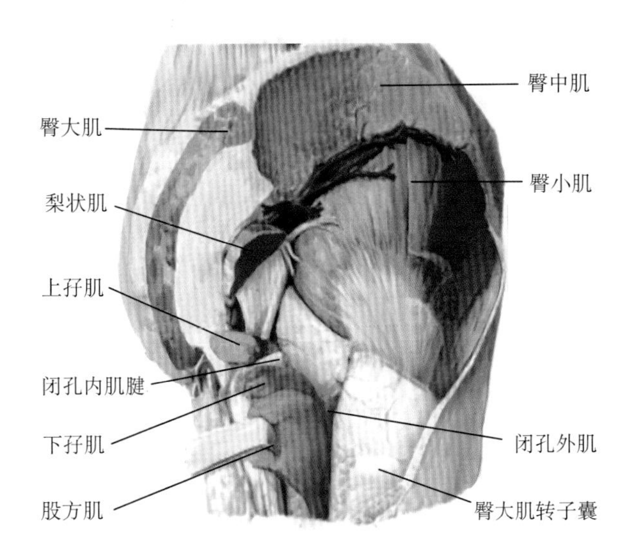

图 1-15　**臀区肌肉解剖**

A. 经梨状肌上孔出入的神经和血管

- 由外侧向内侧依次为臀上神经、臀上动脉和臀上静脉。
- 臀上动脉是髂内动脉的分支，经梨状肌上孔至臀部分为浅支和深支，浅支至臀大肌；深支伴臀上神经行于臀中肌和臀小肌之间，分支至此两肌并向外侧达阔筋膜张肌深面，与旋股外侧动脉的分支吻合。
- 臀上静脉经梨状肌上孔入盆腔汇入髂内静脉。
- 臀上神经是骶丛的分支，与臀上动脉深支伴行，分支支配臀中肌、臀小肌和阔筋膜张肌。

B. 经梨状肌下孔出入的神经和血管（图 1-16）

- 由外侧向内侧依次为坐骨神经、股后皮神经、臀下神经、臀下动脉、臀下静脉、阴部内动脉、阴部内静脉及阴部神经。
- 臀下动脉起自髂内动脉，出梨状肌下孔后主要分布于臀大肌。臀下动脉的分支向上与臀上动脉吻合，向下与股深动脉的第一穿动脉及旋股内侧动脉的分支吻合，并分出关节支至髋关节。
- 臀下静脉与同名动脉伴行经梨状肌下孔入盆腔，汇入髂内静脉。
- 臀下神经发自骶丛，与臀下血管伴行，出梨状肌下孔后支配臀大肌；股后皮神经发自骶丛，位于臀下神经外侧，出梨状肌下孔后，除分出臀下皮神经外，还分出会阴支至会阴部皮肤。其本干紧贴股后区深筋膜深面，沿正中线垂直下降到腘窝。分支在正中线两侧浅出，终支在腘窝浅出，分布于股后区、腘窝和小腿后区上部的皮肤。
- 坐骨神经是全身最大的神经，为骶丛的分支（L_4、L_5；$S_{1\sim3}$），多数以一单干出梨状肌下孔至臀部，在臀大肌深面、股方肌浅面经坐骨结节与股骨大转子之间入股后区。坐骨神经与梨状肌的位置关系有个体差异，有的坐骨神经存在高位分支，在盆腔内即分为胫神经和腓总神经；胫神经和腓总神经可同时穿梨状肌下孔出盆腔；或胫神经穿出梨状肌下孔，而腓总神经穿梨状肌或穿过梨状肌上孔，或分为多条神经束穿出骨盆。

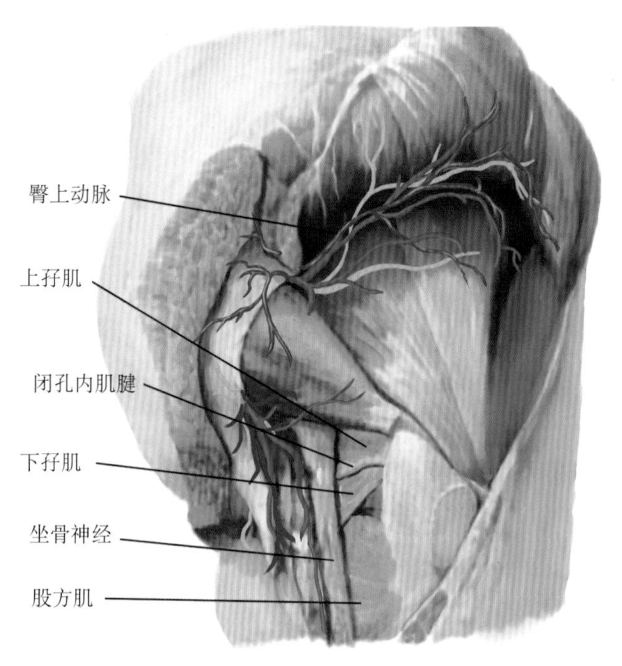

图 1-16 **臀部血管、神经解剖**

◆ 出入坐骨小孔的血管和神经：坐骨小孔为臀部与会阴的交通孔道，由骶棘韧带、坐骨小切迹与骶结节韧带共同围成。由梨状肌下孔穿出骨盆，再经坐骨小孔至会阴的坐骨肛门窝的血管和神经，由外侧向内侧依次为阴部内动脉、阴部内静脉和阴部神经。阴部内血管和阴部神经经梨状肌下孔的最内侧部到达臀部后，即转绕坐骨棘和骶棘韧带，经坐骨小孔进入会阴，分支分布于肛门外括约肌和会阴诸肌，管理肛门周围和外生殖器的皮肤感觉（图 1-17）。

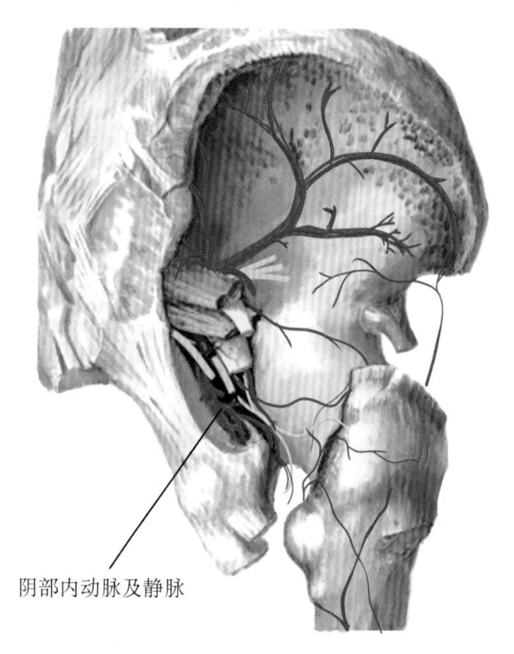

图 1-17 **出入坐骨小孔的血管和神经**

第 2 章

骨盆髋臼骨折影像诊断基础

第一节　X 线检查

一、X 线片诊断的优劣

X 线检查的优势是方便、快捷。X 线检查的曝光剂量低。床旁、术中行动不便患者利用多种体位投影，大部分可以满足临床诊断。但由于骨盆解剖结构复杂、前后重叠，X 线检查易漏诊的损伤包括：①骨盆后弓损伤，骶骨骨折、骶髂关节分离等；②髋臼骨折，初次 X 线片 1/3 患者显示不清；③髂骨后缘骨折；④关节内骨折片嵌顿；⑤关节面压缩；⑥股骨头隐匿性骨折。

二、骨盆及髋臼相关 X 线摄影体位

1. 骨盆前后正位（图 2-1，图 2-2）

（1）摄影目的：主要观察骨盆形态及双侧髂骨、耻骨、坐骨和髋关节。

（2）摄影体位：被检者仰卧于摄影床上，人体正中矢状面垂直于床面，并与探测器中心重合，两下肢伸直，双足轻度内旋 10° ～ 15° （图 2-1）。

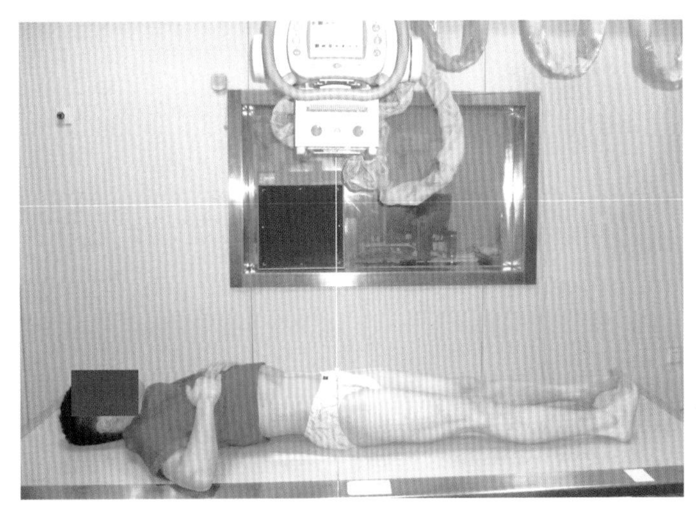

图 2-1　骨盆前后正位投照示意图

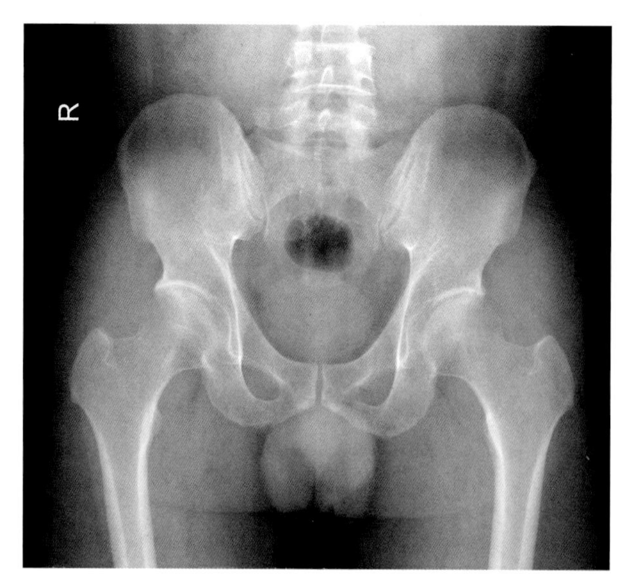

图 2-2　正常男性骨盆前后正位 X 线片

（3）滤线栅：(+)。

（4）摄影距离：115cm。

（5）中心线：经两髂前下棘连线中点向下 3cm 垂直入射。

2. 骨盆蛙式位（图 2-3，图 2-4）

（1）摄影目的：主要观察股骨头和股骨颈侧位。

（2）摄影体位：被检者仰卧于摄影床上，人体正中矢状面垂直于床面，并与探测器中心重合，双髋和膝关节屈曲，股骨外展与床面呈 45°。

（3）滤线栅：(+)。

（4）摄影距离：115cm。

（5）中心线：对准两侧股骨大粗隆连线中点垂直入射。

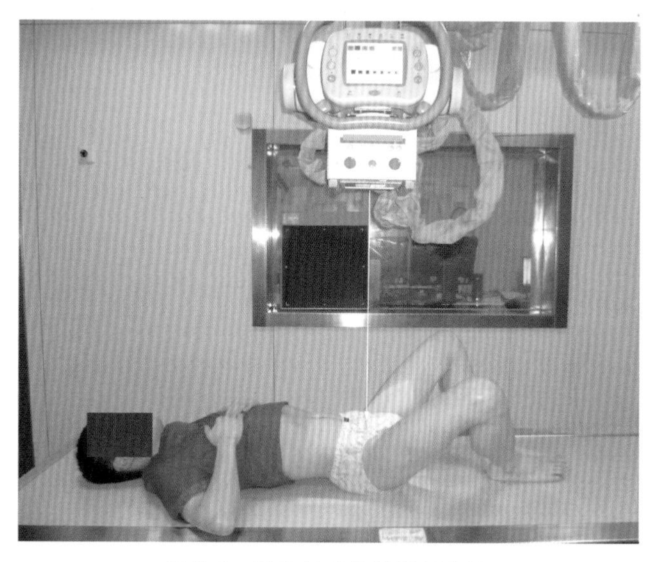

图 2-3　骨盆蛙式位投照示意图

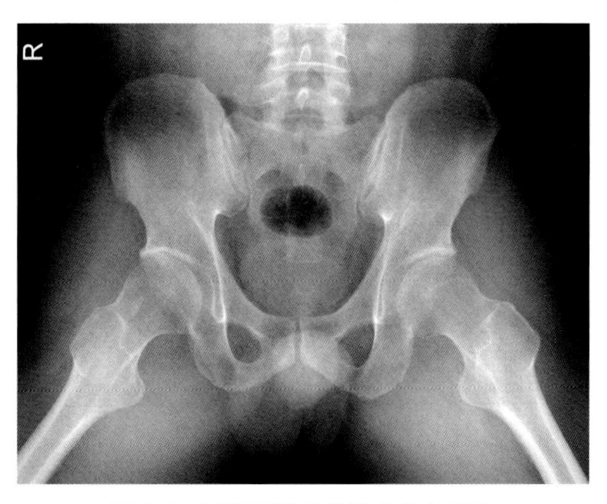

图 2-4　正常男性骨盆蛙式位 X 线片

3. 髂骨斜位（图 2-5，图 2-6）

（1）摄影目的：主要观察髋臼病变，可清楚显示从坐骨切迹到坐骨结节的整个后柱，后柱的后外缘和髋臼前缘，可观察后柱以及前唇或前壁骨折（图 2-5）。可清楚显示整个髋臼后柱，对后柱的后外缘和髋臼前缘的仔细观察，有助于发现后柱以及前唇或前壁的骨折。

（2）摄影体位：被检者侧卧于摄影床上，患侧髋关节靠近床面使髂骨尽量平行于胶片，健侧抬高，身体冠状面与床面呈 35° ～ 45° 。

（3）滤线栅：(+)。

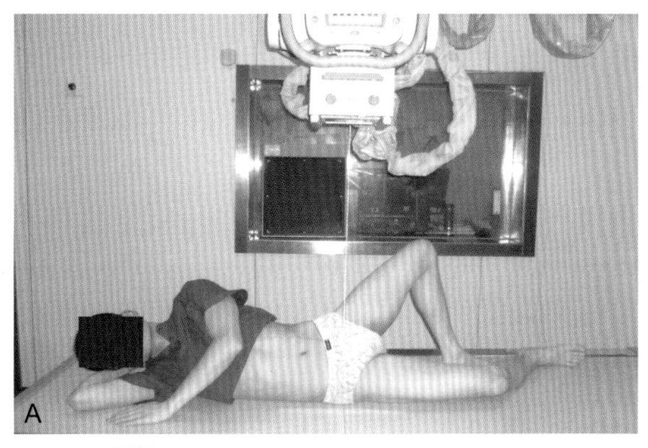

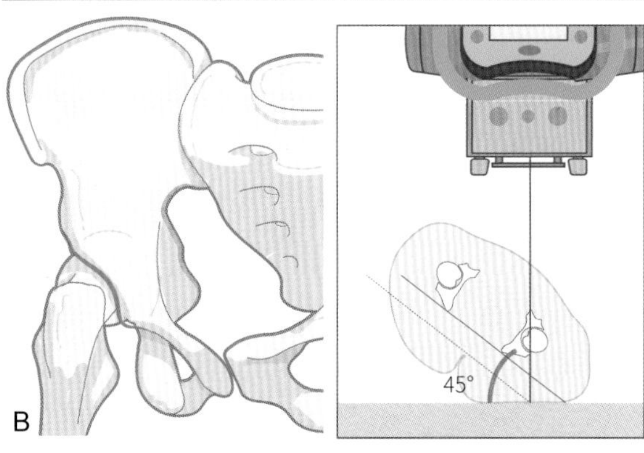

图 2-5　髂骨斜位投照示意图

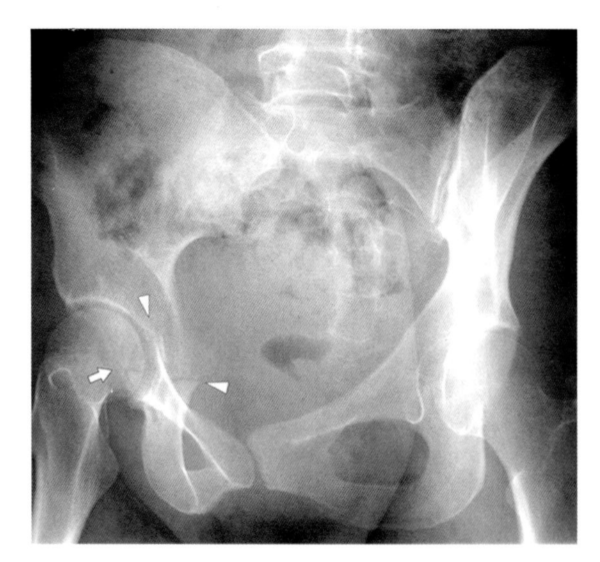

图 2-6 髂骨斜位 X 线片显示后柱和前壁

（4）摄影距离：115cm。

（5）中心线：对准患侧髂前上棘内 5cm 处垂直射入胶片中心。

4. 闭孔斜位（图 2-7，图 2-8）

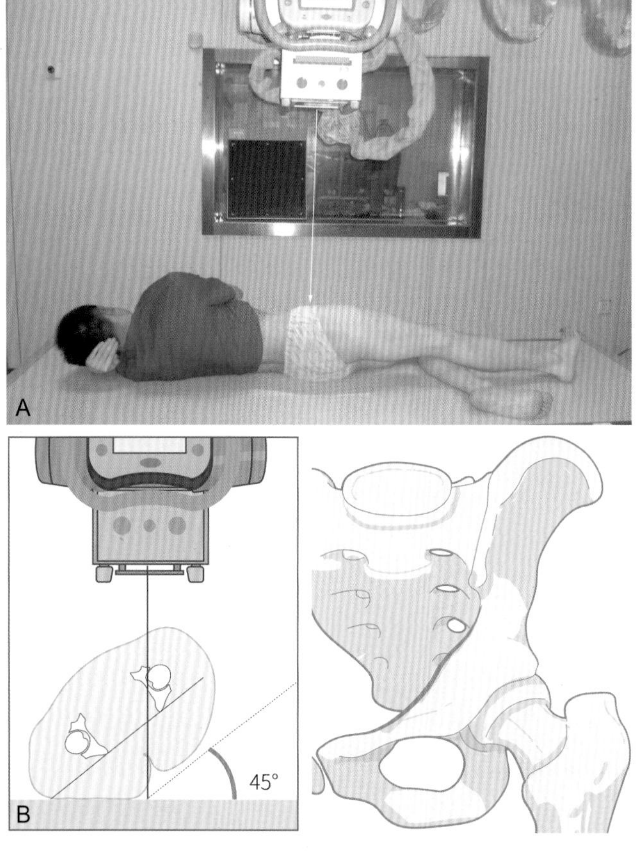

图 2-7 闭孔斜位投照示意图

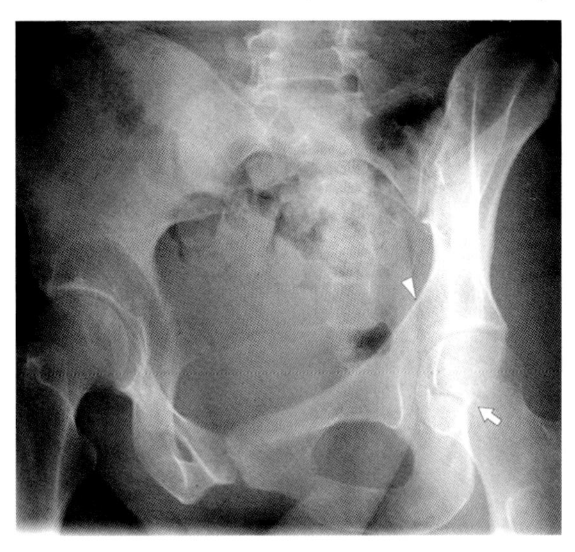

图 2-8　闭孔斜位 X 线片显示前柱前缘（△所示）和髋臼后壁（⇨所示）。该患者髋臼横断低密度线，闭孔环完整。为髋臼横断骨折

（1）摄影目的：主要观察髋臼病变，有利于显示髋臼前柱、髋臼后缘、闭孔组成骨等，可观察前柱及后唇或后壁骨折。

（2）摄影体位：被检者侧卧于摄影床上，健侧膝关节稍屈曲，患侧髋关节抬高且下肢伸直，身体冠状面与床面呈 35° ～ 45° 。

（3）滤线栅：(+)。

（4）摄影距离：115cm。

（5）中心线：对准患侧髂前上棘内 5cm 处垂直射入胶片中心。

5. 骨盆入口位（图 2-9，图 2-10）

（1）摄影目的：观察骨盆环的连续性，真实地显示骨盆入口，更好地显示骨盆前后方的移位，以及外力所致的内旋和外旋移位及髋臼骨折等。

（2）摄影体位：患者仰卧于摄影床上，人体正中矢状面垂直于床面，并与探测器中心重合，两下肢伸直，双足轻度内旋 10° ～ 15° 。

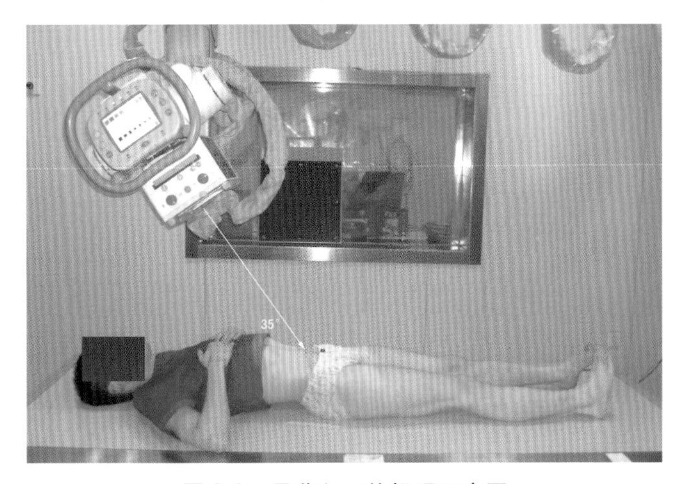

图 2-9　骨盆入口位投照示意图

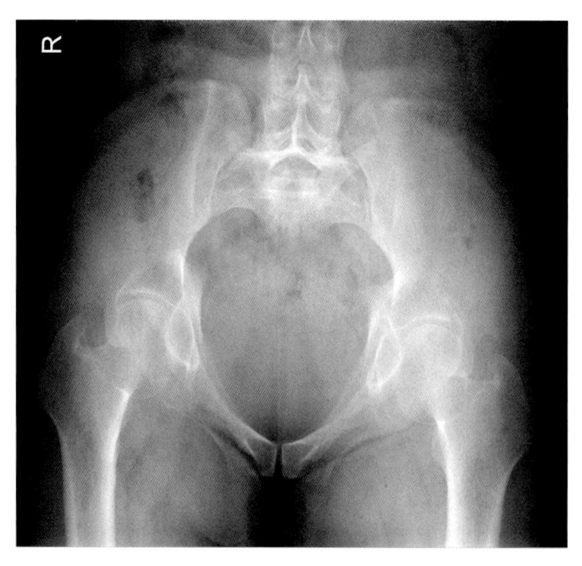

图 2-10　骨盆入口位 X 线片

（3）滤线栅：(+)。

（4）摄影距离：115cm。

（5）中心线：向足侧倾斜 35° ～ 45°，经脐下 3cm 处入射。

6. 骨盆出口位（图 2-11，图 2-12）

（1）摄影目的：由于消除了骶骨与骨盆环的夹角，更有利于显示骶骨正位及骶髂关节与后半骨盆的位置关系，并可显示前半骨盆上下移位及耻骨、坐骨形成的骨盆出口等。

（2）摄影体位：被检者仰卧于摄影床上，人体正中矢状面垂直于床面，并与探测器中心重合，两下肢伸直，双足轻度内旋 10° ～ 15°。

（3）滤线栅：(+)。

（4）摄影距离：115cm。

（5）中心线：向头侧倾斜 35° ～ 45°，经耻骨联合上 3cm 处入射。

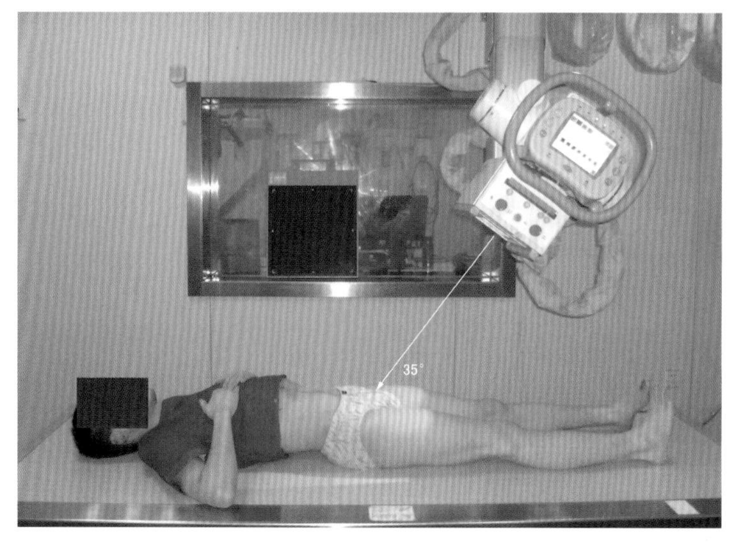

图 2-11　骨盆出口位投照示意图

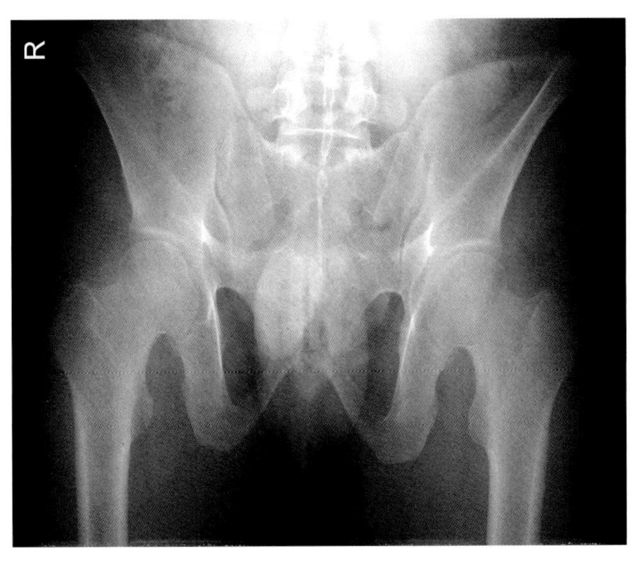

图 2-12　**骨盆出口位 X 线片**

7. 髋关节后前斜位（谢氏位）（图 2-13，图 2-14）

（1）摄影目的：观察股骨头有无向后脱位。该体位相当于闭孔斜位。

（2）摄影体位：被检者俯卧于摄影床上，健侧髋部抬高，人体冠状面与床面呈 35° ～ 40°，上肢及膝关节向上及前方屈曲以支撑身体，患侧前臂向下伸直置于胸旁，患侧下肢伸直。

（3）滤线栅：(+)。

（4）摄影距离：115cm。

（5）中心线：对准大粗隆内 5cm 处垂直入射。

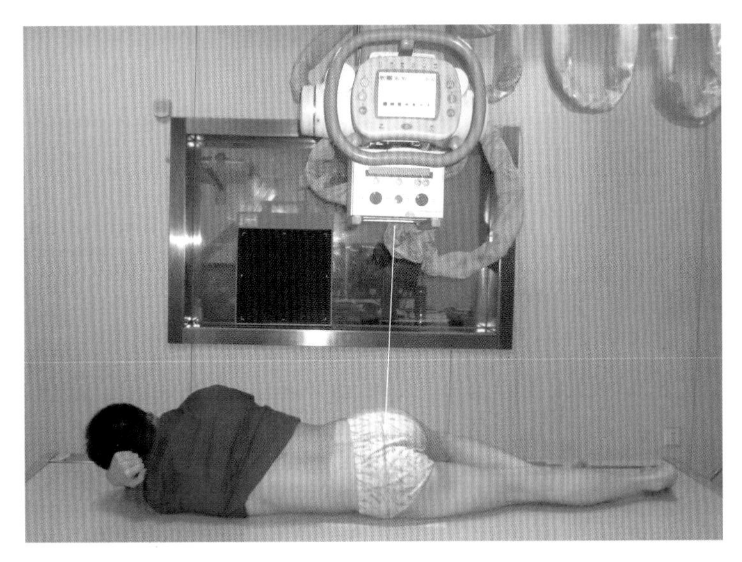

图 2-13　**髋关节后前斜位（谢氏位）投照示意图**

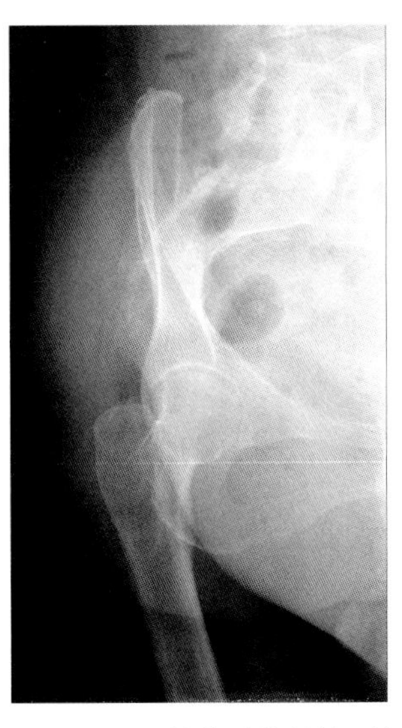

图 2-14　**髋关节后前斜位（谢氏位）X 线片**

8. 骶骨正位（图 2-15，图 2-16）

（1）摄影目的：观察骶骨骨折及骨质病变情况。

（2）摄影体位：被检者仰卧于摄影床上，人体正中矢状面垂直于床面，并与探测器中心重合，以矫正骶骨的生理弯曲度（摄影前需做肠道准备）。

（3）滤线栅：(+)。

（4）摄影距离：115cm。

（5）中心线：向头侧倾斜 15°～20°，对准耻骨联合上方，与骶骨中心垂直。

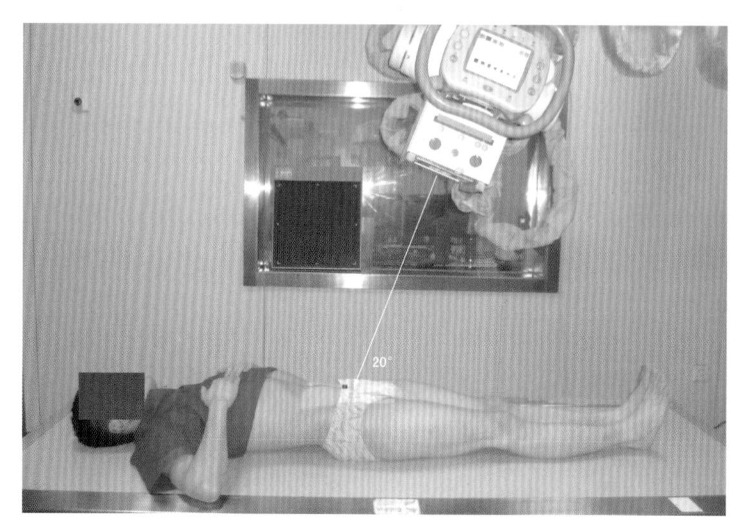

图 2-15 骶骨正位投照示意图

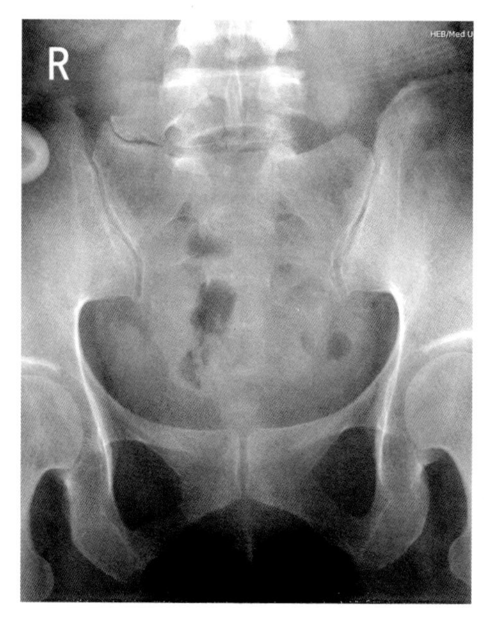

图 2-16 骶骨正位 X 线片

9. 骶骨侧位（图 2-17，图 2-18）

（1）摄影目的：观察骶骨骨折及骨质病变情况。

（2）摄影体位：被检者侧卧于摄影床上；患者身体冠状面与床面垂直，两侧髋关节和膝关节屈曲，以保持身体稳定性。

（3）滤线栅：(+)。

（4）摄影距离：115cm。

（5）中心线：经骶骨体中部垂直入射。

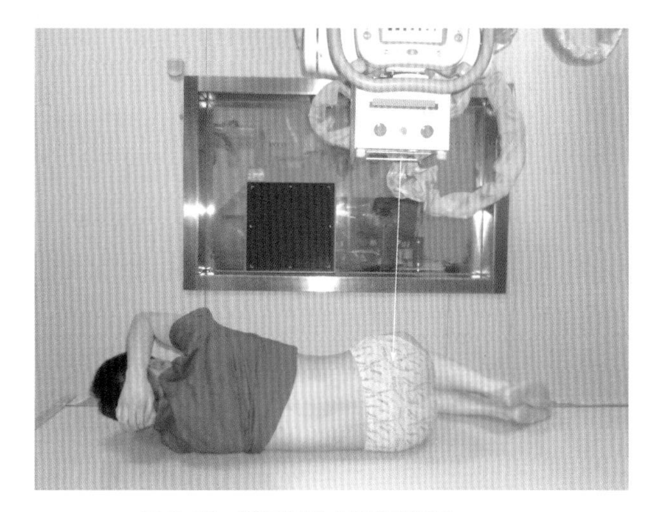

图 2-17　骶骨侧位投照示意图

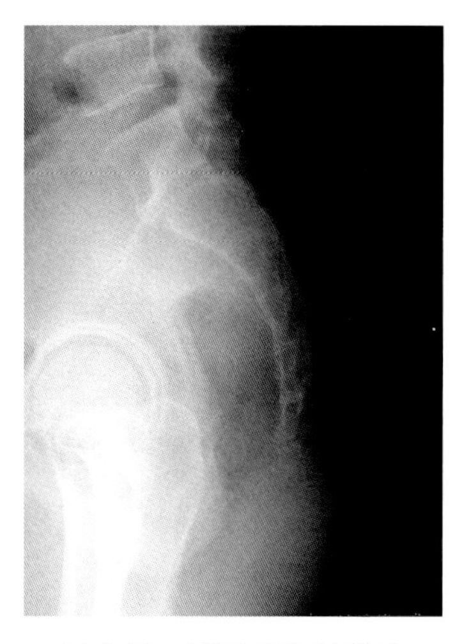

图 2-18　骶骨侧位 X 线片

10. 髋关节正位（单侧）（图 2-19，图 2-20）

（1）摄影目的：主要观察股骨头、股骨颈、大小粗隆和股骨近端的骨质情况。

（2）摄影体位：被检者仰卧于摄影床上，患侧髋关节置于床面中心，人体矢状面垂直于床面，下肢伸直，双足内旋 15°。

（3）滤线栅：(+)。

（4）摄影距离：115cm。

（5）中心线：对准髂前上棘与耻骨联合上缘连线中点，向外下作垂线 5cm 处垂直入射。

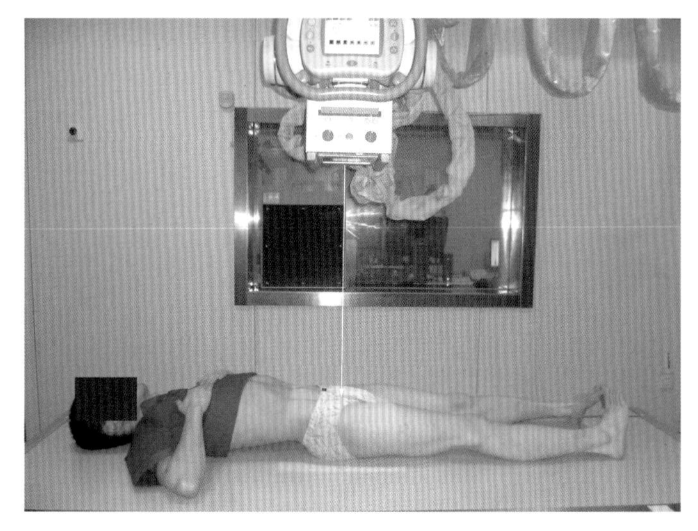

图 2-19　髋关节正位投照示意图

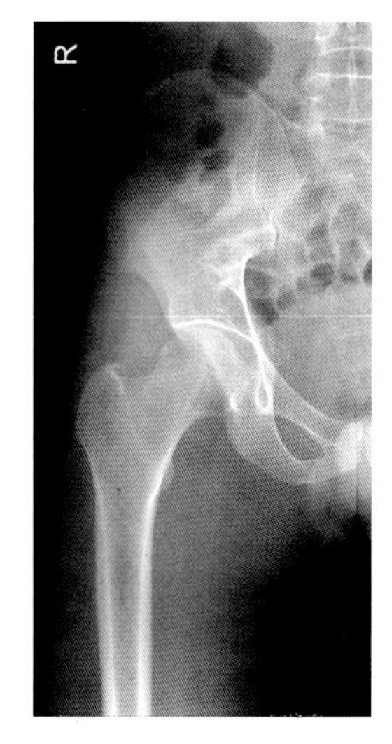

图 2-20　髋关节正位 X 线片

11. 髋关节侧位（图 2-21，图 2-22）

（1）摄影目的：观察髋关节及股骨近端侧位情况。

（2）摄影体位：被检者侧卧于摄影床上，患侧髋关节及股骨外侧贴近床面，健侧膝关节屈曲呈 135° 并稍抬高。

（3）滤线栅：(+)。

（4）摄影距离：115cm。

（5）中心线：经患侧腹股沟中点垂直入射。

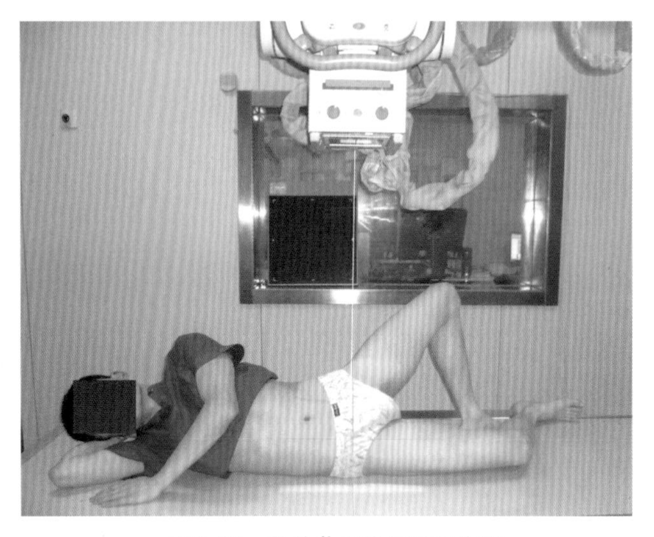

图 2-21 髋关节侧位投照示意图

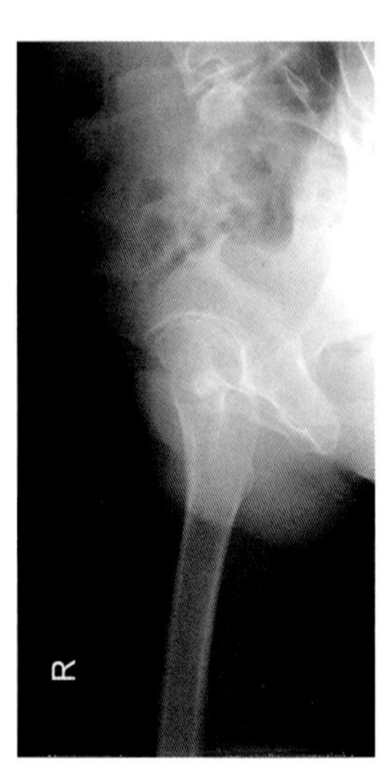

图 2-22 髋关节侧位 X 线片

三、骨盆环及髋臼创伤相关 X 线解剖

1. 正常骨盆环 X 线解剖 详见图 2-23。

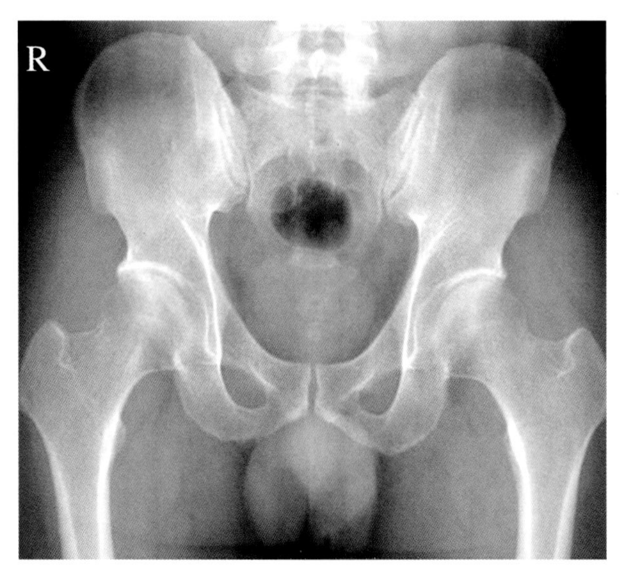

图 2-23 正常骨盆环 X 线解剖图

2. 创伤骨盆环 X 线解剖　将在第 3 章根据骨盆骨折分型逐个列出。

3. 正常髋臼 X 线解剖　见图 2-24。

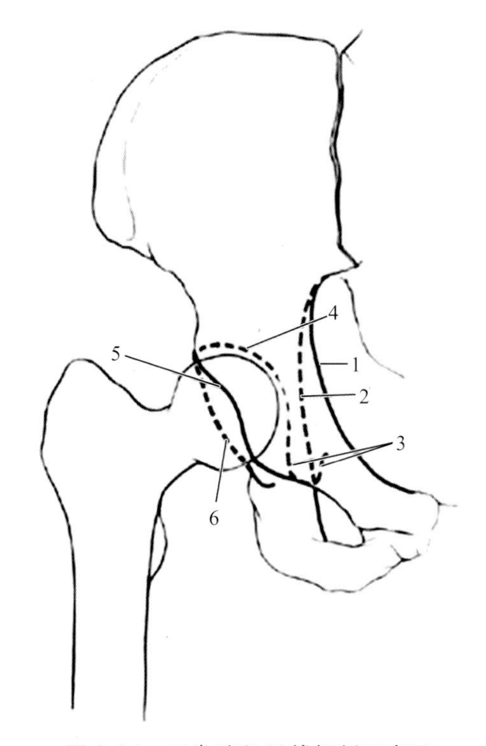

图 2-24　正常髋臼 X 线解剖示意图

1. 髂耻线：观察前柱；2. 髂坐线：观察后柱；3. 泪滴：由髋臼底投影形成；4. 髋臼顶；5. 髋臼前壁；6. 髋臼后壁

4. 创伤髋臼 X 线解剖

（1）髋臼前柱骨折：髂耻线中断，闭孔环不完整（图 2-25，图 2-26）。

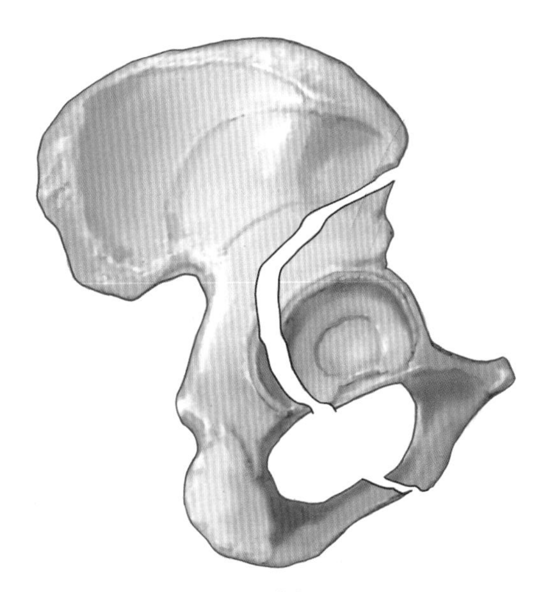

图 2-25　髋臼前柱骨折示意图

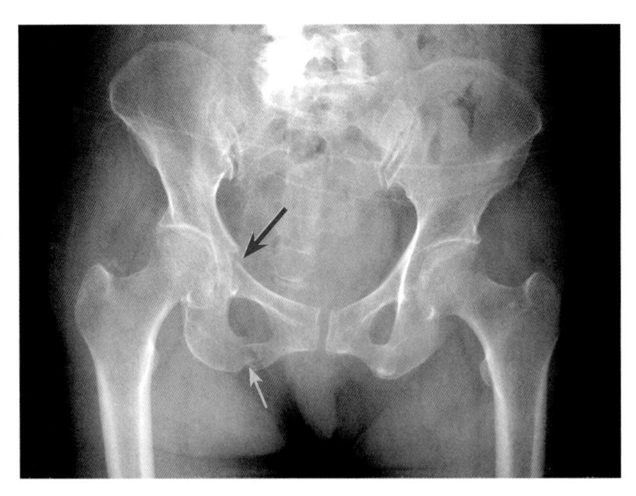

图 2-26 X 线片显示右髋前柱骨折

（2）髋臼后柱骨折：髂坐线中断，闭孔环不完整（图 2-27，图 2-28）。

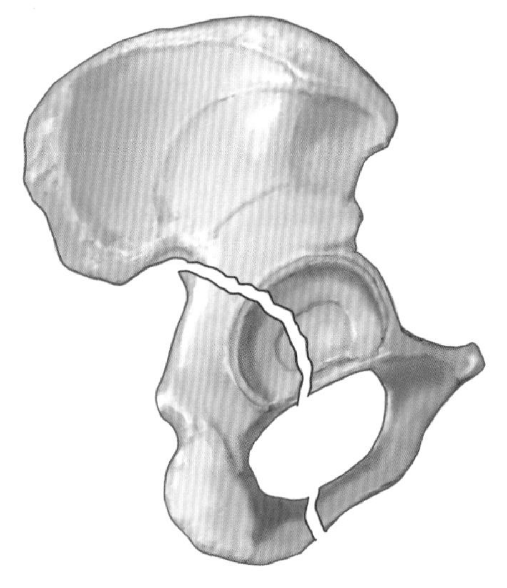

图 2-27 髋臼后柱骨折示意图

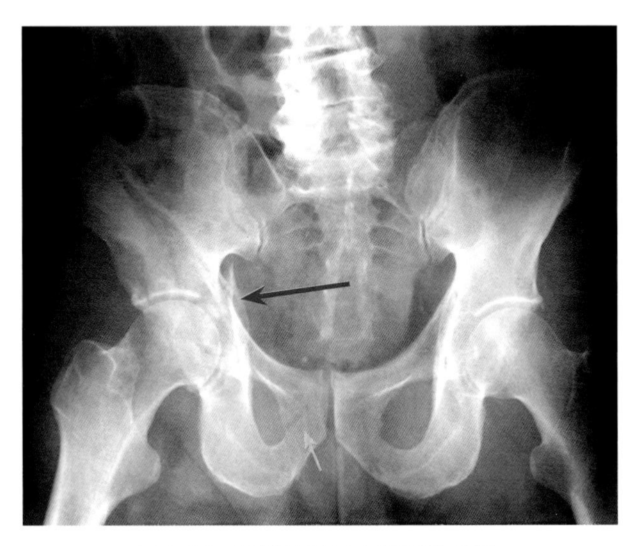

图 2-28 X 线片显示右髋后柱骨折

（3）髋关节脱位：上下弧线不连续（图 2-29，图 2-30）。

（4）髋臼顶弧角（图 2-31）：测量髋臼骨折的前后位、髂骨斜位和闭孔斜位的顶弧角来确定是否具有手术适应证。从股骨头的中心点画一条通过髋臼顶的垂线，另一条为股骨头中心点与髋臼骨折断点的连线，两线交角为顶弧角。前后位 X 线片所测为内顶弧角，闭孔斜位顶弧角称为前顶弧角，髂骨斜位顶弧角称为后顶弧角。髋臼顶弧角是用来定量测量髋臼骨折移位后，髋臼负重区的剩余量，髋臼覆盖股骨头为保持稳定有一个最低值，30°、40° 和 50° 分别为髋臼内、前、后方负重顶区的最低值。若顶弧角大于最低值，提示髋臼负重顶区完整，若内、前、后顶弧角分别小于 30°、40° 和 50°，说明髋臼骨折已累及负重顶区。凡累及负重顶区的骨折，移位＞ 3mm，必须进行手术复位；未累及负重顶区的骨折或累及负重顶区的骨折无移位或移位＜ 3mm，可行非手术治疗。此法适用于双柱和后壁骨折以外的骨折类型。

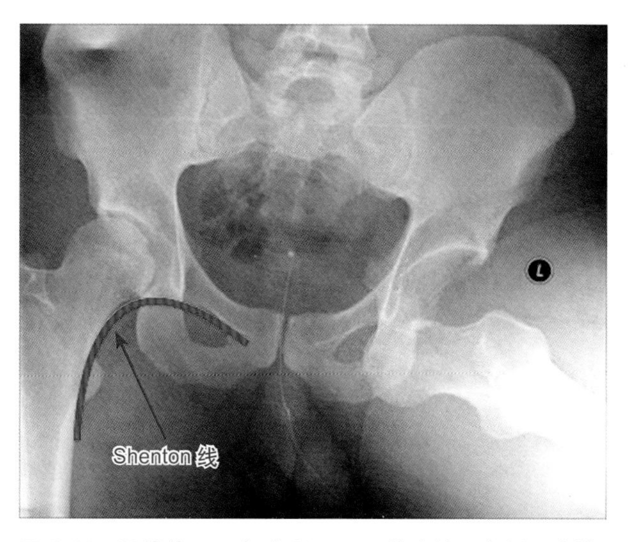

图 2-29　X 线片显示右髋 Shenton 线连续，左侧不连续，左侧髋关节脱位

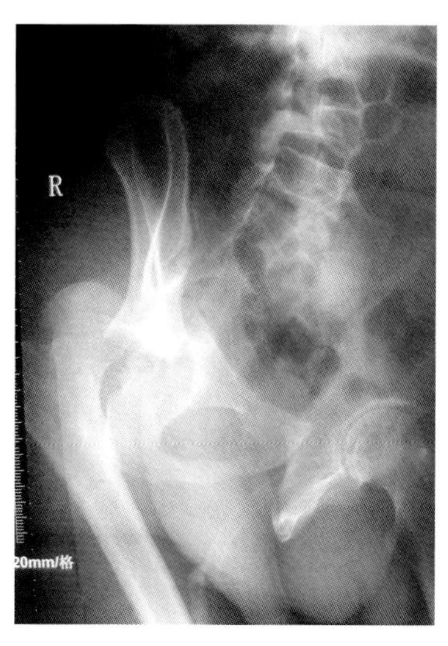

图 2-30　X 线片显示右髋髂耻线及髂坐线不连续，上下弧线不连续，闭孔环完整。右侧髋臼横断伴后壁骨折 + 髋关节后半脱位

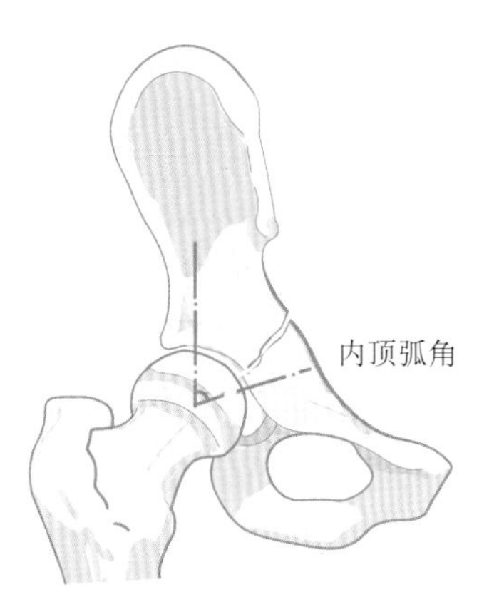

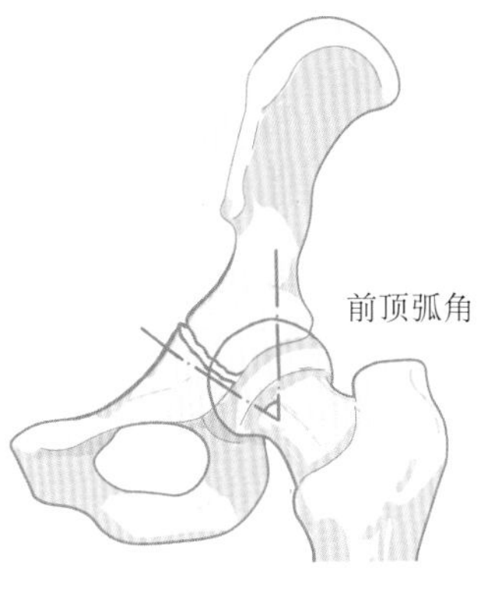

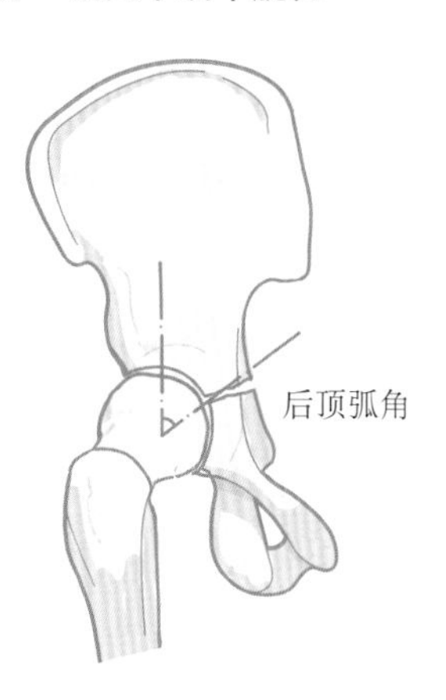

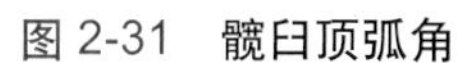
图 2-31　髋臼顶弧角

第二节　CT 扫描及三维重建技术

髋臼骨折患者行 CT 检查是很有必要的，CT 检查可以显示髋臼骨折的细节，包括平扫和三维重建。在通过臼顶及髋臼的平扫 CT 图像上，不同的骨折线提示存在前柱、后柱或前后壁的骨折。CT 检查可以更好地显示髋臼顶骨折、边缘压缩骨折、关节内游离体、股骨头损伤、前后柱及四边体移位骨折（图 2-32）。

CT 检查对髋臼顶骨折、边缘压缩骨折、关节内游离体、前后柱及四边体移位骨折的显影比 X 线检查具有显著优势（图 2-33）。

三维 CT 重建比 CT 平扫和 X 线检查更能清晰显示整个髋臼，尤其髋臼顶及后缘。其不仅可以直观立体地显示髋臼骨折，而且可以任意角度观察并去除金属伪影及其他重影干扰（图 2-34）。

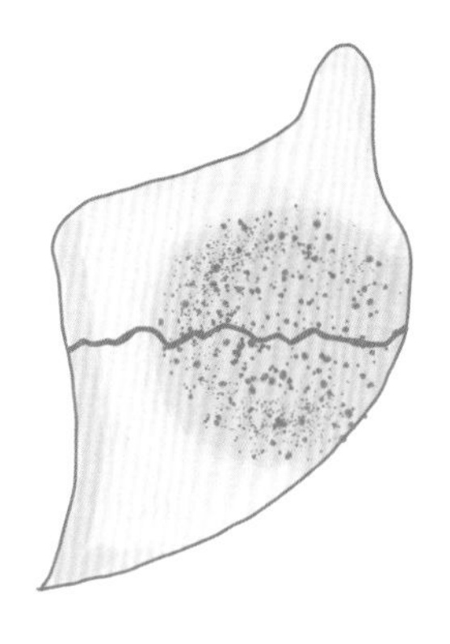

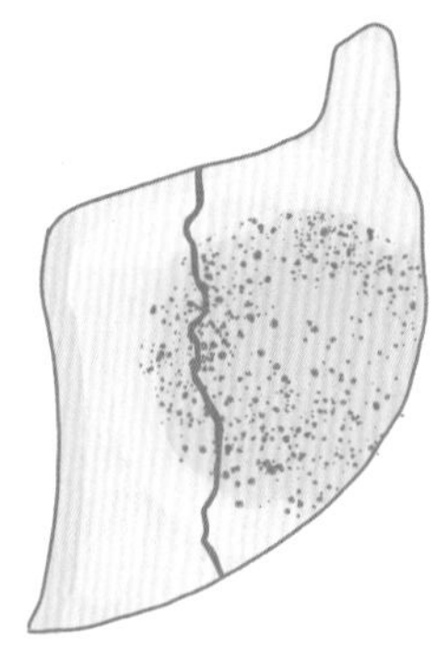

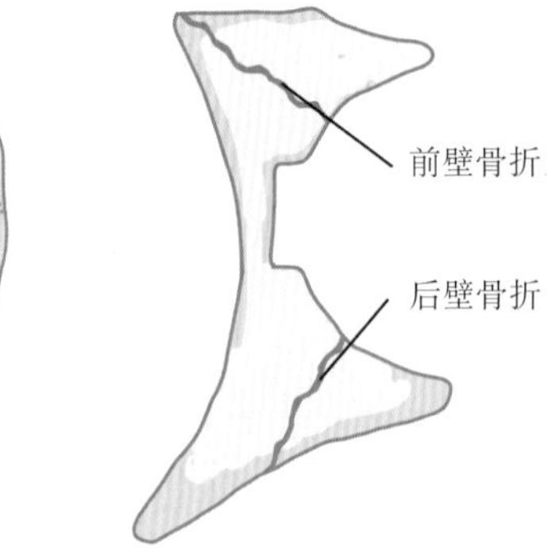

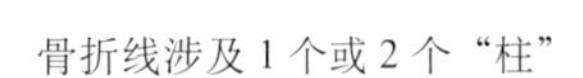

骨折线涉及 1 个或 2 个“柱”　　横行骨折

图 2-32　髋臼骨折 CT 横断面示意图

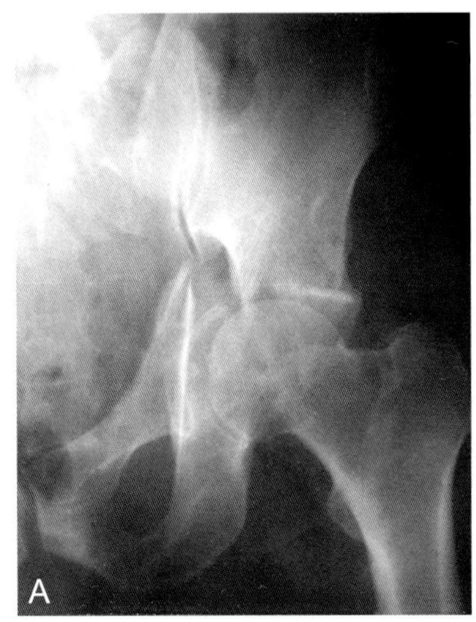

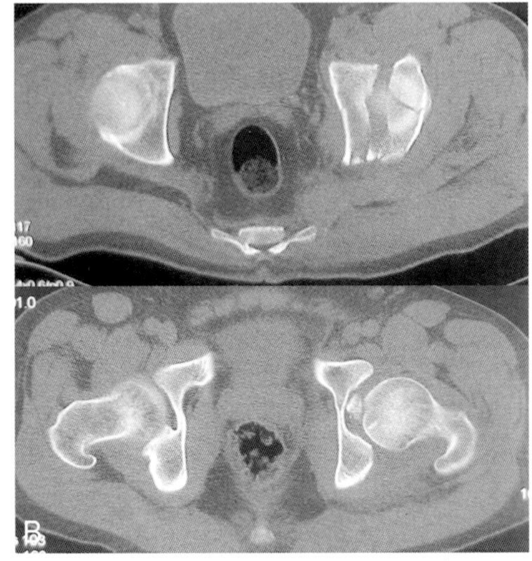

图 2-33　髋臼骨折 X 线检查（A）和 CT 检查（B）

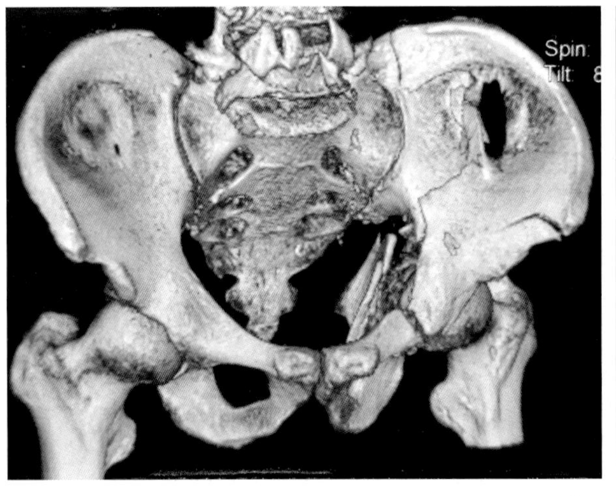

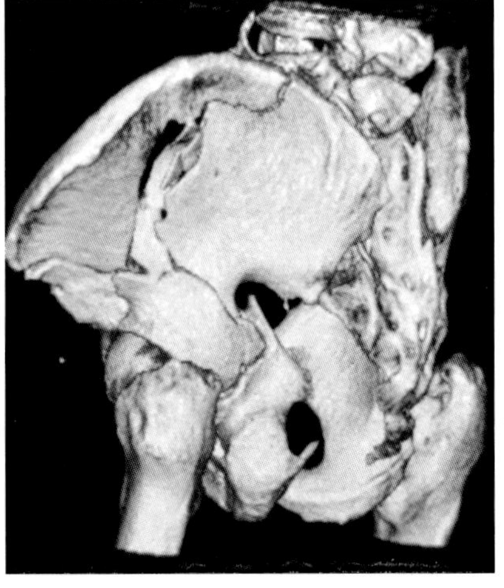

图 2-34　髋臼骨折三维 CT 重建

三维 CT 重建技术可提供立体和直观的三维骨盆图像，对一些特殊的部位如髋臼顶、内壁、方形区不仅可以清晰显示，而且还能去除不需要的部分，如股骨头，以展现一些原先隐匿无法显示的部位，对临床医师准确了解骨折的类型、选择合适的手术方案有很大的帮助（图 2-35）。

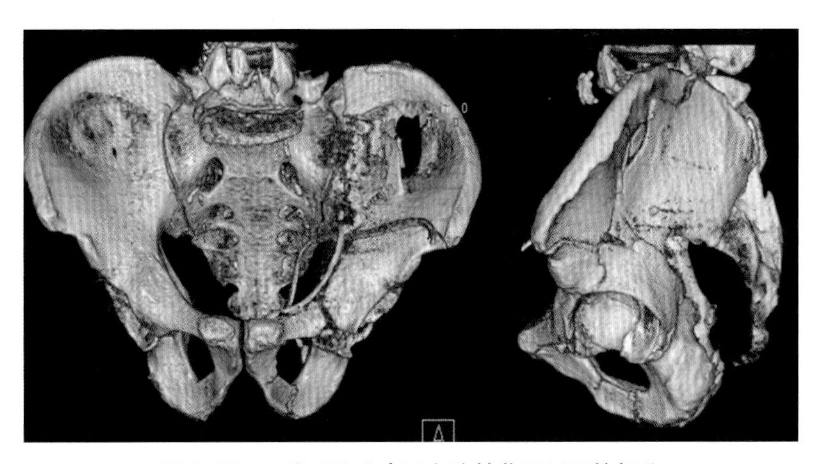

图 2-35　三维 CT 重建可去除某些不需要的部分

但三维 CT 重建并不能完全取代普通 X 线片和 CT 平扫，三者应互相结合，为确定治疗方案、内固定物、选择手术入路及评估术后复查结果提供强大的影像学依据。

第 3 章

骨盆、髋臼骨折的常用分型

第一节　骨盆骨折的分型

骨盆骨折分型的目的是明确损伤的类型，帮助骨科医师了解骨盆环在哪个方向存在不稳，从而有利于患者治疗方案的选择。骨盆骨折的分型有很多种，早在 1847 年 Malgaigne 发表文章描述了尸检中发现的骶骨移位合并髂 - 坐 - 耻骨支骨折。1910 年 Breus 和 Kolisko 描述了桶柄状损伤，即骶骨骨折伴对侧前弓骨折。

针对难以阐述解剖病理学假设的复杂骨折，1950 年人们开始了新的骨盆骨折分型计划：1957 年 Gui 第一次提出了“骨盆稳定”的概念；1967 年 Campanacci 根据放射解剖学提出了新的分型系统，并且把骨盆分为前环、后环和髋臼 3 个部分，但是该种分型很难将损伤形式与临床实践相结合；1972 年 Slatis 关注到骨盆受力和损伤类型的关系；1980 年，Lord 和 Letournel 基于单纯发病机制将骨盆环损伤分为 3 型：矢状压缩力导致外旋不稳定骨折 - 脱位（开书样损伤）、外侧压缩力导致内旋不稳定骨折 - 脱位（关书样损伤）、垂直的剪切应力导致垂直和水平面均不稳定的骨折，该种分型简单直接地显示出不稳定骨折的放射解剖学表现和发病机制，但忽略了后方韧带复合体的重要性，开书样骨折被定义为双侧损伤，而不考虑它的发病机制。最后，1984 年和 1988 年，Tile 提出了以骨盆不稳定程度为基础的分型系统。

一、骨盆环骨折的分型

目前得到公认的整个骨盆环骨折有两种分类系统，即 Young-Burgess 分型和 Tile 分型。Young-Burgess 分型是根据损伤机制进行的分型，主要有 4 种：前后挤压型、侧方挤压型、垂直剪切型和混合型；而 Tile 分型主要根据骨盆环的稳定性进行分类。本节将对上述分型进行详细阐述。

1. Young-Burgess 分型（表 3-1）

（1）侧方压缩型（LC）

LC- Ⅰ：作用力偏后，表现为骶骨骨折、一侧坐骨和耻骨支横行骨折及伤侧骶骨压缩骨折。

LC- Ⅱ：作用力偏前，表现为一侧耻骨支横行骨折、骶骨前缘压缩骨折、髂骨翼骨折及一侧骶髂关节脱位和髂骨翼新月样骨折。

LC- Ⅲ：一侧 LC- Ⅰ或 LC- Ⅱ型损伤加对侧外旋损伤（对侧开书样损伤），表现为耻骨支横行骨折，伤侧骶骨压缩骨折。

（2）前后挤压型（APC）

APC- Ⅰ：一侧或两侧耻骨支骨折或耻骨联合分离，移位＜ 2.5cm 和（或）骶髂关节轻度分离，前后部韧带拉长但结构完整。

APC- Ⅱ：一侧或两侧耻骨支骨折或耻骨联合分离，移位＞ 2.5cm 和（或）骶髂关节分离，其前部韧带断裂、后部韧带完整。

APC- Ⅲ：半侧骨盆完全性分离，但无纵向移位，前后部韧带同时断裂，骶髂关节完全性分离，并有纵向不稳。

（3）垂直剪切型（VS）：轴向暴力作用于骨盆，发生骶髂关节复合体破裂。骶髂关节分离并纵向移位，偶有骨折线通过髂骨翼和（或）骶骨。

VS- Ⅰ：耻骨联合分离，通过骶髂关节的损伤。

VS- Ⅱ：腹侧耻骨支横断、垂直骨折，髂骨骨折。

VS- Ⅲ：腹侧耻骨支断裂、垂直移行骨折，骶髂关节分离，附加骶骨骨折。

（4）复合应力型（CM）：前部和（或）后部纵行和（或）横行骨折，可见各类骨折的组合形式（LC-VS 型和 LC-APC 型等）。

CM- Ⅰ：挤压伤致复合损伤，侧方压缩。

CM- Ⅱ：挤压伤致复合损伤，垂直撕裂。

表 3-1　骨盆环骨折的 Young-Burgess 分型

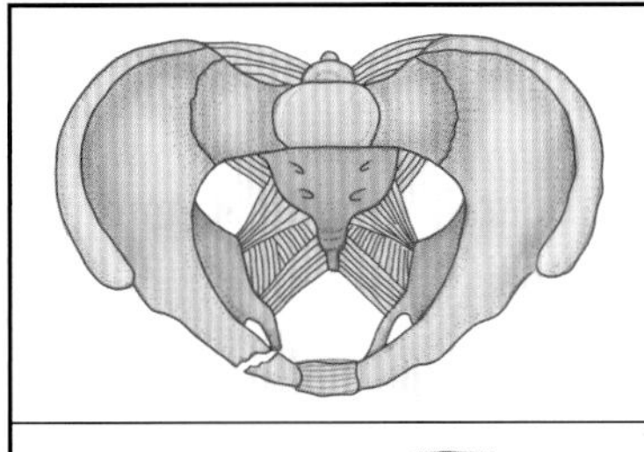	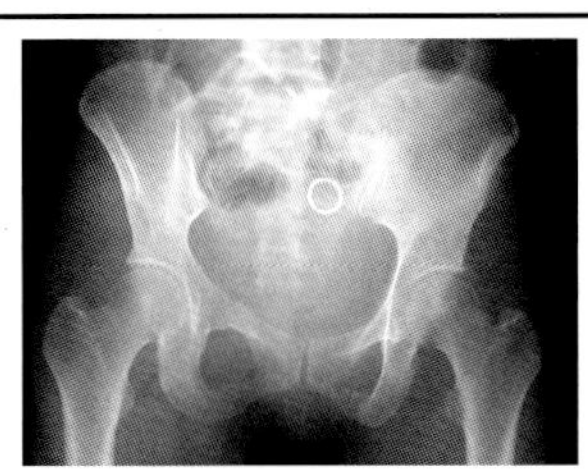	骨盆环骨折的 Young-Burgess 分型 LC（侧方压缩型） LC-Ⅰ：耻骨支横行骨折，伤侧骶骨压缩骨折
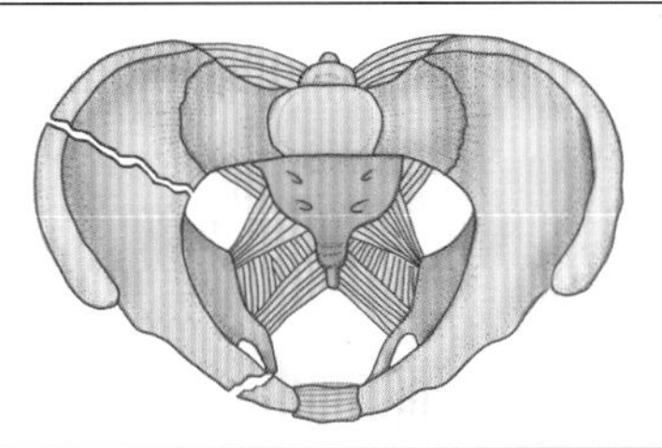	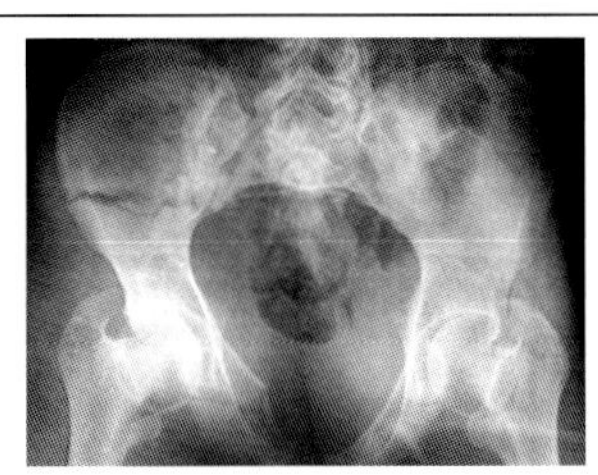	骨盆环骨折的 Young-Burgess 分型 LC（侧方压缩型） LC-Ⅱ：耻骨支横行骨折，髂骨翼新月样骨折

续表

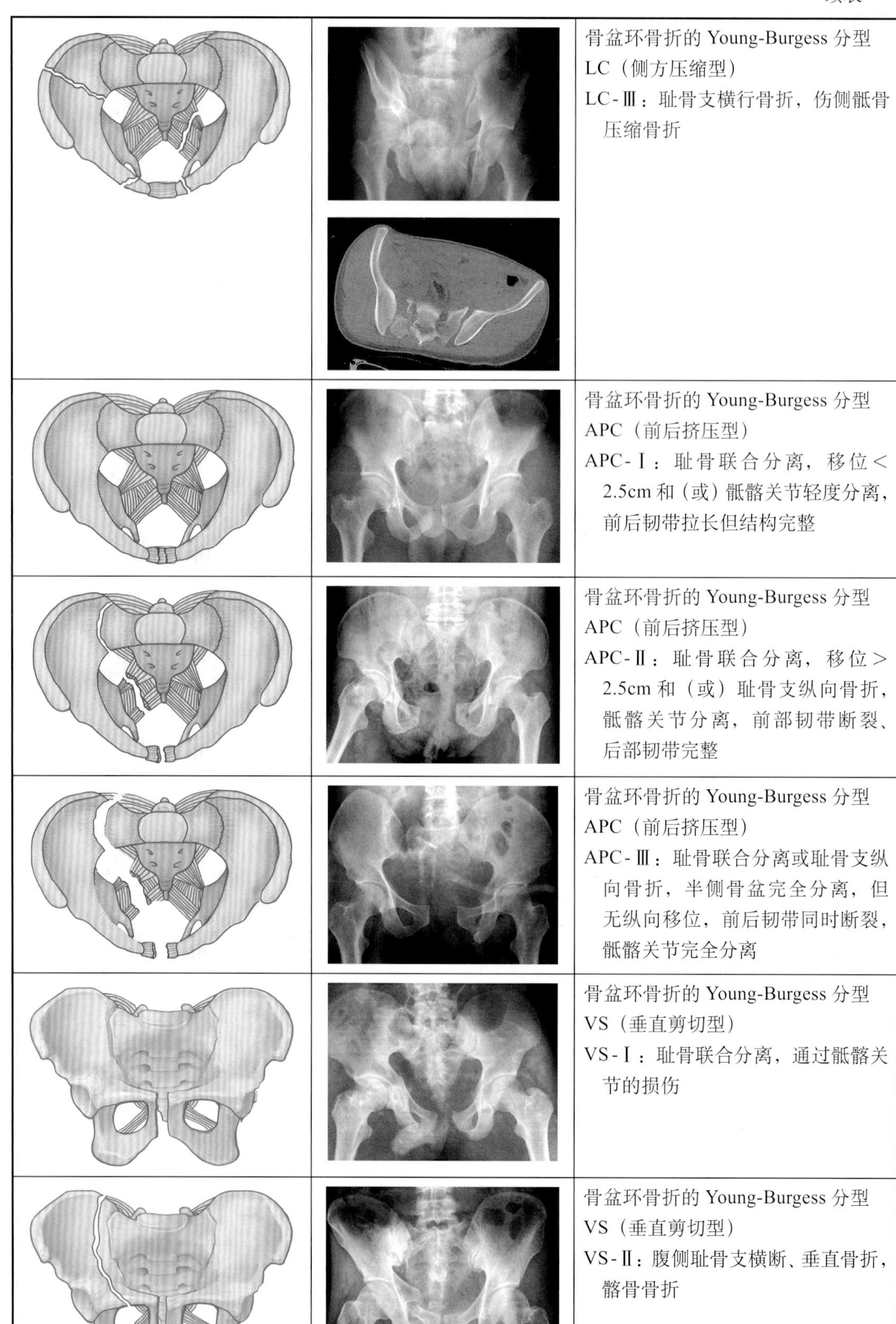

示意图	影像	分型
		骨盆环骨折的 Young-Burgess 分型 LC（侧方压缩型） LC-Ⅲ：耻骨支横行骨折，伤侧骶骨压缩骨折
		骨盆环骨折的 Young-Burgess 分型 APC（前后挤压型） APC-Ⅰ：耻骨联合分离，移位＜2.5cm 和（或）骶髂关节轻度分离，前后韧带拉长但结构完整
		骨盆环骨折的 Young-Burgess 分型 APC（前后挤压型） APC-Ⅱ：耻骨联合分离，移位＞2.5cm 和（或）耻骨支纵向骨折，骶髂关节分离，前部韧带断裂、后部韧带完整
		骨盆环骨折的 Young-Burgess 分型 APC（前后挤压型） APC-Ⅲ：耻骨联合分离或耻骨支纵向骨折，半侧骨盆完全分离，但无纵向移位，前后韧带同时断裂，骶髂关节完全分离
		骨盆环骨折的 Young-Burgess 分型 VS（垂直剪切型） VS-Ⅰ：耻骨联合分离，通过骶髂关节的损伤
		骨盆环骨折的 Young-Burgess 分型 VS（垂直剪切型） VS-Ⅱ：腹侧耻骨支横断、垂直骨折，髂骨骨折

续表

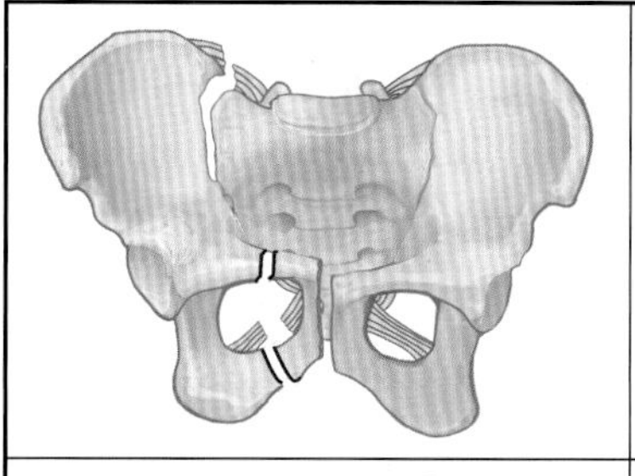	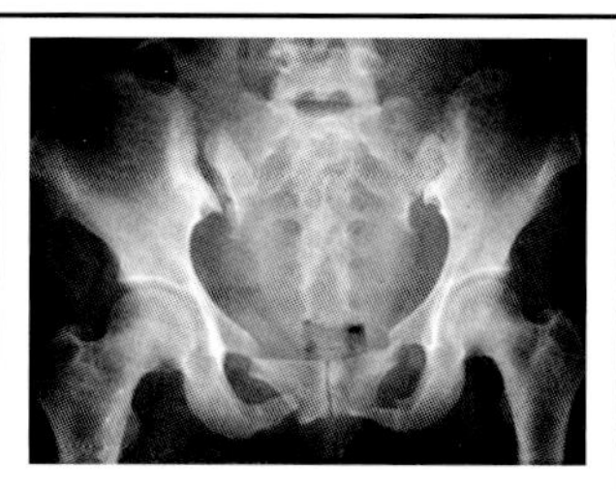	骨盆环骨折的 Young-Burgess 分型 VS（垂直剪切型） VS-Ⅲ：腹侧耻骨支断裂、垂直移行骨折，骶髂关节分离，附加骶骨骨折
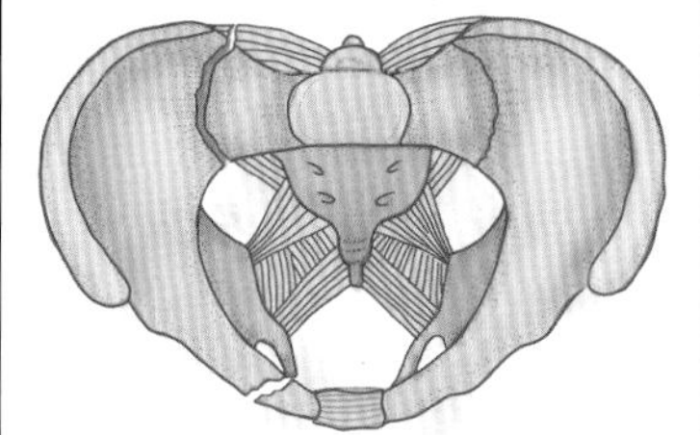	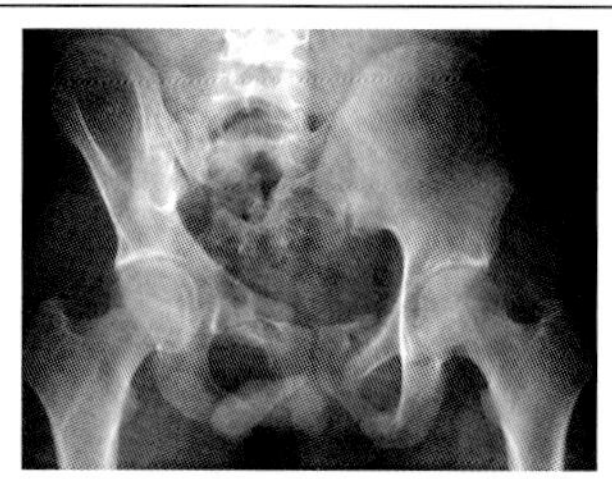	骨盆环骨折的 Young-Burgess 分型 CM（复合应力型） CM-Ⅰ：挤压伤致复合损伤，侧方压缩
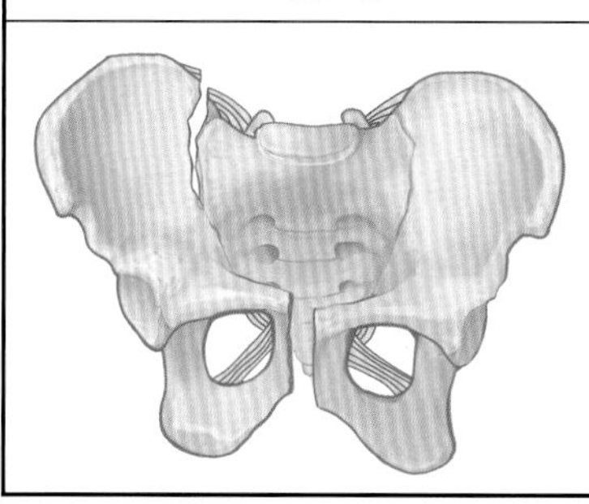	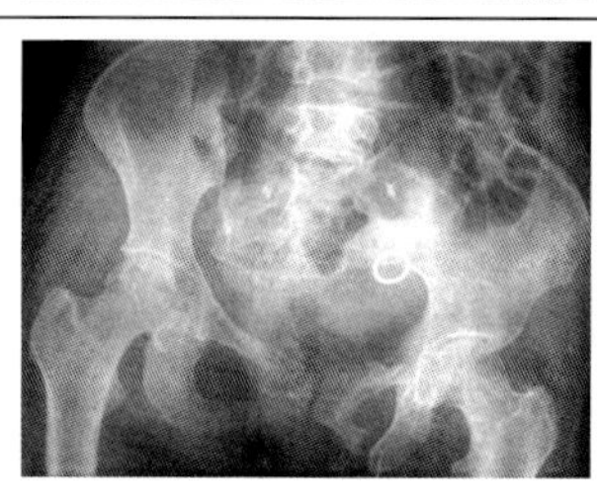	骨盆环骨折的 Young-Burgess 分型 CM（复合应力型） CM-Ⅱ：挤压伤致复合损伤，垂直撕裂

2. Tile 分型（表 3-2）

（1）A 型：稳定型。

A1：骨盆边缘撕脱骨折。

A2：单纯髂骨翼骨折或移位微小的骨盆环稳定性损伤。

A3：骶骨或尾骨横断性损伤。

（2）B 型：旋转不稳定型。

B1：开书样损伤。

B2：侧方挤压损伤，单侧型。

B3：侧方挤压损伤，对侧型（桶柄样损伤）。

（3）C 型：垂直及旋转均不稳定型。

C1：单侧损伤，后方可分为髂骨、骶骨骨折或骶髂关节脱位。

C2：双侧损伤，其中一侧为 C 型损伤，另一侧为 B 型损伤。

C3：双侧 C 型损伤或合并髋臼骨折。

表 3-2 **骨盆环骨折的 Tile 分型**

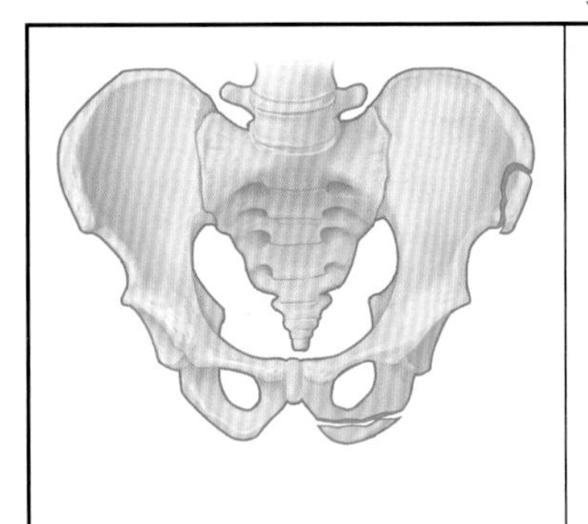	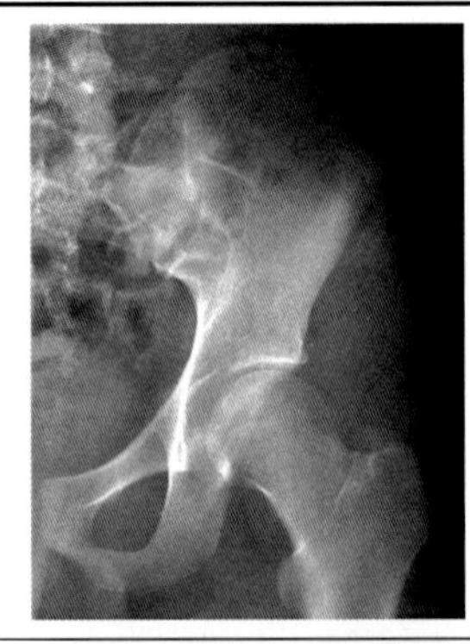	骨盆环骨折的 Tile 分型 A 型：稳定型 A1：骨盆边缘撕脱骨折
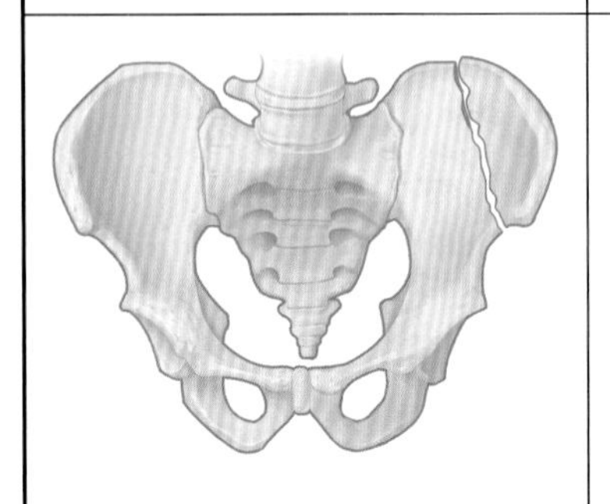	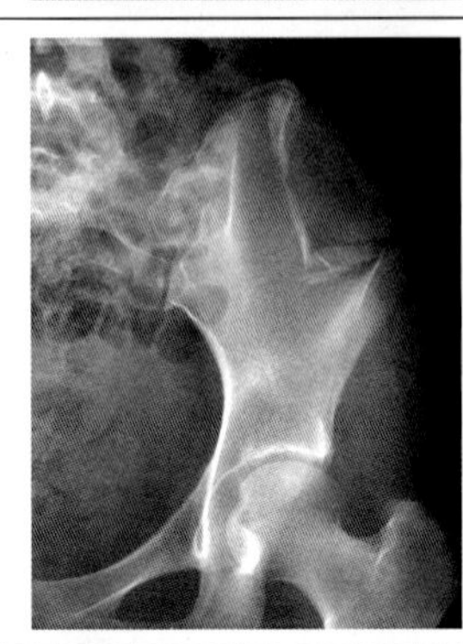	骨盆环骨折的 Tile 分型 A 型：稳定型 A2：单纯髂骨翼骨折或移位微小的骨盆环稳定性损伤
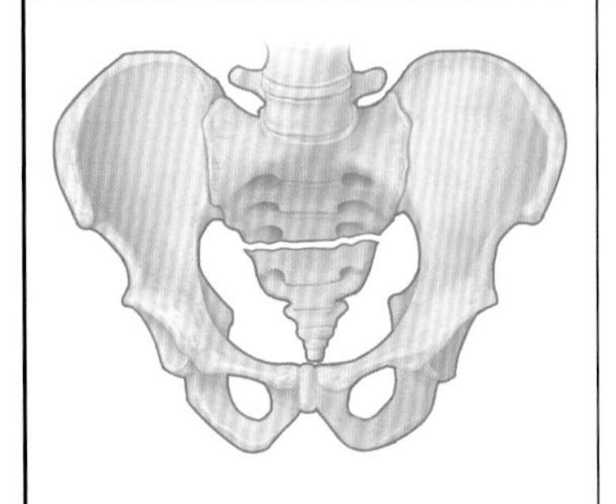	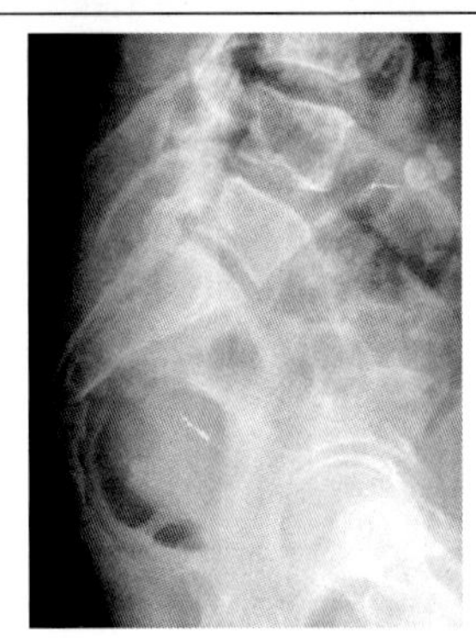	骨盆环骨折的 Tile 分型 A 型：稳定型 A3：骶骨或尾骨横断性损伤
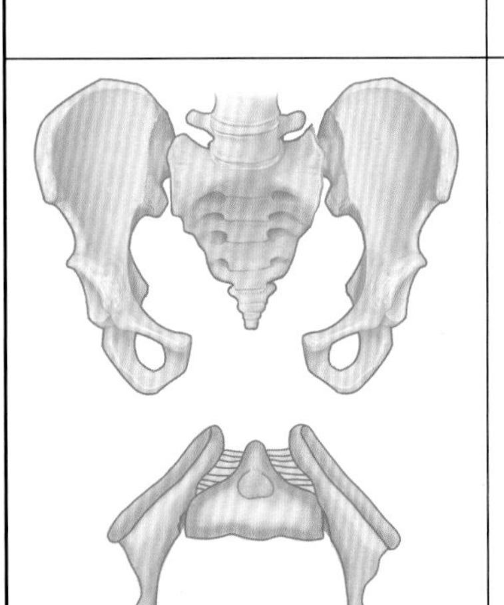	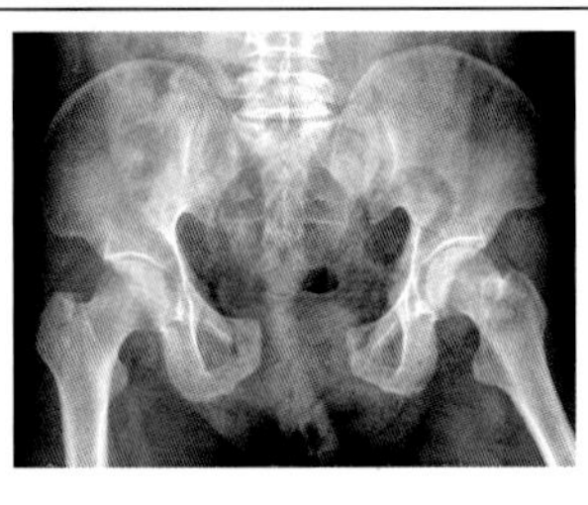	骨盆环骨折的 Tile 分型 B 型：旋转不稳定型 B1：开书样损伤

续表

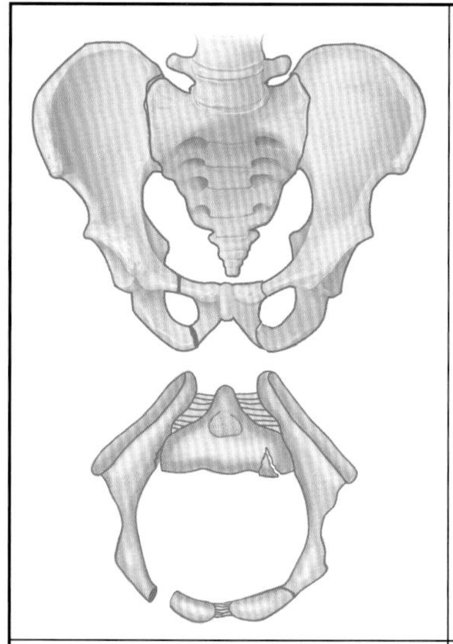	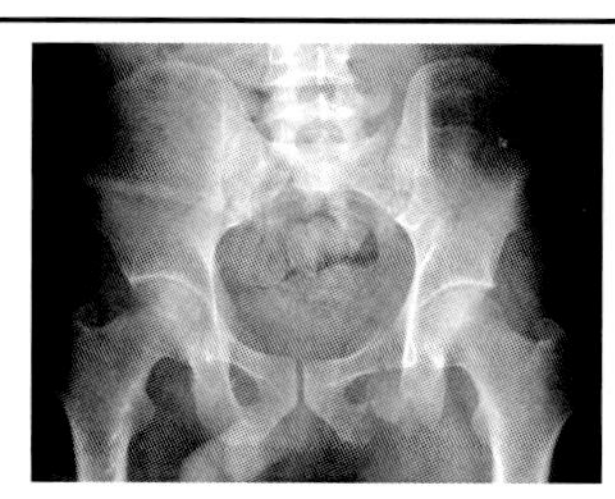	骨盆环骨折的 Tile 分型 B 型：旋转不稳定型 B2：侧方挤压损伤，单侧型
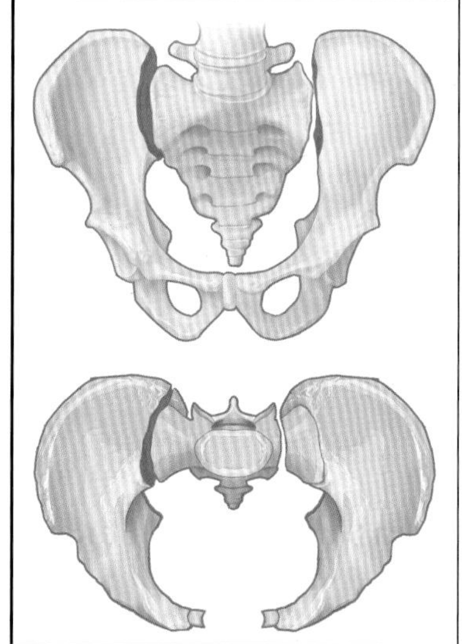	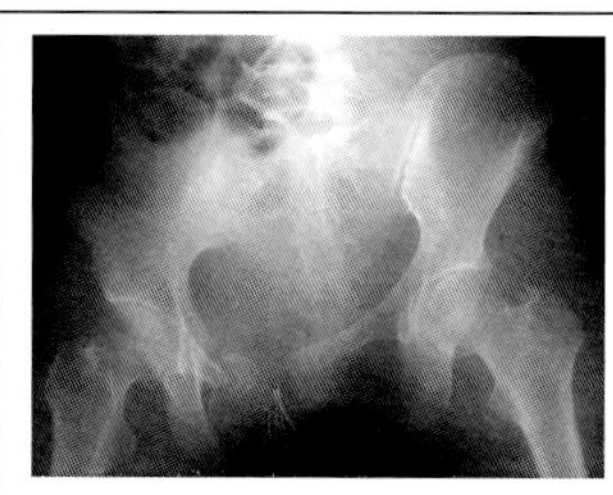	骨盆环骨折的 Tile 分型 B 型：旋转不稳定型 B3：侧方挤压损伤，对侧型（桶柄样损伤）
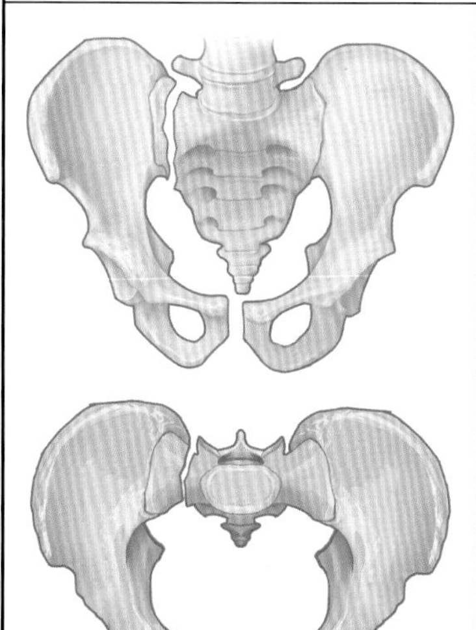	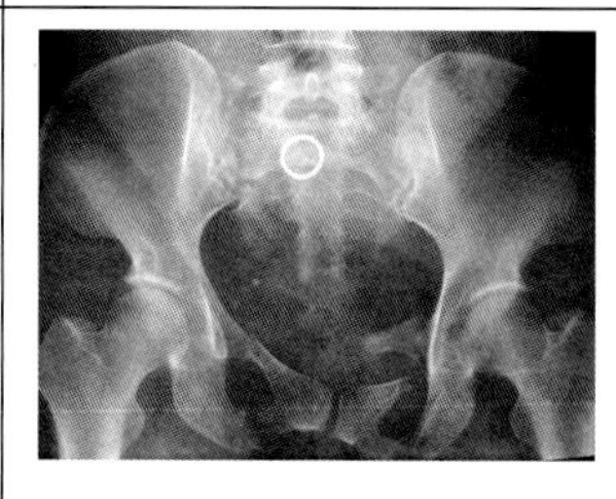	骨盆环骨折的 Tile 分型 C 型：垂直及旋转均不稳定型 C1：单侧损伤，后方可分为髂骨、骶骨骨折或骶髂关节脱位

续表

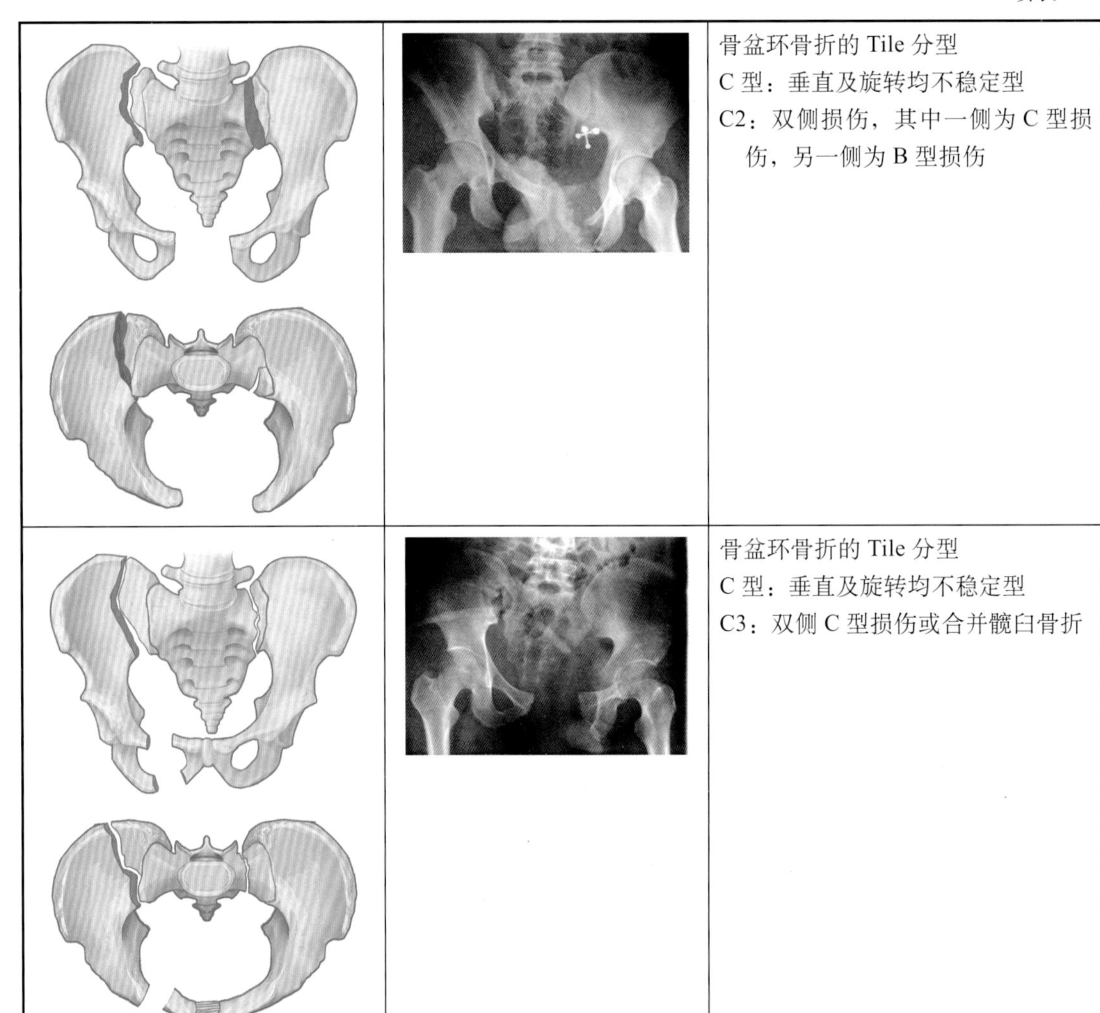

		骨盆环骨折的 Tile 分型 C 型：垂直及旋转均不稳定型 C2：双侧损伤，其中一侧为 C 型损伤，另一侧为 B 型损伤
		骨盆环骨折的 Tile 分型 C 型：垂直及旋转均不稳定型 C3：双侧 C 型损伤或合并髋臼骨折

二、骨盆前环骨折的分型

单独关于骨盆前环分型方法的报道极少，Starr 和 Nakatani 等依据骨盆正位片，将耻骨上支骨折分为 3 型：I 型骨折位于闭孔的内侧；Ⅱ型骨折位于闭孔区域；Ⅲ型骨折位于闭孔的外侧（图 3-1）。此分型在临床上应用较少。

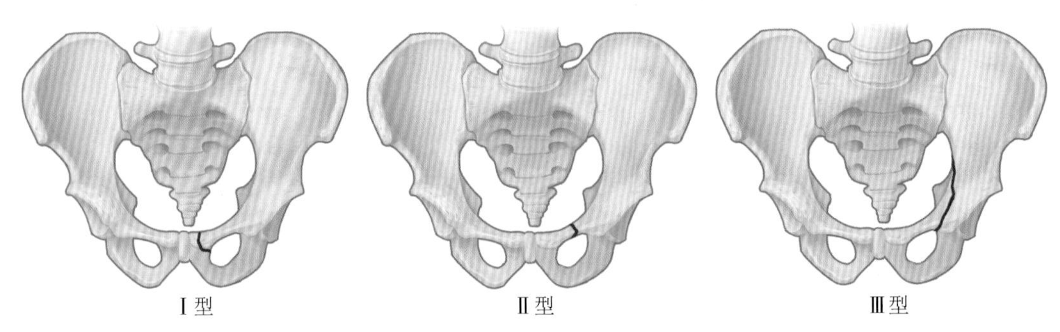

图 3-1　骨盆前环骨折的分型

三、骨盆后环骨折的分型

按照骨折的部位，骨盆后环骨折可分为：①髂骨骨折；②骶髂关节脱位；③骶骨骨折。本部分重点介绍骶髂关节脱位和骶骨骨折分型。

1. 骶髂关节脱位分型　骶髂关节脱位可分为：A. 单纯骶髂关节脱位；B. 骶髂关节与骶 1、2 侧块骨折发生脱位；C. 骶髂关节与髂骨翼后部斜行骨折发生脱位（图 3-2）。

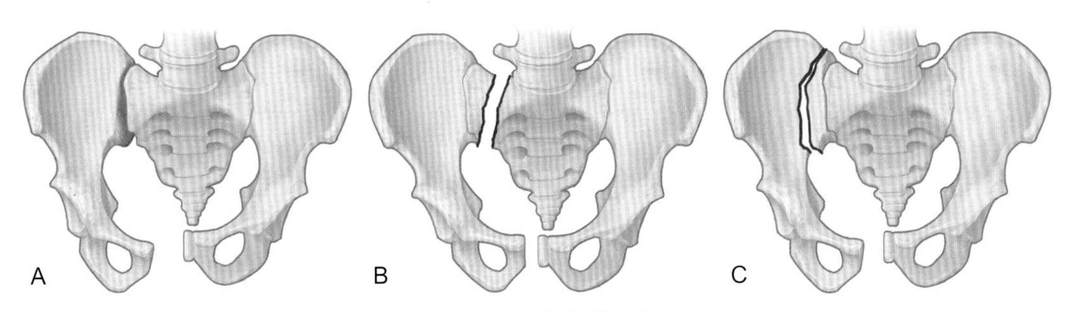

图 3-2　骶髂关节脱位分型

骶髂关节前脱位张英泽分型（图 3-3）：

A 型：稳定型，不伴有骨盆其他部位骨折或合并骨盆环稳定骨折。

B 型：不稳定型，合并骨盆环不稳定骨折或对侧骶髂关节损伤。

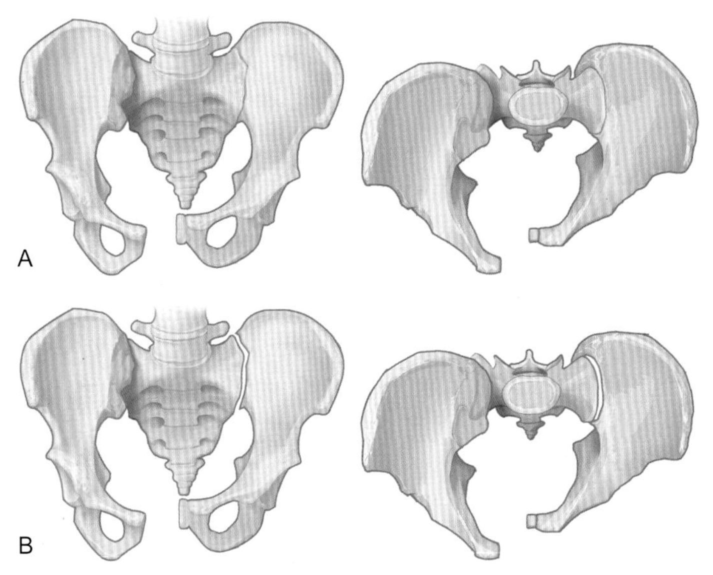

图 3-3　骶髂关节前脱位张英泽分型

A. A 型，稳定损伤；B. B 型，不稳定损伤

2. 骶骨骨折分型　骶骨骨折目前有很多分型方法，其中应用最为广泛的是 1988 年 Denis 等根据骨折线位置提出的分型方法，将骶骨骨折分为 3 型（图 3-4）。

（1）Denis Ⅰ型：骶骨翼骨折，骨折线未经过骶孔区和骶管区。

（2）Denis Ⅱ型：骶孔区骨折，骨折线累及骶孔，但不可累及骶管区。

（3）Denis Ⅲ型：骶管区骨折，骨折线累及骶管，骨折线可同时累及骶骨翼与骶孔区，骶骨的横行骨折就属于这一类。

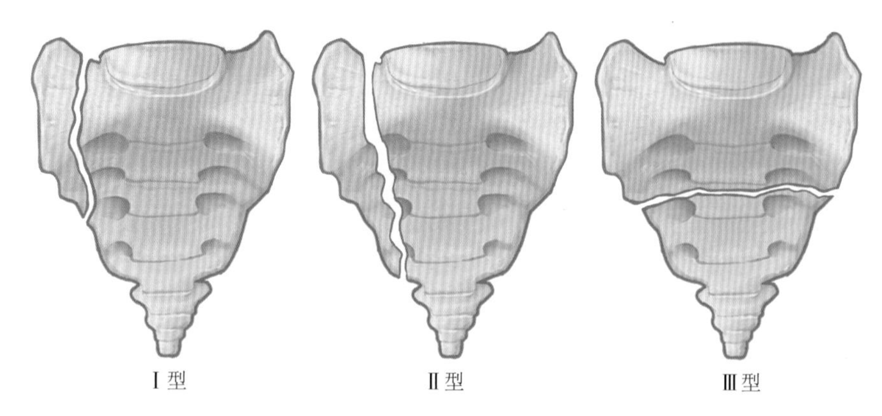

图 3-4　**骶骨骨折 Denis 分型**

1990 年，Gibbons 等在 Denis Ⅲ型的基础上将其进一步划分为 2 型（图 3-5）：纵行骨折与横行骨折。纵行骨折常见于交通伤，往往伴有严重的神经损伤；横行骨折多由高处坠落伤造成，有学者称其为自杀骨折，常伴有严重的神经损伤。

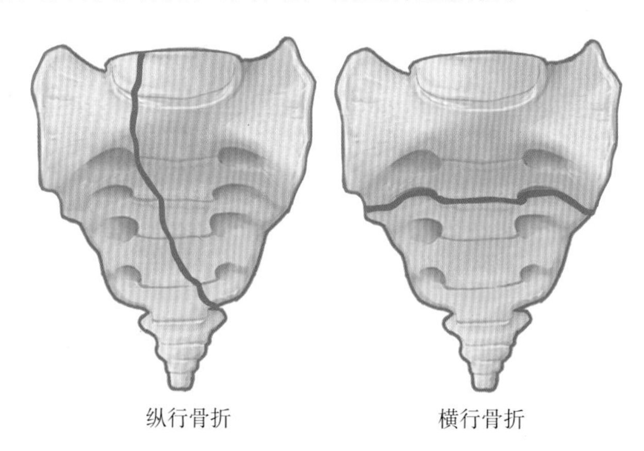

图 3-5　**Gibbons 根据骨折线的走向将 Denis Ⅲ型骶骨骨折分为 2 型**

Sabiston 等将骶骨骨折分为低位单独骶骨骨折、高位单独骶骨骨折和伴有骨盆前环损伤的骶骨骨折（图 3-6）。骨折线常累及骶孔，低位单独骶骨骨折多由外力直接作用于骶骨末端引起，伴有神经损伤的病例较少；高位单独骶骨骨折往往由外力间接引起，引发骶丛神经损伤的可能性较大。

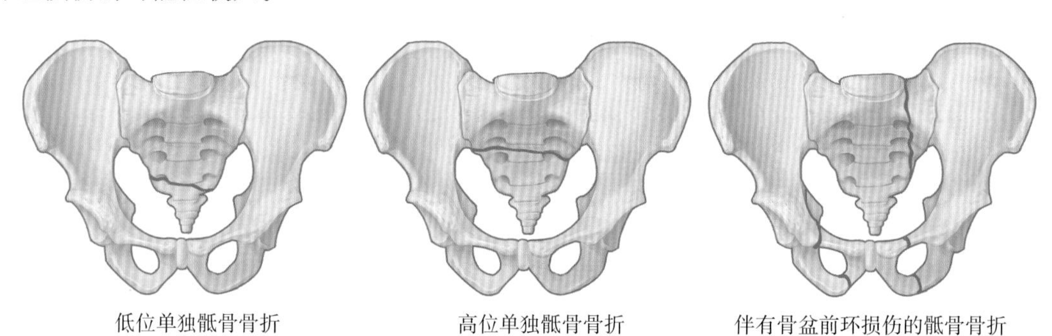

图 3-6　**骶骨骨折 Sabiston 分型**

Hannover 将骶骨骨折分成 4 种骨折类型、9 种骨折线（图 3-7）。

（1）0 型：撕脱骨折。

（2）Ⅰ型：经骶骨翼骨折，Ⅰa 为撕脱骨折，Ⅰb 为骶骨翼完全骨折。

（3）Ⅱ型：经骶孔骨折，Ⅱa 为 S_2 水平以上骨折，Ⅱb 为 S_2 水平以下骨折。

（4）Ⅲ型：骶管区中央型骨折，Ⅲa 为垂直骨折，Ⅲb 为横行骨折，Ⅲc 为斜行骨折。

（5）Ⅳ型：双侧骶骨骨折。

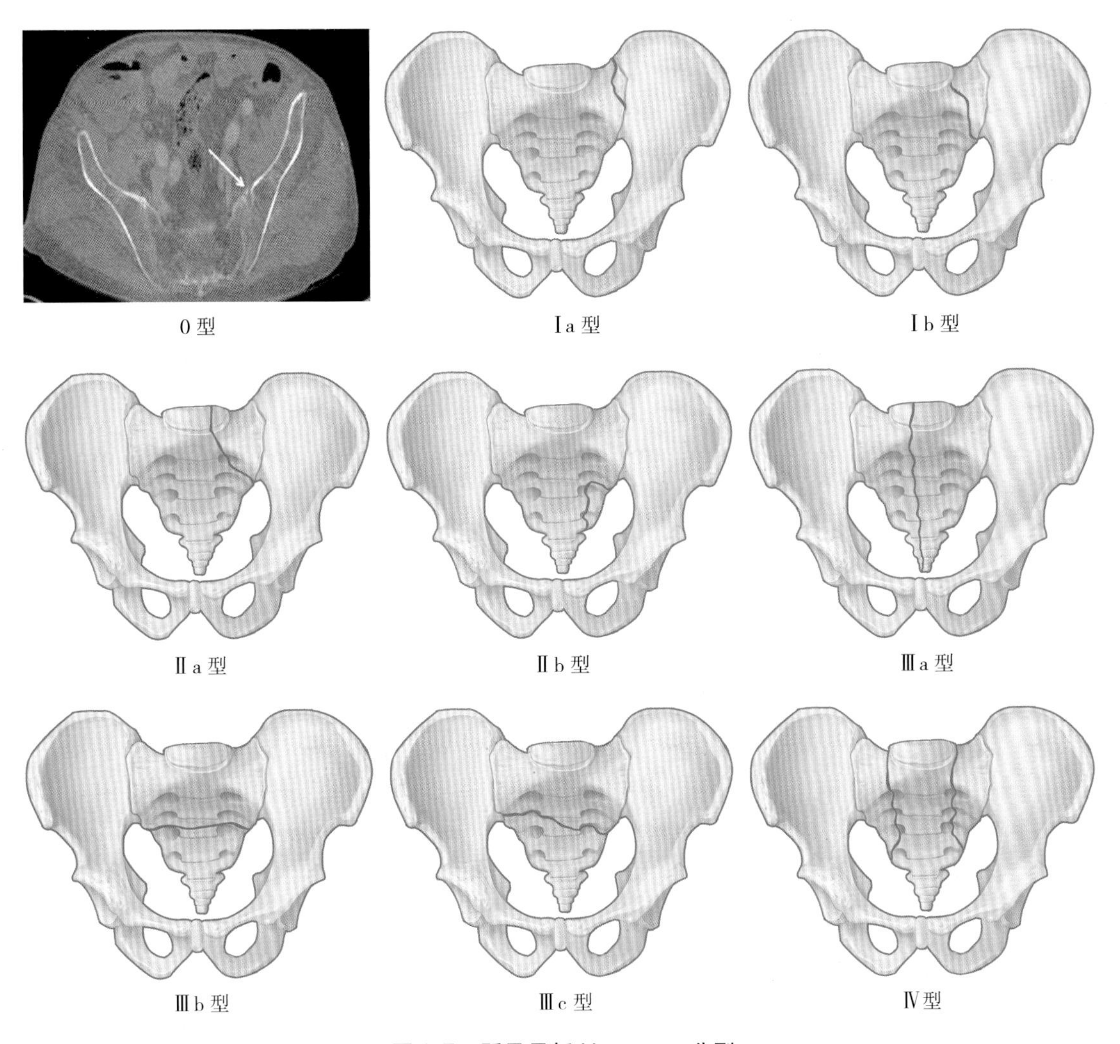

图 3-7　**骶骨骨折 Hannover 分型**

第二节　髋臼骨折的分型

由坠落伤或交通伤导致的骨盆、髋臼骨折约占全身骨折的 3.37%。明确髋臼的骨折类型有助于骨科医师正确认识髋臼骨折的发生机制，同时可以为手术入路、复位方法和固定方式的选择提供一定的指导意义。目前髋臼骨折分型包括 Letournel-Judet 分型、AO 分型和 Marvin Tile 分型等，其中 Letournel-Judet 分型最为常用。然而，在临床工作中不少同仁发现该分型存在一定的局限性，完全掌握对于初学者而言是一项巨大的挑战。为此，本节将就上述分型的特点进行详细的阐述，并提出以髋臼三柱构成为基础的髋臼骨折改良分型。

一、Letournel-Judet 分型

早在 1964 年，Letournel 和 Judet 就在 *JBJS* 期刊上发表了基于双柱理论的髋臼分型理论，将髋臼骨折分为 5 种简单骨折（前壁骨折、前柱骨折、后壁骨折、后柱骨折、横行骨折）和 5 种复杂骨折（后柱 + 后壁骨折、横行 + 后壁骨折、前柱 + 后半横行骨折、T 形骨折、双柱骨折）（图 3-8）。该分型有助于骨科医师系统地认识和理解髋臼骨折，且其对不同骨折类型患者的手术入路选择进行了描述，至今在临床上仍被广泛使用。

（一）简单骨折

横行骨折或骨折线仅累及一个柱、一个壁的孤立骨折。其包括后壁、前壁、后柱、前柱、横行骨折。

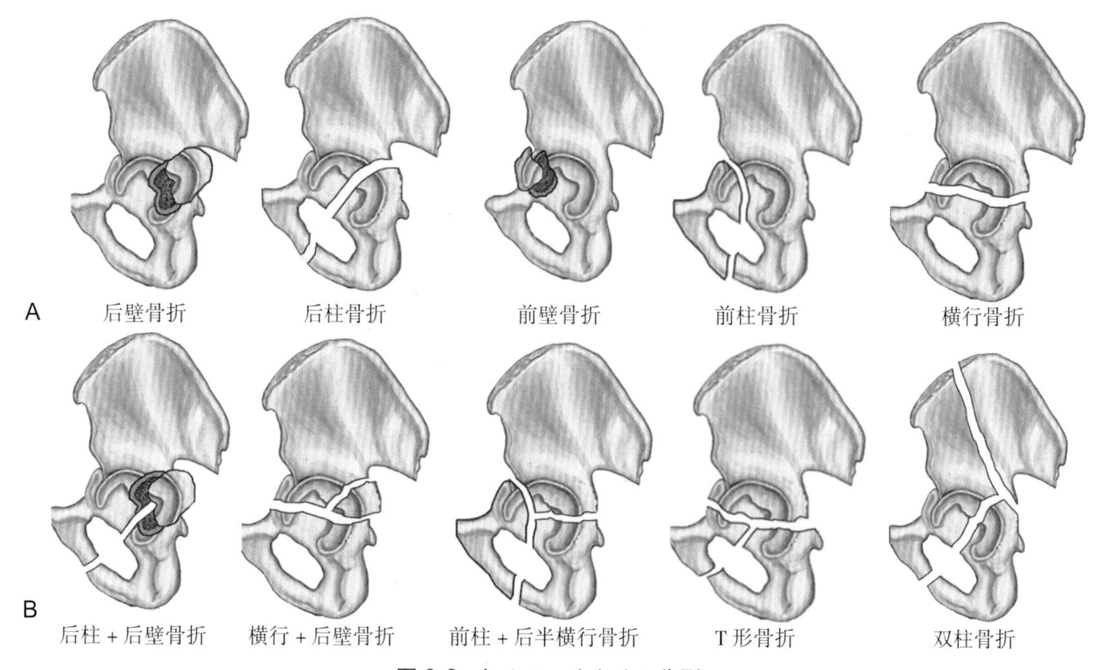

图 3-8 Letournel-Judet 分型

A. Letournel-Judet 分型中的 5 种简单骨折；B. Letournel-Judet 分型中的 5 种复杂骨折

1. *后壁骨折*（图 3-9） 该骨折受伤机制多为股骨头撞击髋臼后壁导致股骨头、后壁向后上移位，在闭孔斜位 X 线检查结合 CT 扫描观察最佳。该骨折常涉及关节面，甚至伴有关节面塌陷，属于不稳定性骨折，需要进行切开复位固定。

2. *后柱骨折*（图 3-10） 髂坐线断裂，骨折线起于坐骨大切迹，穿行后壁关节面，止于闭孔，可伴随股骨头脱位。在髂骨斜位 X 线片上观察较佳，手术复位固定是良好预后的前提。

3. *前壁骨折*（图 3-11） 骨折线很少累及顶部。股骨头常脱位于前壁及四边体之间。前柱保持完整，坐骨、耻骨无骨折。CT 可清晰显示髋臼前柱中部的骨折移位。

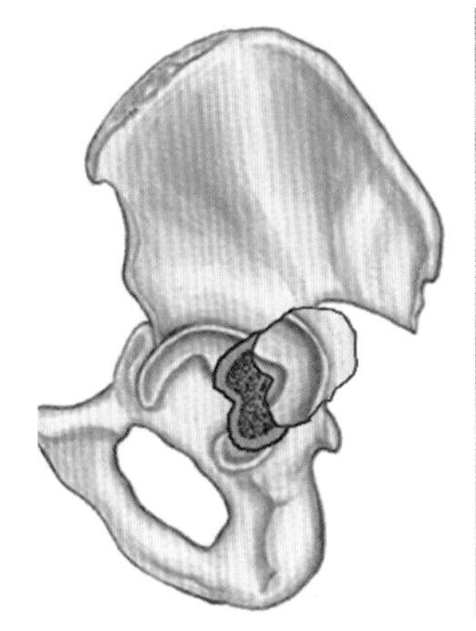
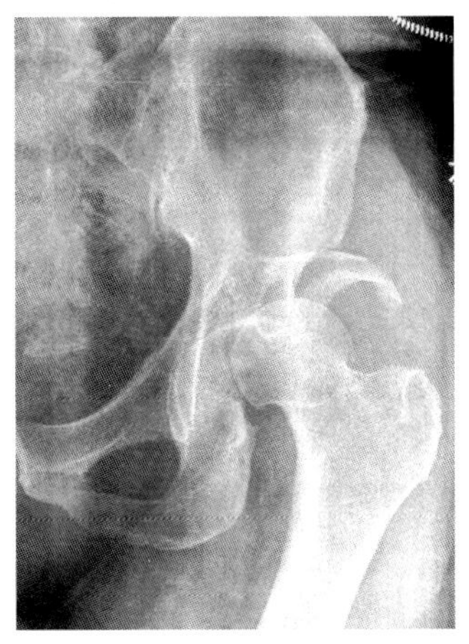
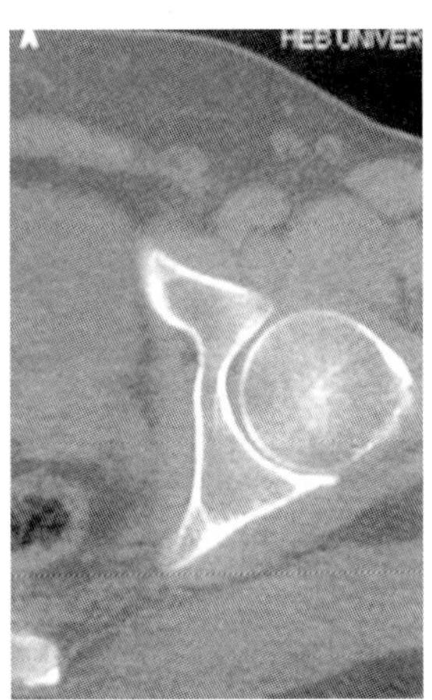

图 3-9　**后壁骨折**

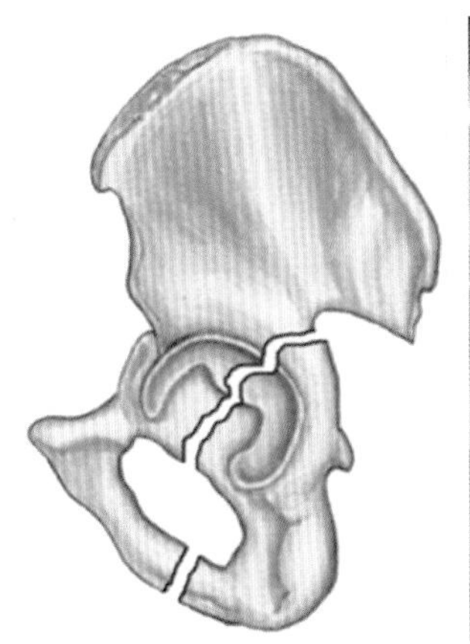
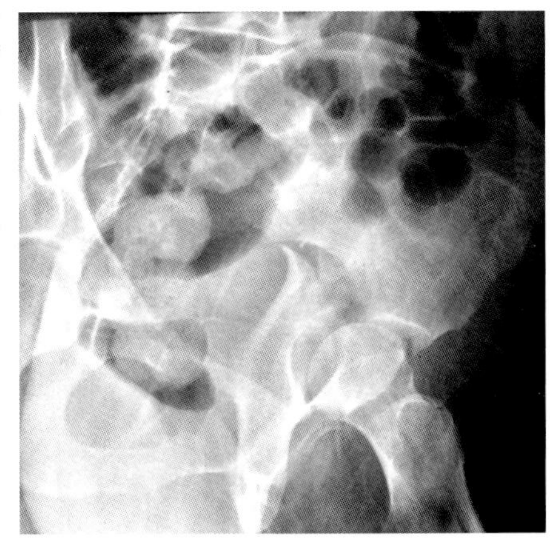
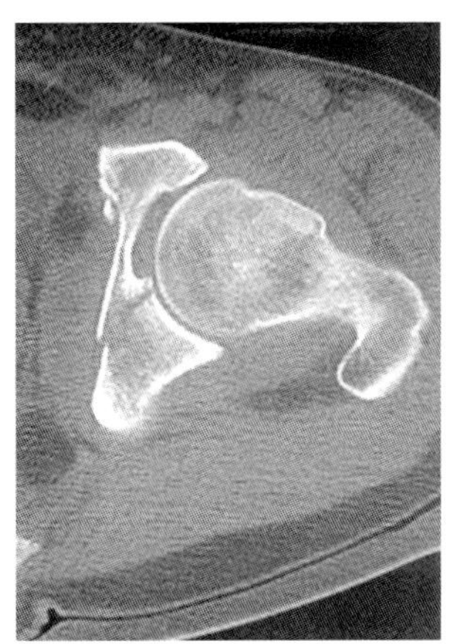

图 3-10　**后柱骨折**

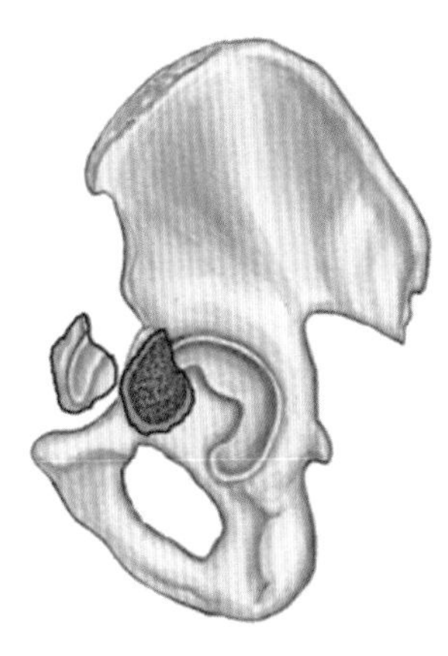
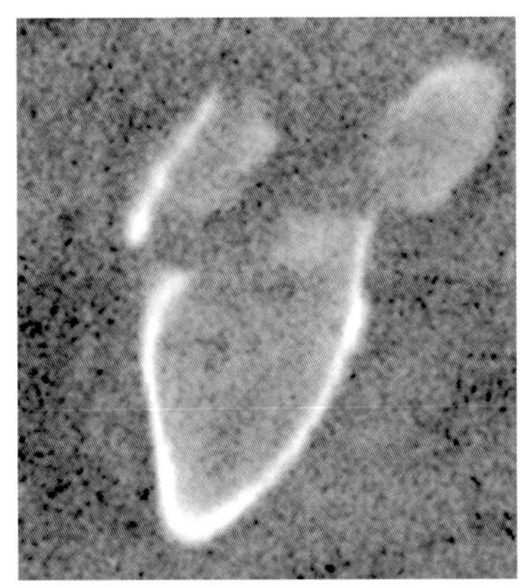
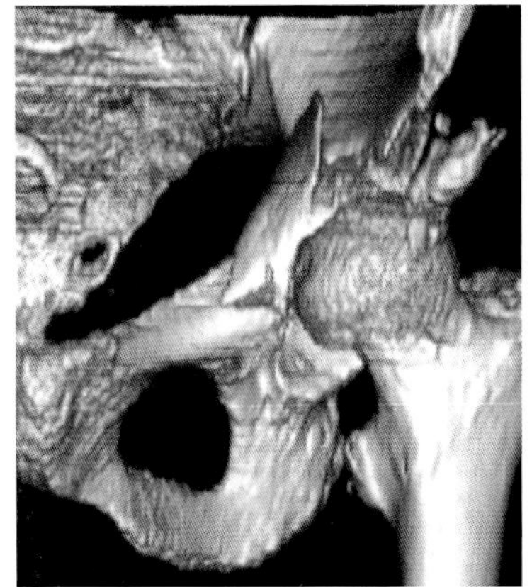

图 3-11　**前壁骨折**

4. 前柱骨折（图 3-12）　髂耻线的连续性中断，股骨头可向前内侧脱位，骨折线涉及位置越高，所累及的关节负重面越大。闭孔斜位 X 线片能清晰显示骨折断端移位情况，正位 X 线片显示髂坐线完整，髂骨斜位 X 线片显示后柱完整。CT 可明确骨折累及髋臼的程度。

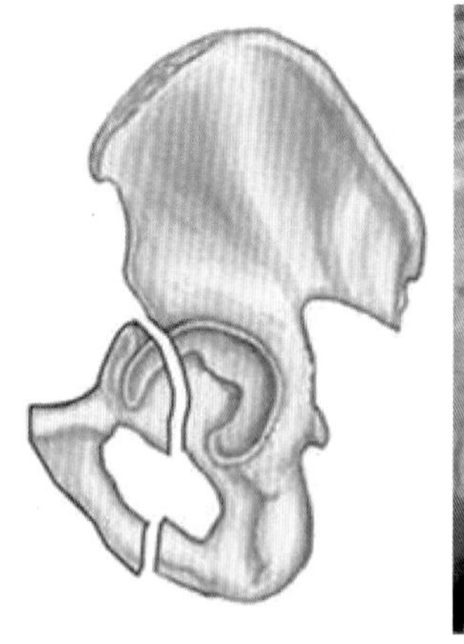
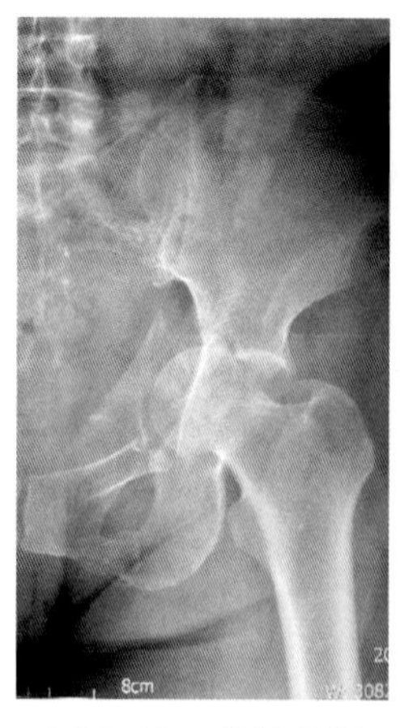
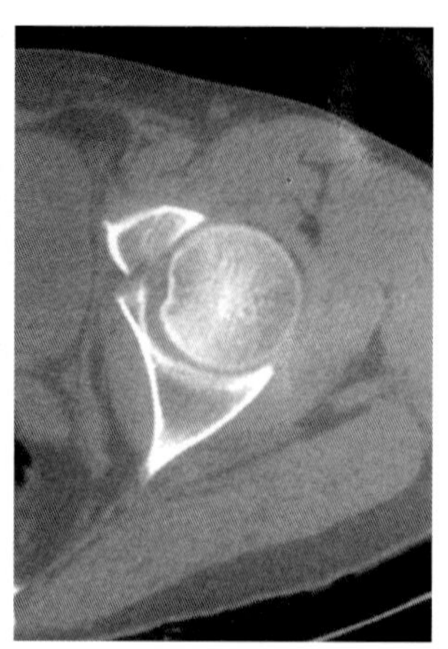

图 3-12 **前柱骨折**

5. *横行骨折*（图 3-13） 髋臼顶下方骨折线经过前柱和后柱，但与双柱骨折不同，顶部及负重区与髂骨关系正常。依据骨折线的水平又分为：骨折线经负重区的高位骨折；顶部完整，骨折线位于髋臼窝之上的经关节骨折；骨折线位于负重区下方的低位骨折。骨折线越高，髋臼顶移位越明显，预后亦越差。正位 X 线片显示骨盆所有的解剖径线中断，骨折移位，但闭孔环完整。髂骨斜位 X 线片可显示方形区部位的骨折情况。CT 显示髋臼层面以外区域无骨折征象。

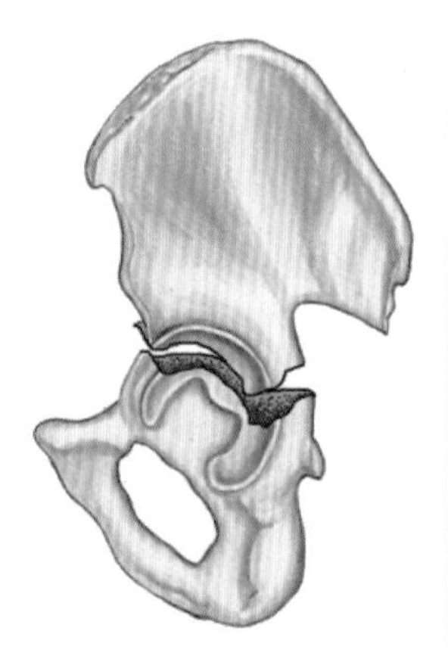
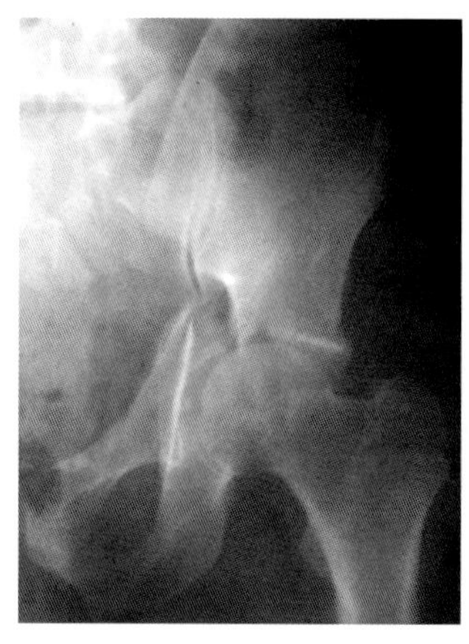
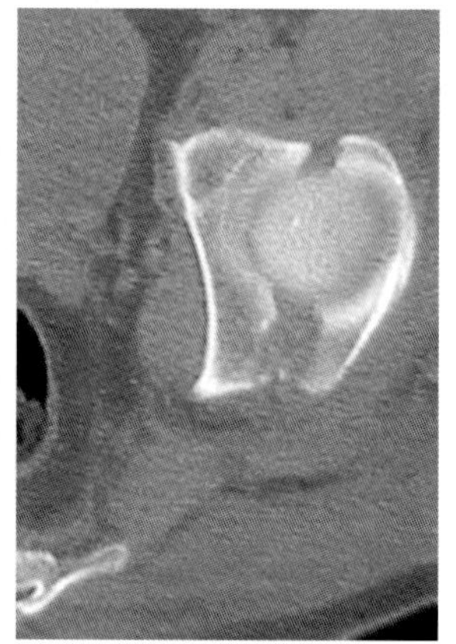

图 3-13 **横行骨折**

（二）复杂骨折

两种或者两种以上的简单骨折并存，包括后柱 + 后壁骨折、横行 + 后壁骨折、前柱 + 后半横行骨折、T 形骨折、双柱骨折。

1. *后柱 + 后壁骨折*（图 3-14） 后柱骨折移位不明显而后壁骨折块移位明显，常合并股骨头脱位、坐骨神经损伤。正位 X 线片示髂耻线和髋臼前部完整，髂坐线和后唇线于坐骨大切迹处断裂，闭孔斜位 X 线片显示后壁骨折块，髂骨斜位 X 线片及 CT 图像可见后柱骨折和移位情况。

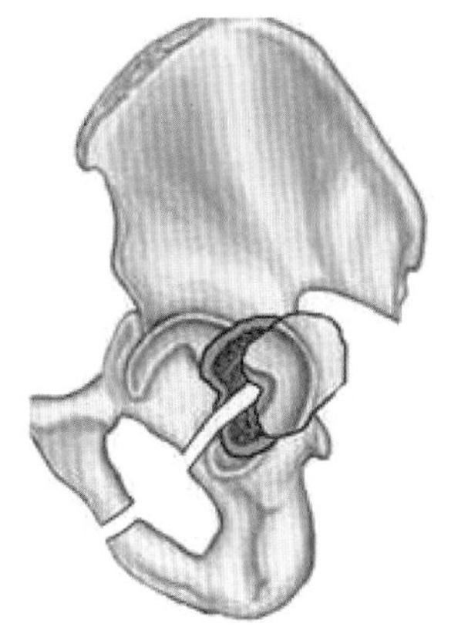
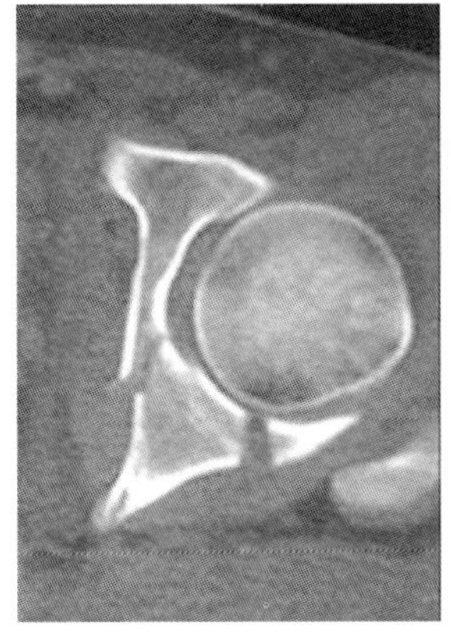
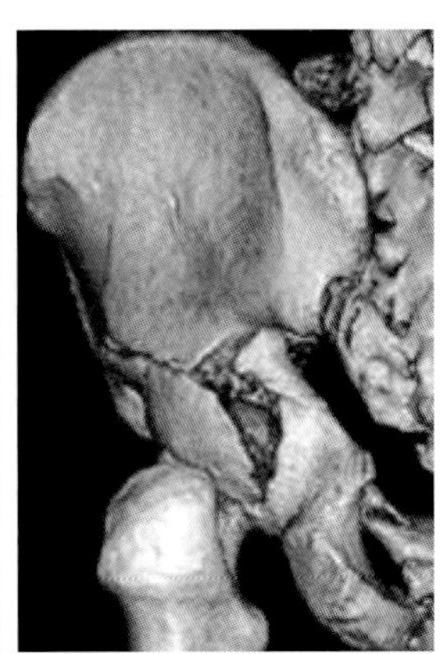

图 3-14　**后柱 + 后壁骨折**

2. 横行 + 后壁骨折（图 3-15）　此类骨折 2/3 有股骨头后脱位，1/3 有股骨头中心脱位。闭孔斜位 X 线片可清晰显示后壁缺如和骨块后移，并可见横行骨折线。正位 X 线片显示骨盆的解剖径线全部中断。髂骨斜位 X 线片显示髂骨翼完整和方形区骨折征。CT 可明确髋臼边缘的压缩骨折。

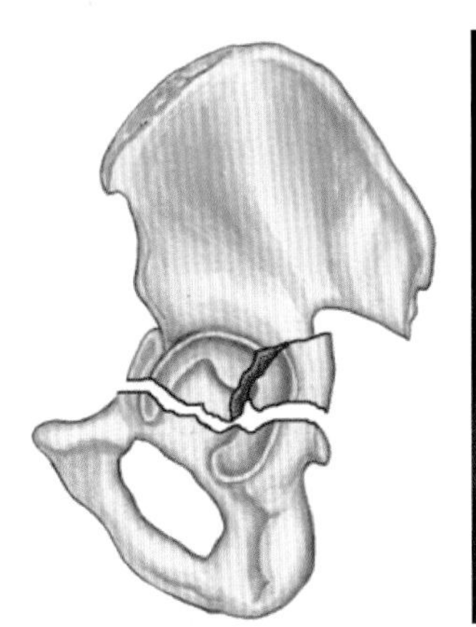
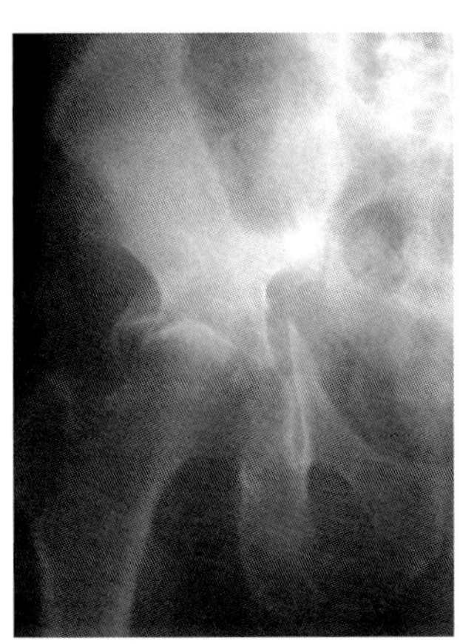
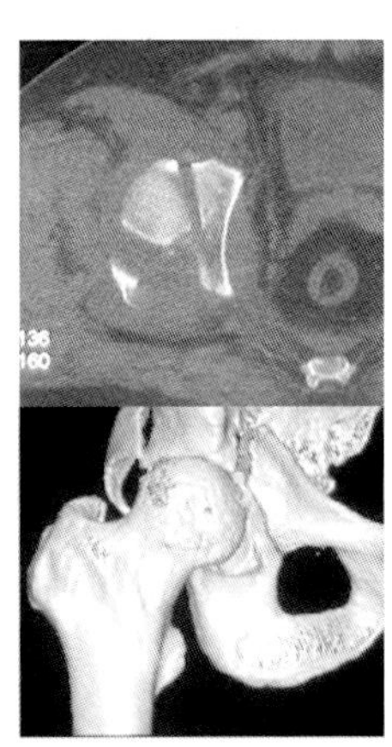

图 3-15　**横行 + 后壁骨折**

3. 前柱 + 后半横行骨折（图 3-16）　该型损伤较为少见，骨折线由髂前下棘向下穿过髋臼窝止于耻骨上支连接处，后柱的下半部分为横行骨折，常无移位。与双柱骨折不同的是，此型总有部分髋臼关节面与髂骨翼相连，是术中复位的关键。正位 X 线片可见后柱骨折无移位、髂耻线不连续。髂骨斜位 X 线片可见骨折通过四边体，闭孔斜位 X 线片可观察前壁或前柱的骨折块大小。

4. T 形骨折（图 3-17）　在横行骨折的基础上出现通过髋臼窝的垂直骨折线，将耻骨、坐骨分成两部分，易与前柱 + 后半横行骨折混淆。除横行骨折表现外，闭孔斜位 X 线片可见垂直骨折线通过闭孔环，闭孔环不完整。CT 可见横行骨折线均为矢状位方向，且纵行骨折线分离至坐骨、耻骨部位。该型骨折存在耻骨、坐骨游离骨块，很难通过单一入路完成其复位及固定。

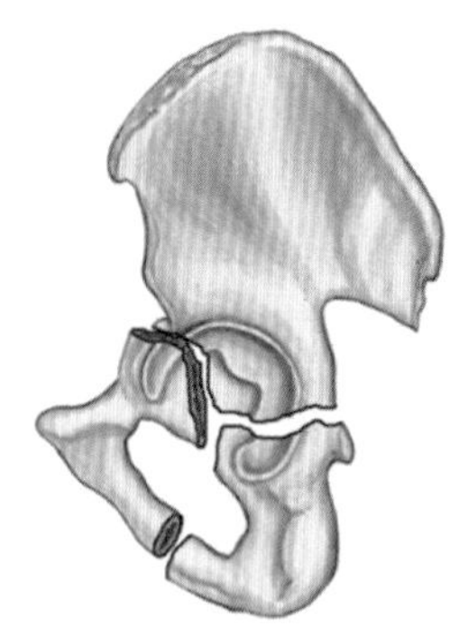
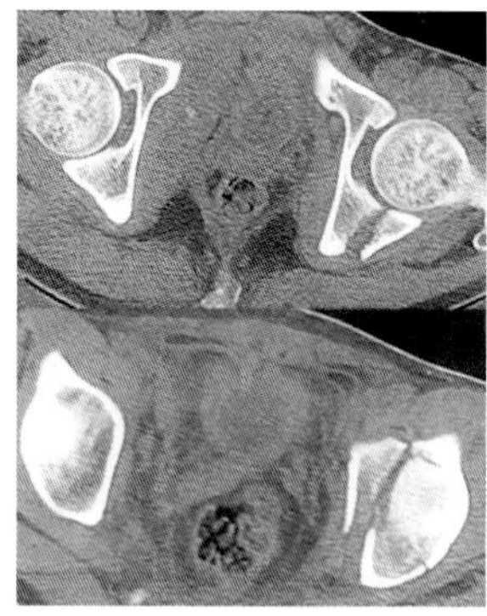
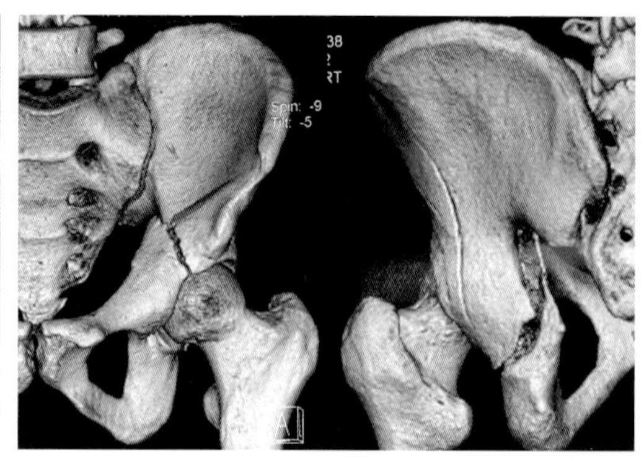

图 3-16　前柱 + 后半横行骨折

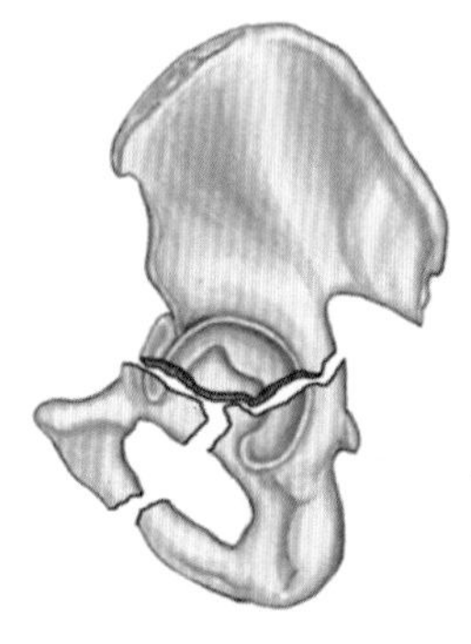
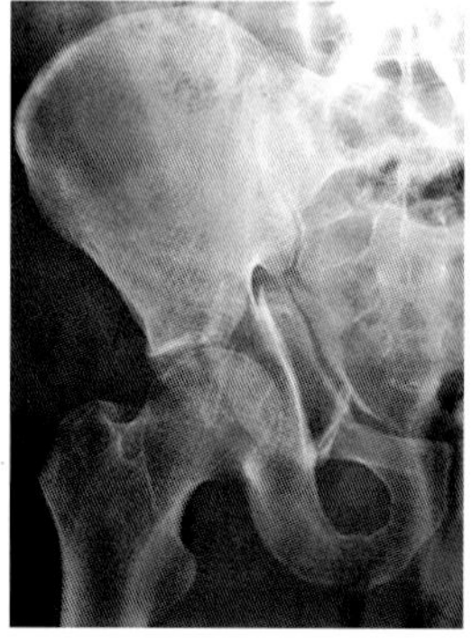
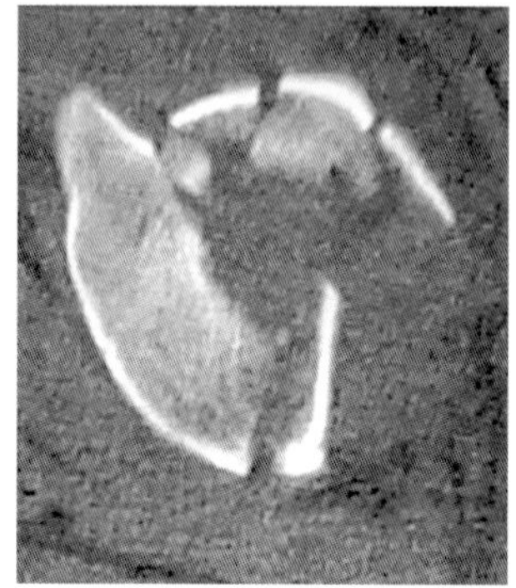
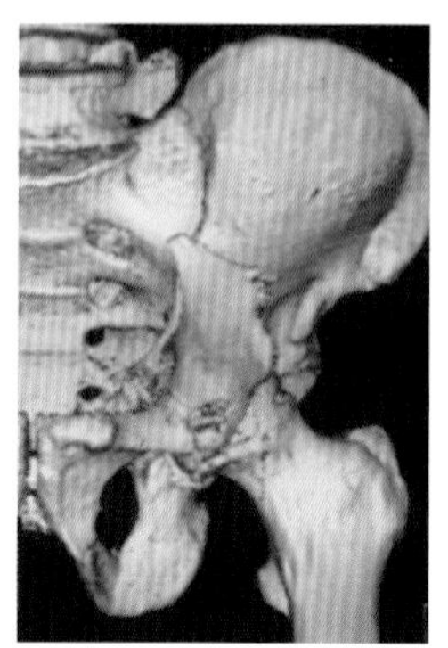

图 3-17　T 形骨折

5. 双柱骨折（图 3-18）　双柱在髂骨的轴线上分离移位，髋臼关节面与中轴骨失去连续性，即所谓的“漂浮髋”，是最为复杂的骨折类型。其 X 线表现多存在 4 个特征：股骨头中心性脱位、高位髂骨骨折线、闭孔环断裂、“马刺征”。“马刺征”是由于远端骨折远侧端及髋关节向内移位，骨折近侧端突出形成骨刺状。半骨盆被分为 3 个主要的骨折块：与中轴骨相连的后方固定髂骨块、向内上方移位的髂耻块及向内移位的坐骨块。髋臼三维 CT 重建检查可以在诊断双柱骨折中发挥重要作用。该型骨折多为股骨头撞击髋臼前方所致，单纯的前方手术入路即可实现对主要骨块的复位及固定。

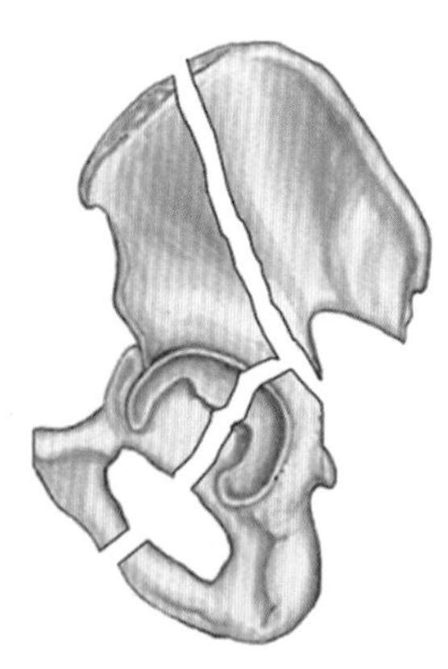
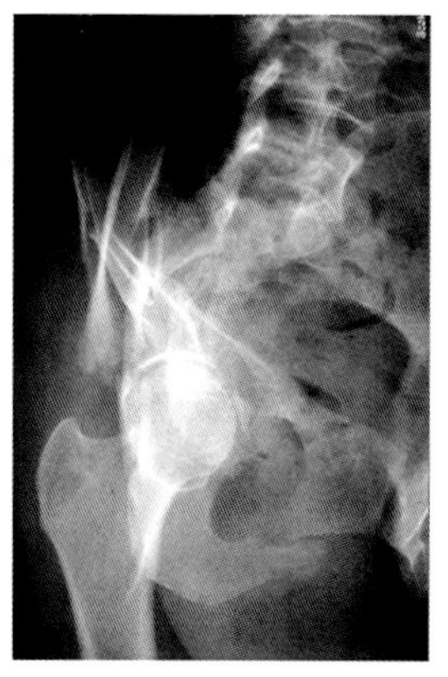
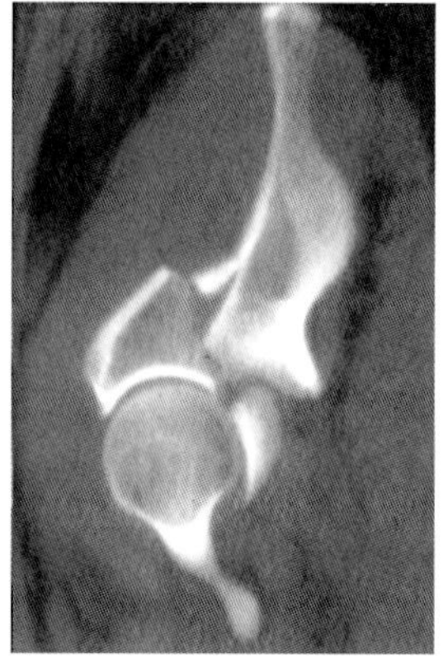
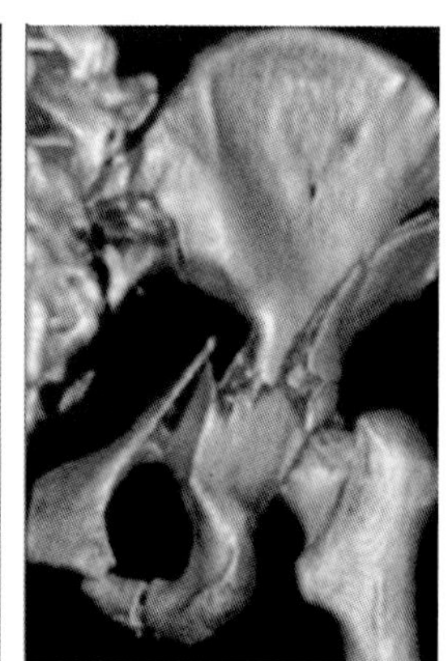

图 3-18　双柱骨折

（三）“钟表”理论缩短了骨科医师 Letournel-Judet 分型的学习曲线

Letournel-Judet 分型方法较为全面、详细，目前已被骨科医师普遍接受。但由于髋臼解剖结构不规则，髂骨翼至闭孔环并不位于同一平面，两者之间存在一个旋转的过程，单一角度的 X 线片不能完整直观地显示髋臼骨折的全貌，需要拍摄骨盆正位、髂骨斜位和闭孔斜位来进行分析，因此对于不少医师来说充分理解髋臼骨折分型十分困难。为了更好地理解髋臼骨折分型，侯志勇教授团队对大量髋臼骨折患者的影像学资料进行对比，提出了一种基于髋臼骨折 Letournel-Judet 分型的“钟表”理论，希望此理论能够帮助骨科医师理解 Letournel-Judet 分型。

简单来说，“钟表”理论就是将髋臼比作为表盘，髋臼骨折的骨折线就如同表盘上的时针、分针和秒针，三者指示的方向不同，代表了不同的骨折线走向，进而表示不同的骨折类型(图 3-19)。这种方法的理论依据是髋臼由髂骨、坐骨和耻骨三部分构成，这三者骨质较厚，如同 3 个强有力的支柱支撑着髋臼，但对于髂骨、坐骨支、耻骨支之间的交界区来说，其骨质相对较薄，为骨质薄弱区，当髋臼受到外力冲击时，外力最先达到或超过骨质薄弱区所能承受的临界值，致使这些区域最先发生骨折，故骨折多发生在髂骨、坐骨支、耻骨支之间的交界区，如果外力持续增大，便可造成髋臼上方的髂骨翼骨折。

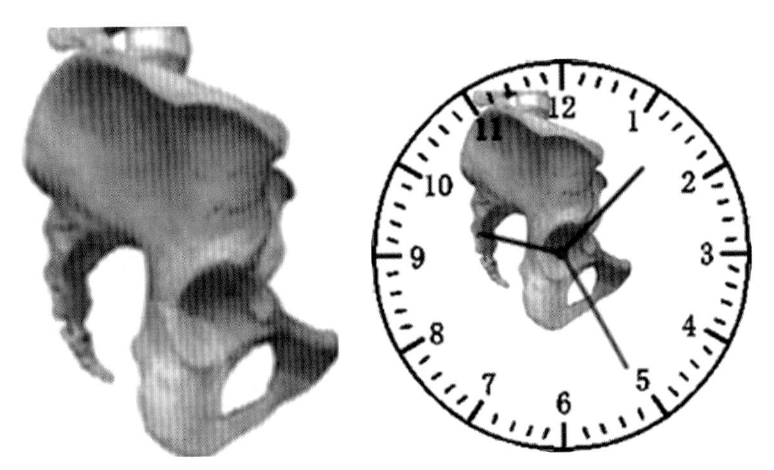

图 3-19　**图中红色、绿色、紫色代表髋臼中髂骨、坐骨、耻骨，三者中每两者间为骨质薄弱区，易发生骨折**

根据此方法，可以将 Letournel-Judet 分型中的简单骨折理解为三针中两针重合的情况，故只有两条主要骨折线，而复杂骨折为三针互不重合，分别代表三条不同的主要骨折线，同时，复杂骨折中的双柱骨折更为特殊，其多数的表盘中心（三条骨折线交点即骨折中心）并不位于髋臼窝内，而是上移至臼顶区域的髂骨上，致使髋臼关节面完全与髂骨断开，这是与其他类型骨折的不同之处。

1. 简单骨折

(1) 后壁骨折（图 3-20）：此骨折可以理解为表盘中心（即骨折中心）位于髋臼内，“时针”组成高位骨折线，“分针”和“秒针”重合，组成低位骨折线。这两条骨折线都位于髂骨和坐骨之间，由于髂骨和坐骨之间薄弱区面积较大，致使后壁骨折较其他类型骨折更容易发生，这也是临床上后壁骨折最常见的原因。该型损伤未影响髋臼的力学传导，对负重功能影响不大，主要是影响髋关节的稳定性。

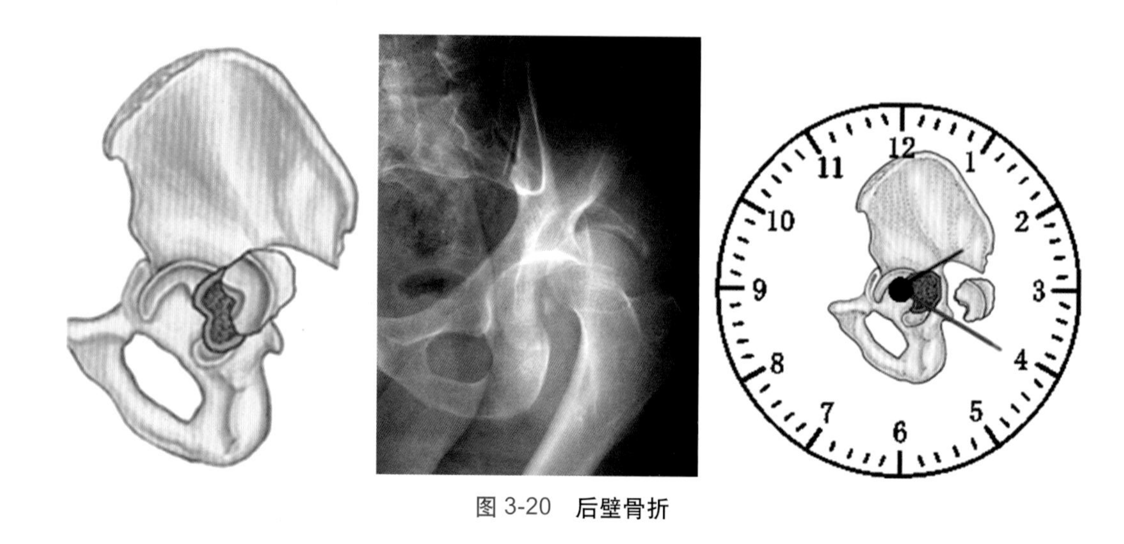

图 3-20 **后壁骨折**

（2）后柱骨折（图 3-21）：和后壁骨折一样，表盘中心（即骨折中心）位于髋臼内，“时针”位于髂骨和坐骨之间的薄弱区，组成高位骨折线延伸至坐骨大切迹方向，“分针”和“秒针”重合组成低位骨折线，共同旋转，穿过闭孔环，延伸至坐骨和耻骨之间的薄弱区。两条骨折线位于坐骨与髂骨及耻骨之间，同时或其中一条旋转角度不同而形成不同类型的后柱骨折。

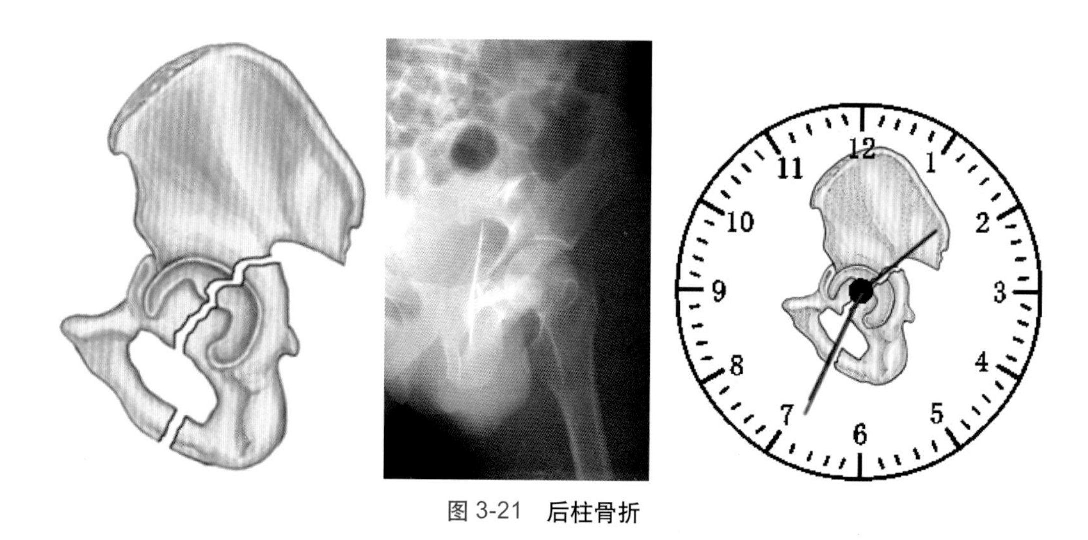

图 3-21 **后柱骨折**

（3）前壁骨折（图 3-22）：此型骨折表盘中心（即骨折中心）位于髋臼内，“时针”组成高位骨折线，“分针”和“秒针”重合组成低位骨折线，两条骨折线均位于髂骨和耻骨支之间的薄弱区，由于髂骨和耻骨支之间角度较小，以及髋臼前倾角的存在，前壁发生骨折的概率较小，并且骨折多不影响生物力学传导。

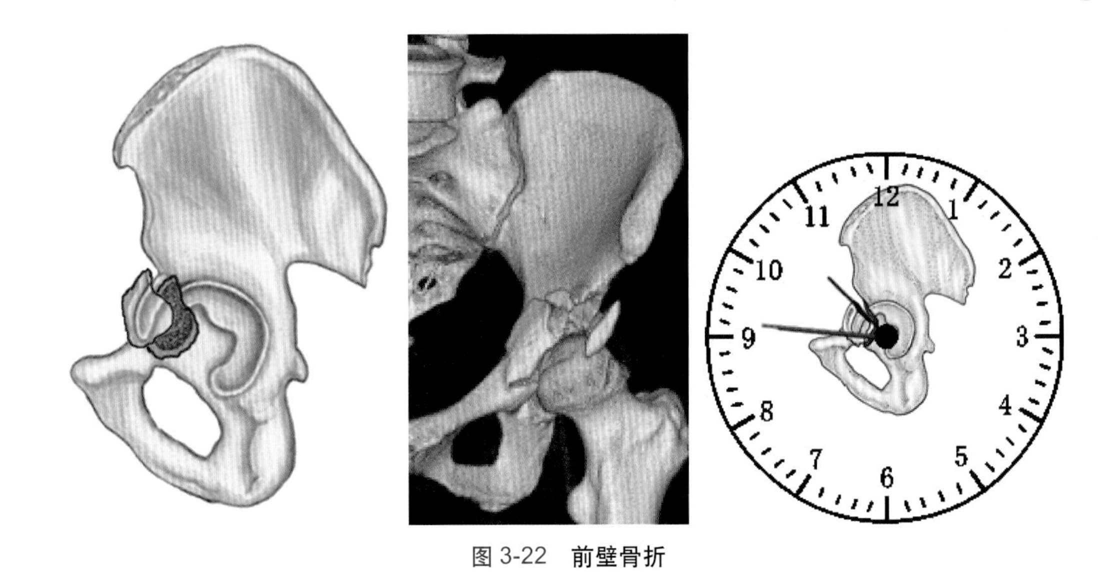

图 3-22　**前壁骨折**

(4) 前柱骨折（图 3-23）：此型骨折的表盘中心（即骨折中心）位于髋臼内，“时针”组成高位骨折线，“分针”和“秒针”重合组成低位骨折线，“时针”转动指向髂骨和耻骨之间薄弱区，“分针”和“秒针”重合组成的另一条骨折线向耻骨支方向旋转穿过闭孔，至耻骨和坐骨之间的薄弱区。两条骨折线同时或一条旋转形成不同类型的前柱骨折。

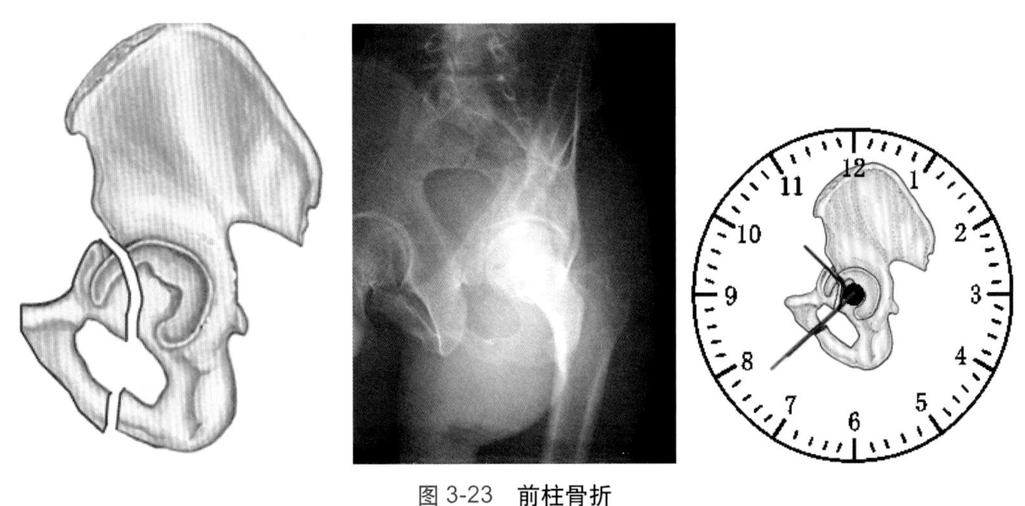

图 3-23　**前柱骨折**

(5) 横行骨折（图 3-24）：此型骨折位于髂骨和坐骨之间的薄弱区的“分针”和“秒针”重合，与位于髂骨和耻骨之间的薄弱区的“时针”组成一条近似 180° 的横向骨折线，将髋骨分离为上方髂骨和下方坐骨、耻骨。

2. 复杂骨折

(1) T 形骨折（图 3-25）：此型骨折可以理解为横行骨折的演变，横行骨折中“分针”和“秒针”原本重合于髂骨和坐骨之间薄弱区，当“秒针”旋转至耻骨和坐骨之间薄弱区时，形成纵行向下的一条骨折线，穿过闭孔环，将闭孔环分成前后两部分，三条骨折线分别位于髂骨、坐骨、耻骨交界处薄弱区，此时三个支撑彼此间互不相连。

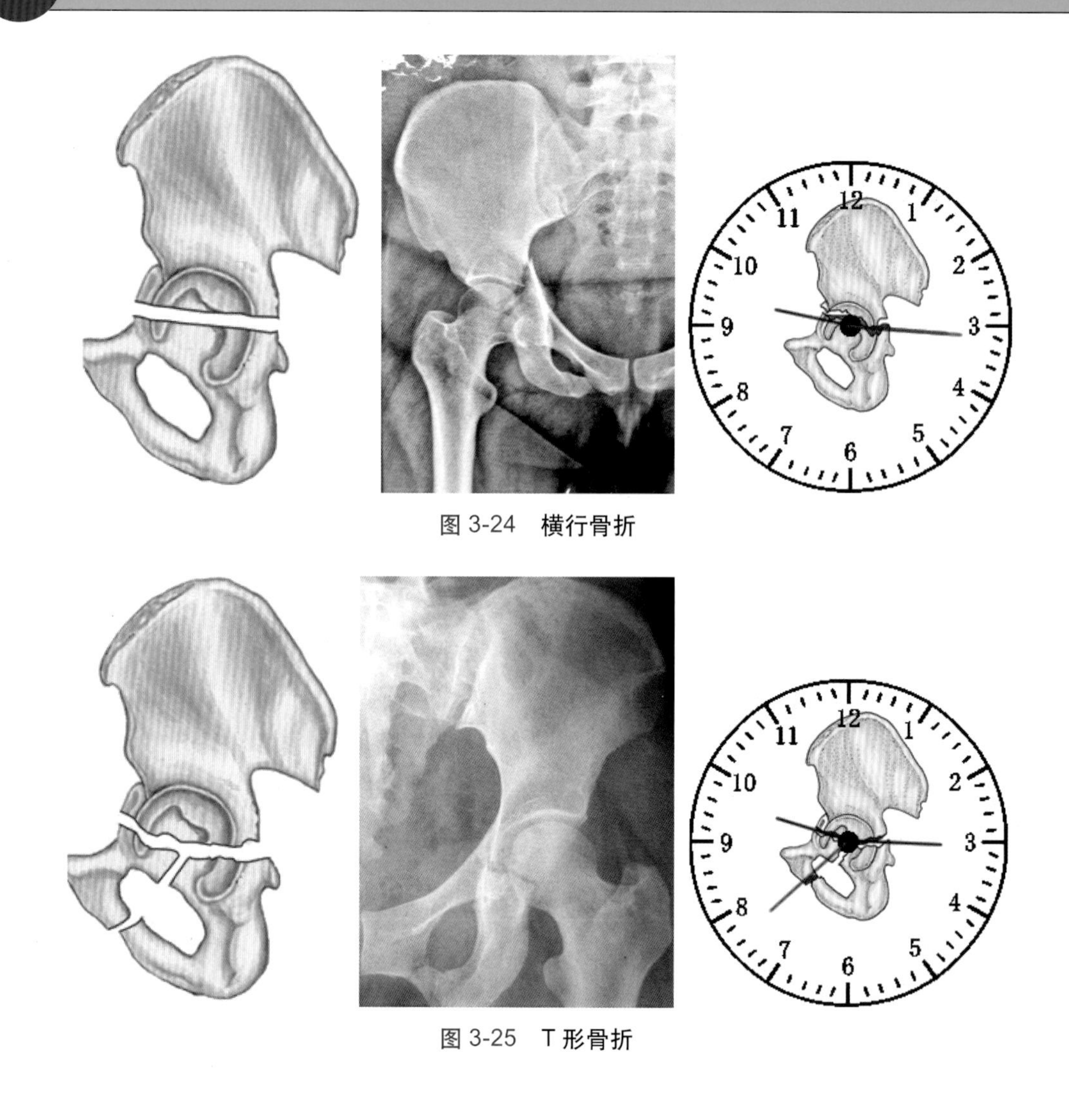

图 3-24 横行骨折

图 3-25 T 形骨折

(2) 后柱 + 后壁骨折 (图 3-26): 此型骨折可理解为后壁骨折中已与 “分针” 重合的 “秒针” 继续旋转，直至转到耻骨和坐骨之间的薄弱区，而此时 “分针” 和 “时针” 仍位于髂骨和坐骨之间的薄弱区，三者共同组成了后柱 + 后壁骨折。

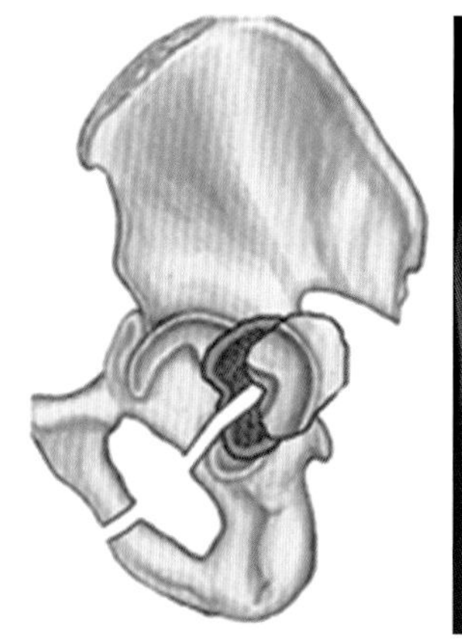

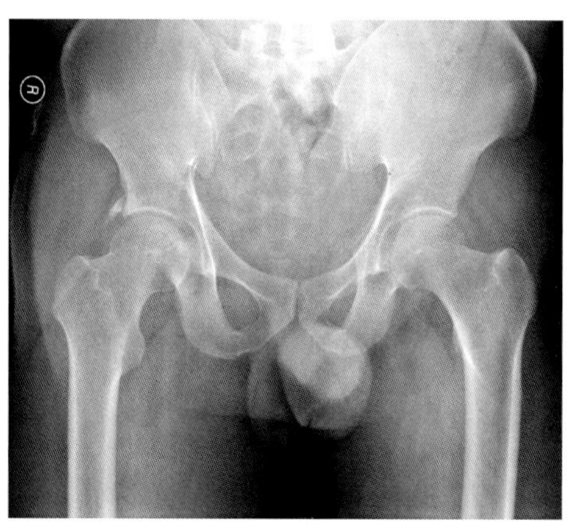

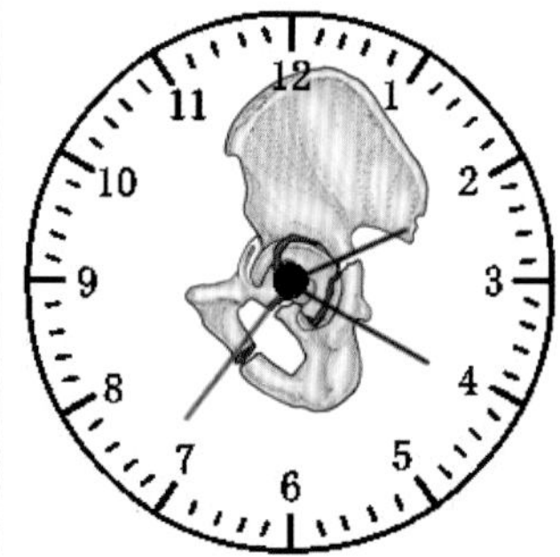

图 3-26 后柱 + 后壁骨折

（3）横行 + 后壁骨折（图 3-27）：与上一类型相似，“秒针”继续旋转，直至转到耻骨和髂骨之间的薄弱区，与“分针”形成近似 180° 的横向骨折线，而此时“分针”和“时针”仍位于髂骨和坐骨之间的薄弱区，并组成后壁骨折线。

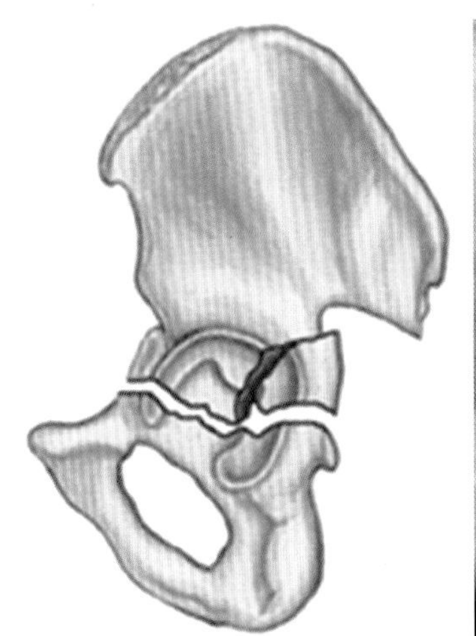
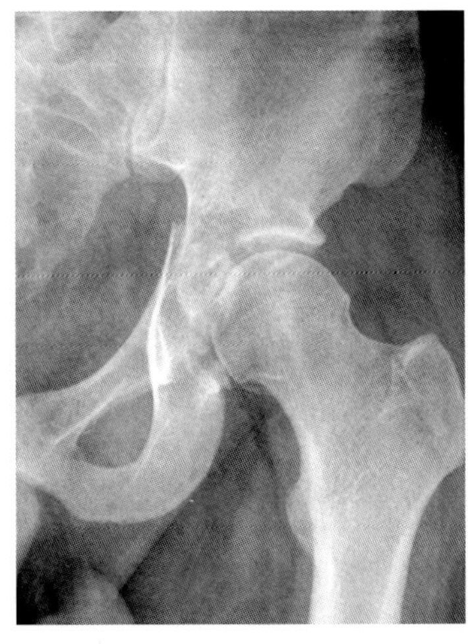
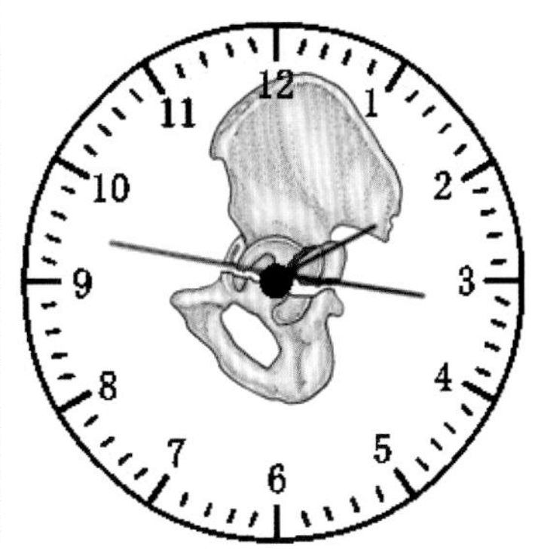

图 3-27　**横行 + 后壁骨折**

（4）前柱 + 后半横行骨折（图 3-28）：此型骨折可以理解为前柱骨折中与“分针”重合的“秒针”继续旋转，至坐骨和髂骨之间的薄弱区，形成一条近似水平的骨折线，将后柱分成两部分，仅髋臼后上部分关节面与髂骨相连，此型骨折与 T 形骨折类似，三条骨折线也都是分别位于 3 个不同的薄弱区，将 3 个支撑分离，只是骨折线的方向角度不同。

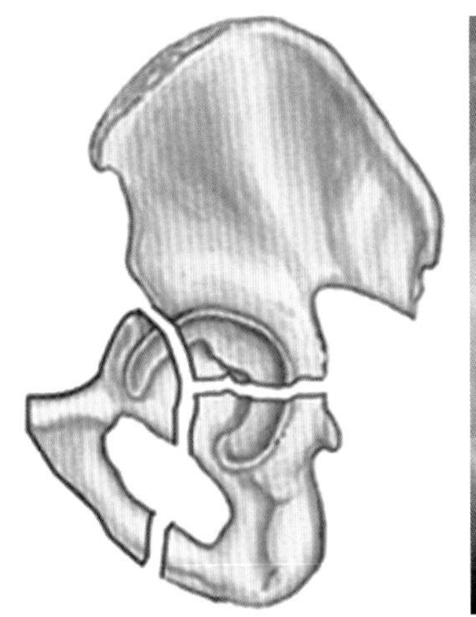
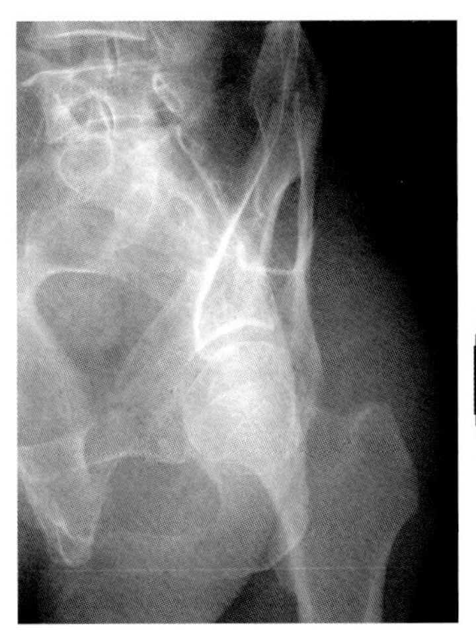
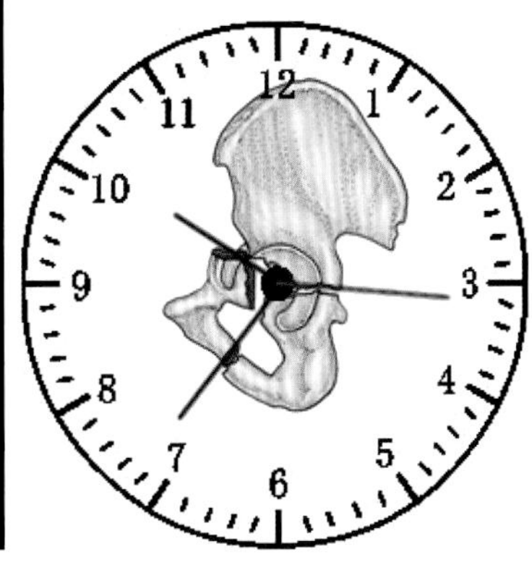

图 3-28　**前柱 + 后半横行骨折**

（5）双柱骨折（图 3-29）：此型骨折可以理解为当前柱 + 后半横行骨折中“表盘中心”脱离髋臼窝至上方的髂骨时，“三针”也同时移向上方，这使原来得以保留的髂骨后上部分关节面被同时上移的“秒针”分割下来，致使髋臼关节面柱完全与上方髂骨分离，而之前位于髂骨和耻骨之间薄弱区的“时针”也上移至髂骨翼，造成髂骨骨折，最终形成双柱骨折。

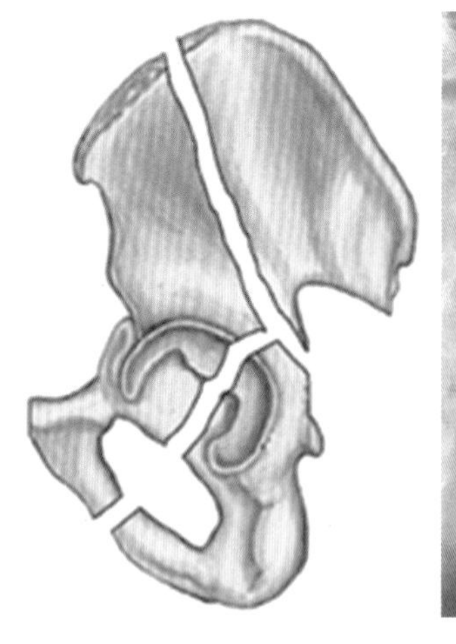

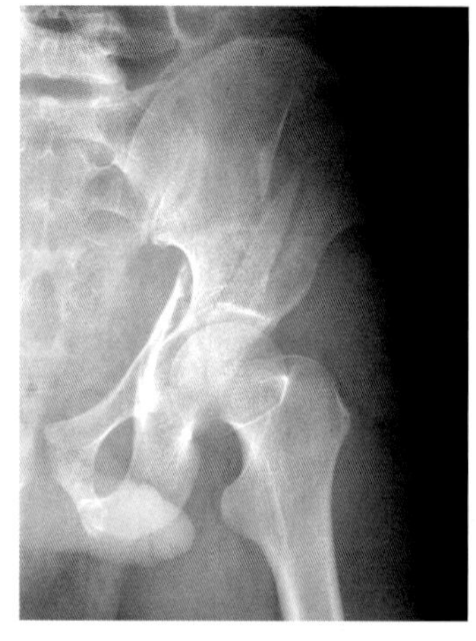

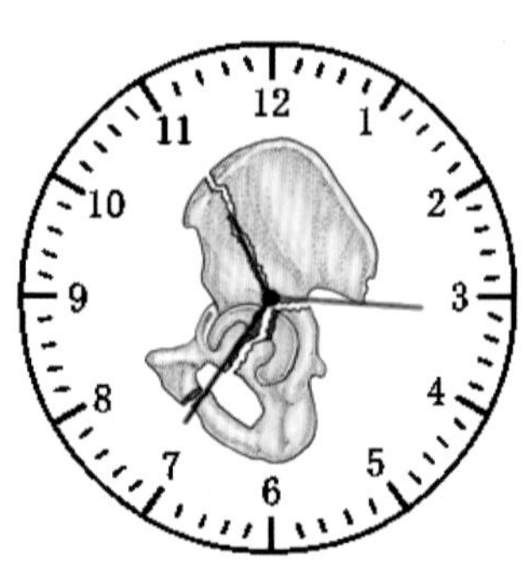

图 3-29　**双柱骨折**

“钟表”理论有助于骨科医师理解髋臼骨折的 Letournel 分型，缩短了骨科医师对该分型的学习曲线。Letournel 分型自 1964 年提出至今已经成为临床上骨科医师诊断髋臼骨折最为广泛的分型，然而不少学者提出该分型亦存在诸多弊端。

Letournel 分型的弊端：Letournel 分型基于髋臼的双柱构成理论，将髂耻线断裂定义为前柱骨折，将髂坐线断裂定义为后柱骨折。然而，横行骨折、横行 + 后壁骨折、前柱 + 后半横行骨折、T 形骨折等骨折类型的骨折线均涉及前柱及后柱却不称为双柱骨折，而单纯的髋臼关节面与主骨不连的骨折却被定义为双柱骨折（图 3-30），很容易给医师造成理解上的困难。

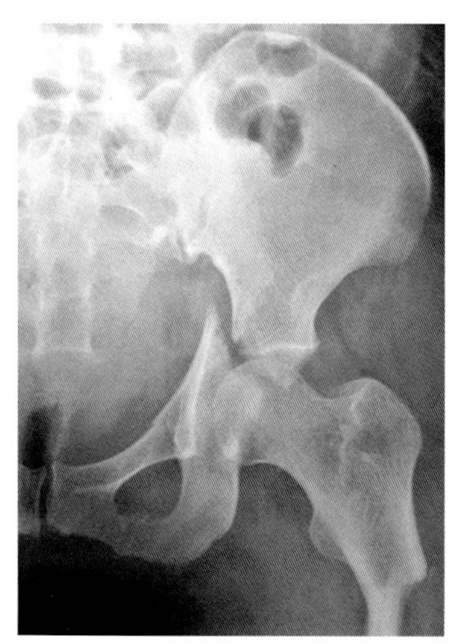

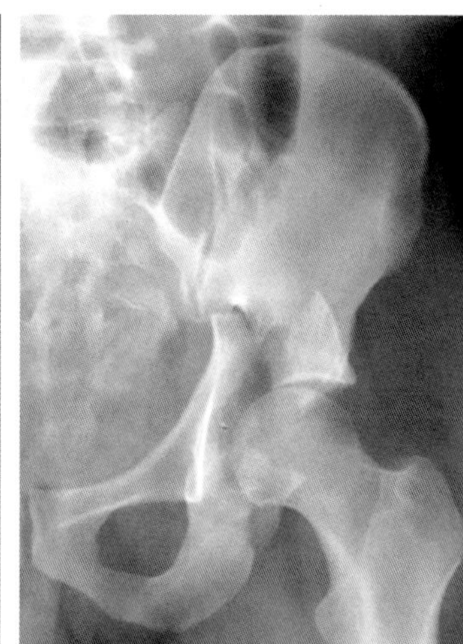

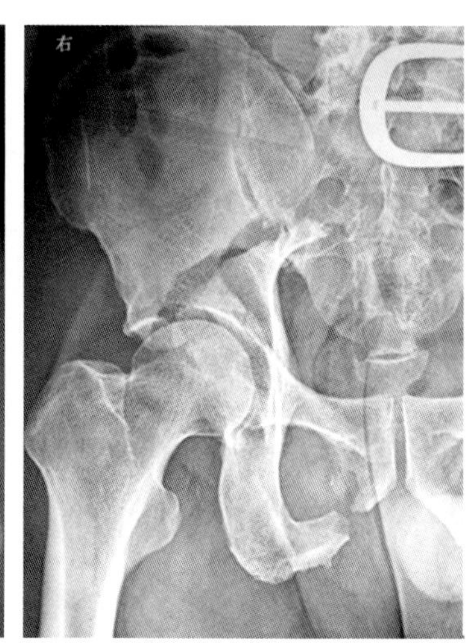

图 3-30　**骨折线涉及髂耻线与髂坐线的横行骨折、横行 + 后壁骨折、T 形骨折**

有一种特殊髂骨连带关节面的骨折类型，其 X 线片显示髂耻线与髂坐线均完整（图 3-31），Lenarz CJ 等根据双柱理论将其定义为真骨盆环完整的高位前柱骨折，而 Letournel 将其归纳为特殊类型的后壁骨折（后上型后壁骨折），定义与分型标准矛盾；高位前柱 + 后半横行骨折在临床上罕见，而低位前柱 + 后半横行骨折的骨折线走行呈“Y”字形，与 T 形骨折相似，临床上难以进行区分；此外，基于双柱理论的分型系统不能包括所有的髋臼骨折的类型，如前柱 + 前壁、T 形 + 后壁、双柱 + 后壁等。Letournel 分型存在大量的特殊骨折类型需要记忆，对临床经验较少的骨科医师而言很难完全掌握；而且分型与手术入路选择之间无直接联系，故其临床应用存在一定的局限性。

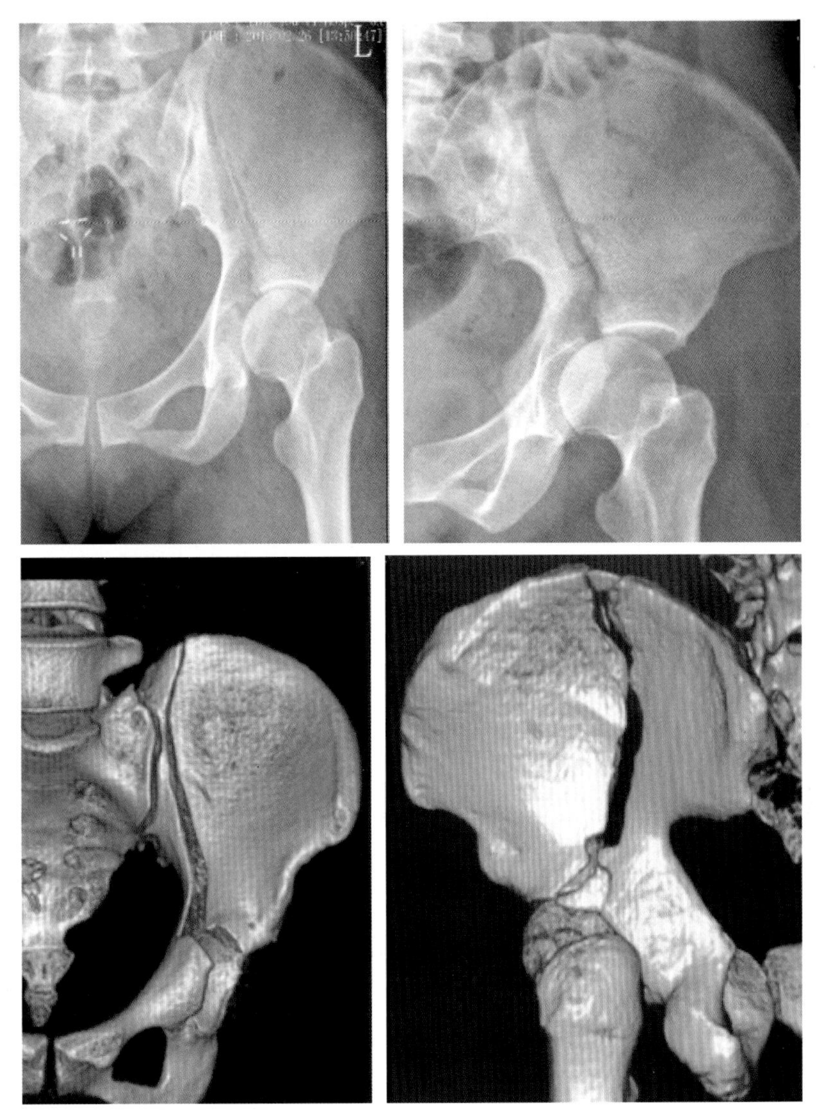

图 3-31　髂耻线与髂坐线均完整的特殊骨折类型，传统分型方法的定义及命名存在一定的矛盾

二、AO 分型

1. A 型　涉及一柱的部分关节内骨折（表 3-3）。

A1　涉及一柱的部分关节内骨折，髋臼后壁骨折。又分为：

A1.1　单纯骨折脱位，1 个后方、后上方或后下方的骨折块。

A1.2　单纯骨折脱位，后方、后上方或后下方粉碎性骨折。

A1.3　骨折脱位伴后方、后上方或后下方边缘压缩骨折。

A2　涉及一柱的部分关节内骨折，髋臼后柱骨折。又分为：

A2.1　经坐骨骨折。

A2.2　经闭孔环骨折（典型：泪滴保存或延伸型：涉及泪滴）。

A2.3　伴随后方、后上方或后下方的后壁骨折。

A3　涉及一柱的部分关节内骨折，髋臼前柱骨折。又分为：

A3.1　前壁骨折，1 个、2 个或 2 个以上骨折块。

A3.2　高位前柱骨折（可达髂嵴），1 个、2 个或 2 个以上的骨折块。

A3.3　低位前柱骨折（可达前缘），1 个、2 个或 2 个以上的骨折块。

表 3-3　髋臼骨折 AO 分型（A 型）

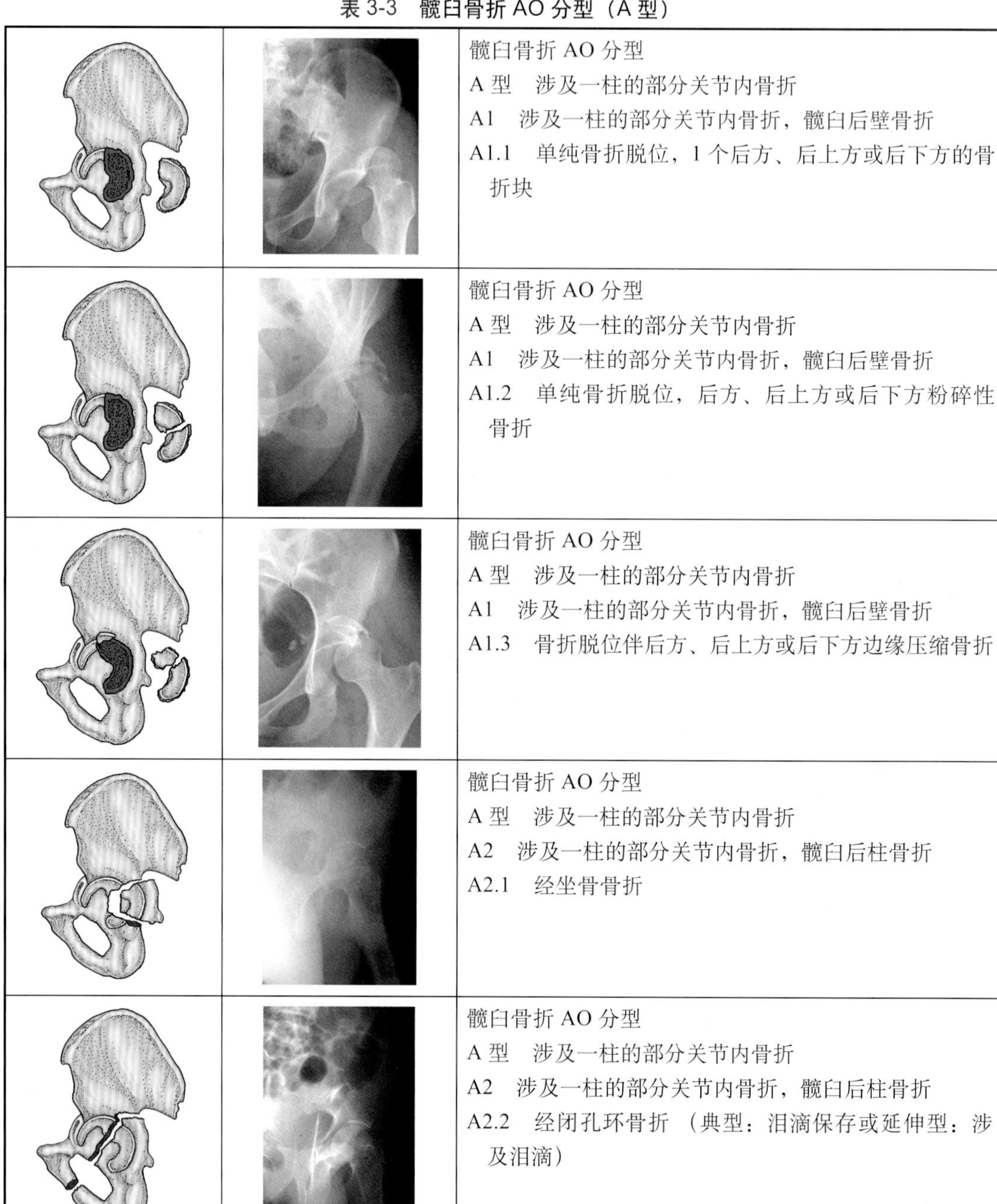

		髋臼骨折 AO 分型 A 型　涉及一柱的部分关节内骨折 A1　涉及一柱的部分关节内骨折，髋臼后壁骨折 A1.1　单纯骨折脱位，1 个后方、后上方或后下方的骨折块
		髋臼骨折 AO 分型 A 型　涉及一柱的部分关节内骨折 A1　涉及一柱的部分关节内骨折，髋臼后壁骨折 A1.2　单纯骨折脱位，后方、后上方或后下方粉碎性骨折
		髋臼骨折 AO 分型 A 型　涉及一柱的部分关节内骨折 A1　涉及一柱的部分关节内骨折，髋臼后壁骨折 A1.3　骨折脱位伴后方、后上方或后下方边缘压缩骨折
		髋臼骨折 AO 分型 A 型　涉及一柱的部分关节内骨折 A2　涉及一柱的部分关节内骨折，髋臼后柱骨折 A2.1　经坐骨骨折
		髋臼骨折 AO 分型 A 型　涉及一柱的部分关节内骨折 A2　涉及一柱的部分关节内骨折，髋臼后柱骨折 A2.2　经闭孔环骨折（典型：泪滴保存或延伸型：涉及泪滴）

续表

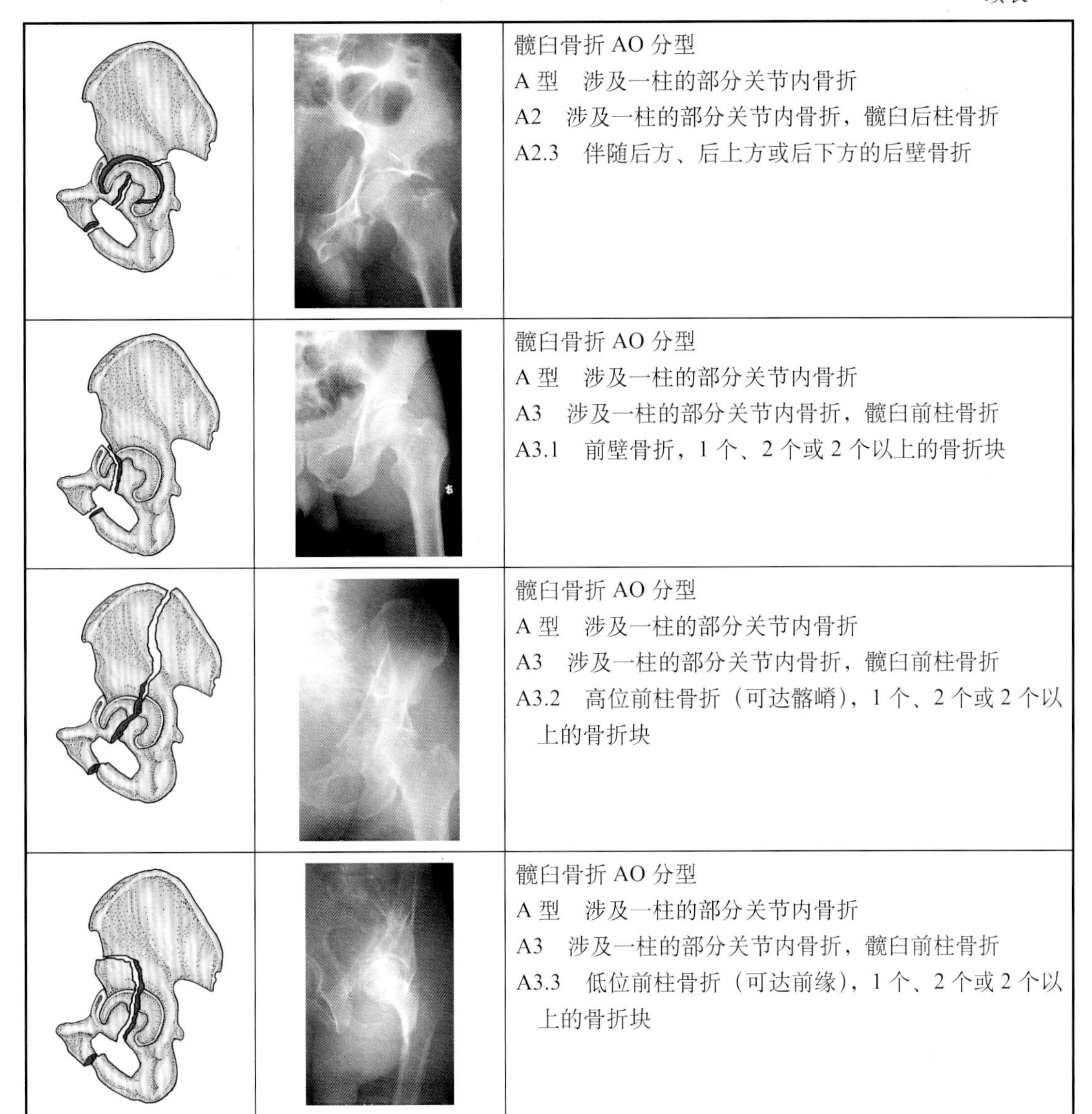

		髋臼骨折 AO 分型 A 型　涉及一柱的部分关节内骨折 A2　涉及一柱的部分关节内骨折，髋臼后柱骨折 A2.3　伴随后方、后上方或后下方的后壁骨折
		髋臼骨折 AO 分型 A 型　涉及一柱的部分关节内骨折 A3　涉及一柱的部分关节内骨折，髋臼前柱骨折 A3.1　前壁骨折，1 个、2 个或 2 个以上的骨折块
		髋臼骨折 AO 分型 A 型　涉及一柱的部分关节内骨折 A3　涉及一柱的部分关节内骨折，髋臼前柱骨折 A3.2　高位前柱骨折（可达髂嵴），1 个、2 个或 2 个以上的骨折块
		髋臼骨折 AO 分型 A 型　涉及一柱的部分关节内骨折 A3　涉及一柱的部分关节内骨折，髋臼前柱骨折 A3.3　低位前柱骨折（可达前缘），1 个、2 个或 2 个以上的骨折块

2. B 型　横向的部分关节内骨折（表 3-4）

B1　横向的部分关节内骨折，横行骨折。又分为：

B1.1　髋臼顶盖下方的单纯横行或横行 + 后壁骨折。

B1.2　邻近髋臼顶盖的单纯横行或横行 + 后壁骨折。

B1.3　经髋臼顶盖的单纯横行或横行 + 后壁骨折。

B2　横向的部分关节内骨折，T 形骨折。又分为：

B2.1　髋臼顶盖下方的单纯 T 形骨折或伴后壁骨折，也可伴后侧、经闭孔或前侧骨折。

B2.2　邻近髋臼顶盖的单纯横行骨折，或伴后壁骨折，也可伴后侧、经闭孔或前侧骨折。

B2.3　经髋臼顶盖的单纯横行或伴后壁骨折，也可伴后侧、经闭孔或前侧骨折。

B3　横向的部分关节内骨折，前柱 / 前壁骨折伴后半横行骨折。又分为：

B3.1　前壁骨折。

B3.2　高位前柱骨折，1 个、2 个或 2 个以上的骨折块。

B3.3　低位前柱骨折，1 个、2 个或 2 个以上的骨折块。

表 3-4　髋臼骨折 AO 分型（B 型）

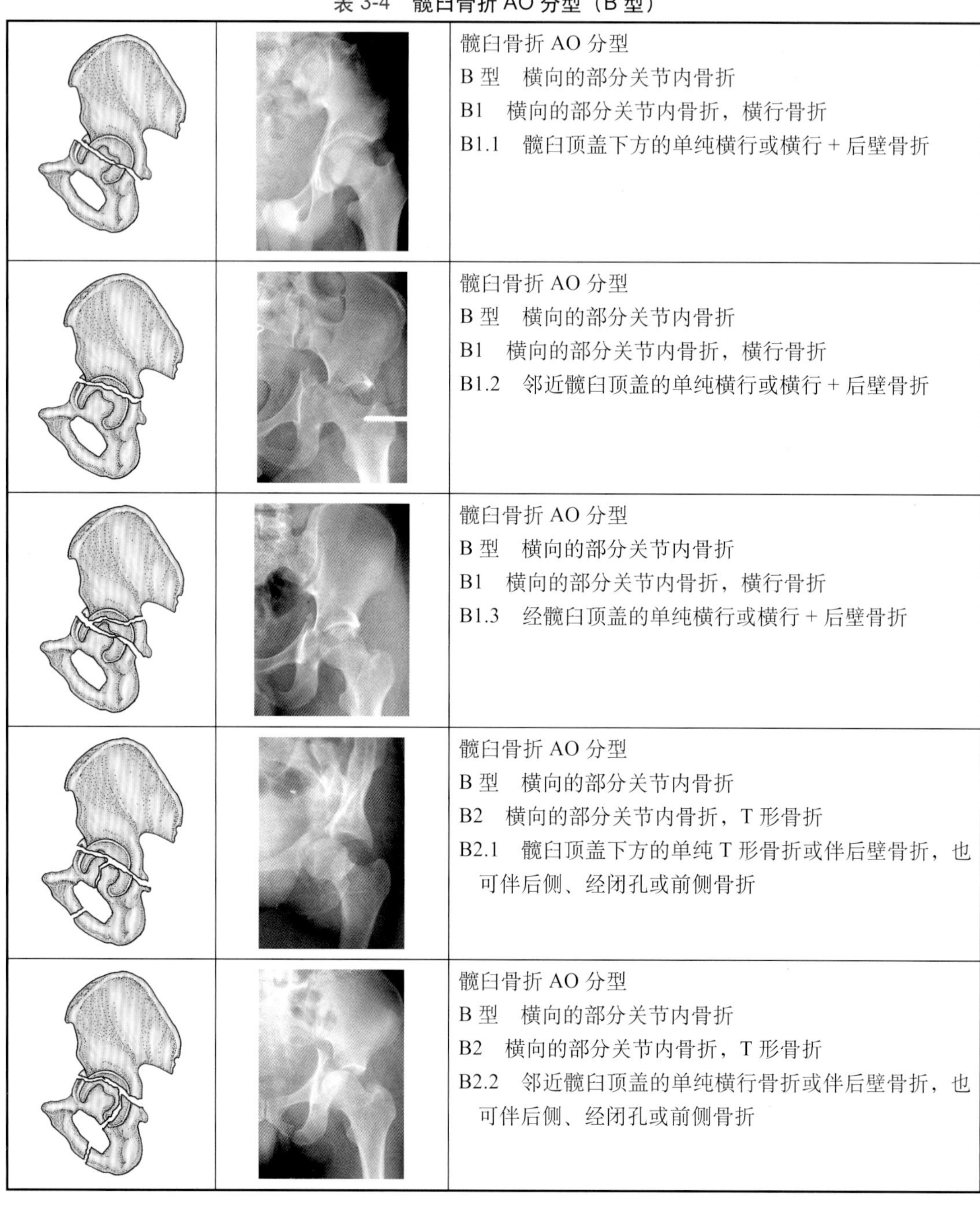

		髋臼骨折 AO 分型 B 型　横向的部分关节内骨折 B1　横向的部分关节内骨折，横行骨折 B1.1　髋臼顶盖下方的单纯横行或横行 + 后壁骨折
		髋臼骨折 AO 分型 B 型　横向的部分关节内骨折 B1　横向的部分关节内骨折，横行骨折 B1.2　邻近髋臼顶盖的单纯横行或横行 + 后壁骨折
		髋臼骨折 AO 分型 B 型　横向的部分关节内骨折 B1　横向的部分关节内骨折，横行骨折 B1.3　经髋臼顶盖的单纯横行或横行 + 后壁骨折
		髋臼骨折 AO 分型 B 型　横向的部分关节内骨折 B2　横向的部分关节内骨折，T 形骨折 B2.1　髋臼顶盖下方的单纯 T 形骨折或伴后壁骨折，也可伴后侧、经闭孔或前侧骨折
		髋臼骨折 AO 分型 B 型　横向的部分关节内骨折 B2　横向的部分关节内骨折，T 形骨折 B2.2　邻近髋臼顶盖的单纯横行骨折或伴后壁骨折，也可伴后侧、经闭孔或前侧骨折

续表

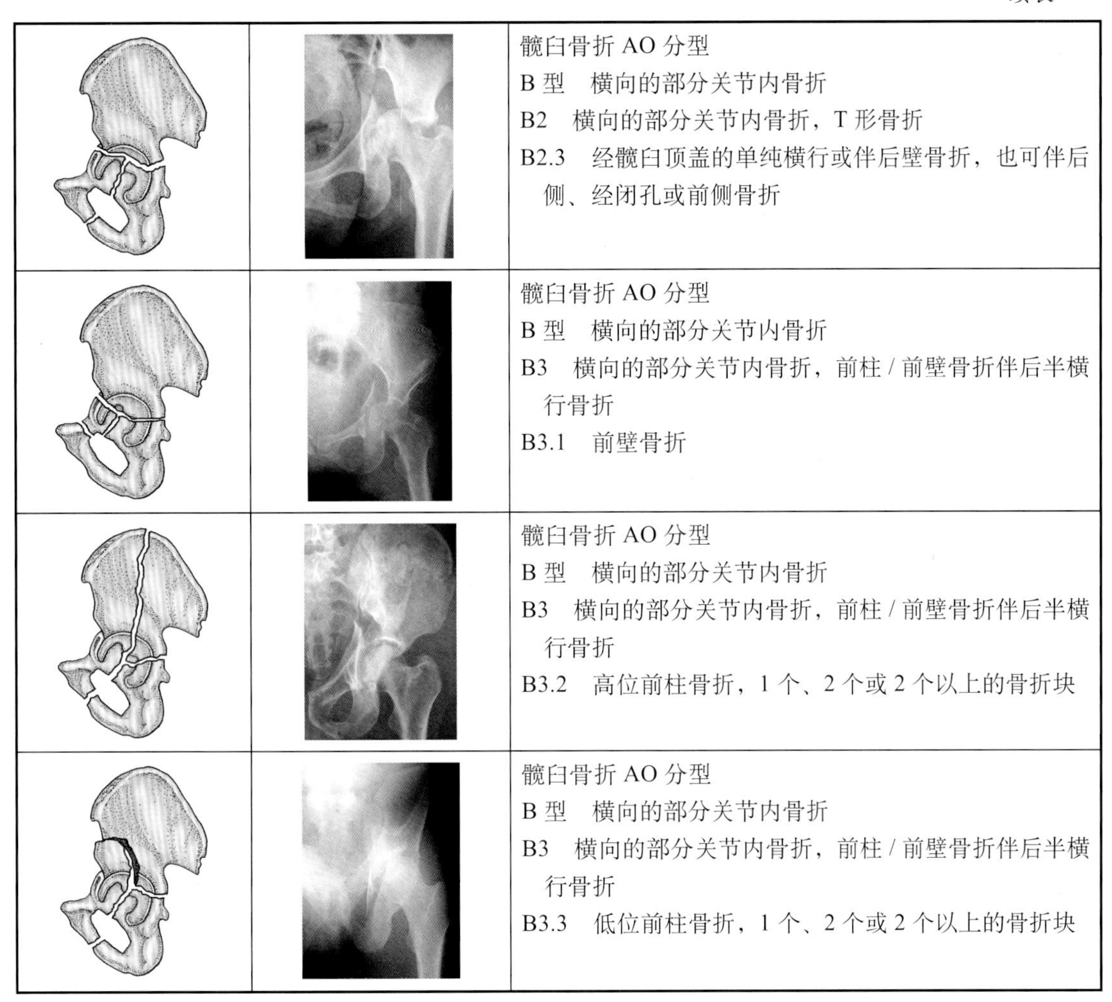

		髋臼骨折 AO 分型 B 型　横向的部分关节内骨折 B2　横向的部分关节内骨折，T 形骨折 B2.3　经髋臼顶盖的单纯横行或伴后壁骨折，也可伴后侧、经闭孔或前侧骨折
		髋臼骨折 AO 分型 B 型　横向的部分关节内骨折 B3　横向的部分关节内骨折，前柱 / 前壁骨折伴后半横行骨折 B3.1　前壁骨折
		髋臼骨折 AO 分型 B 型　横向的部分关节内骨折 B3　横向的部分关节内骨折，前柱 / 前壁骨折伴后半横行骨折 B3.2　高位前柱骨折，1 个、2 个或 2 个以上的骨折块
		髋臼骨折 AO 分型 B 型　横向的部分关节内骨折 B3　横向的部分关节内骨折，前柱 / 前壁骨折伴后半横行骨折 B3.3　低位前柱骨折，1 个、2 个或 2 个以上的骨折块

3. C 型　涉及双柱的完全关节内骨折（表 3-5）

C1　涉及双柱的高位完全关节内骨折。又分为：

C1.1　双柱简单骨折。

C1.2　双柱简单骨折，前柱粉碎性骨折（2 个或 2 个以上的骨折块）。

C1.3　后柱 + 后壁骨折伴前柱骨折。

C2　涉及双柱的低位完全关节内骨折。又分为：

C2.1　双柱简单骨折。

C2.2　后柱简单骨折，前柱粉碎性骨折。

C2.3　后柱 + 后壁骨折伴前柱骨折（1 个或 2 个以上的骨折块）。

C3　双柱完全关节内骨折，涉及骶髂关节。又分为：

C3.1　后柱单纯骨折（高位或低位的简单骨折或粉碎性骨折）。

C3.2　后柱粉碎性骨折、前柱高位单纯或粉碎性骨折伴骶髂关节分离或骶髂关节分离伴后壁骨折。

C3.3　后柱粉碎性骨折、前柱低位单纯或粉碎性骨折伴骶髂关节分离或骶髂关节分离伴后壁骨折。

表 3-5 髋臼骨折 AO 分型（C 型）

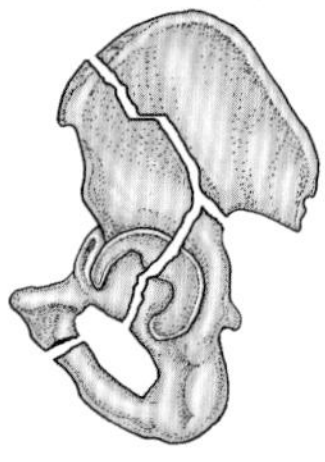	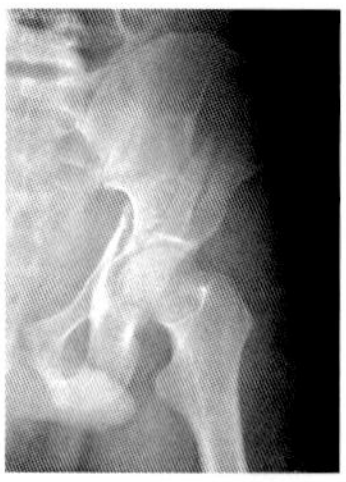	髋臼骨折 AO 分型 C 型 涉及双柱的完全关节内骨折 C1 涉及双柱的高位完全关节内骨折 C1.1 双柱简单骨折
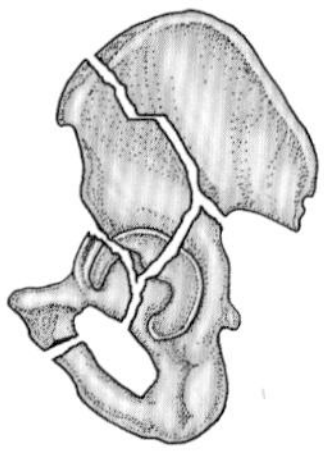	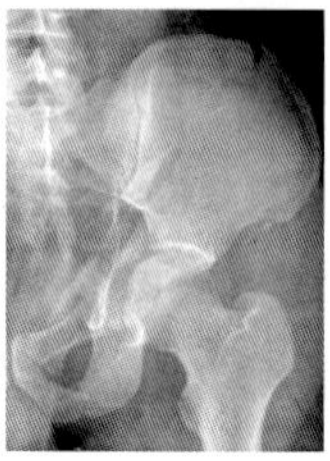	髋臼骨折 AO 分型 C 型 涉及双柱的完全关节内骨折 C1 涉及双柱的高位完全关节内骨折 C1.2 双柱简单骨折，前柱粉碎性骨折（2 个或 2 个以上的骨折块）
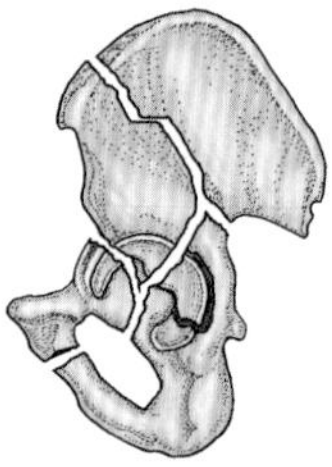	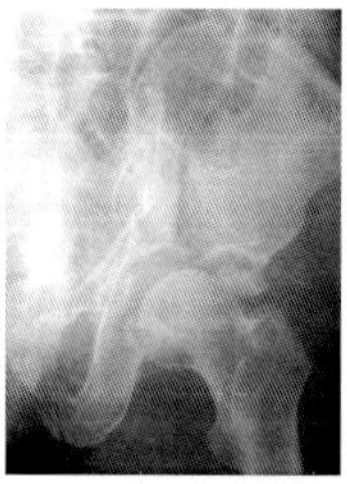	髋臼骨折 AO 分型 C 型 涉及双柱的完全关节内骨折 C1 涉及双柱的高位完全关节内骨折 C1.3 后柱 + 后壁骨折伴前柱骨折
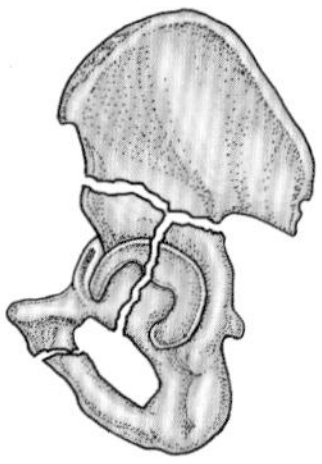	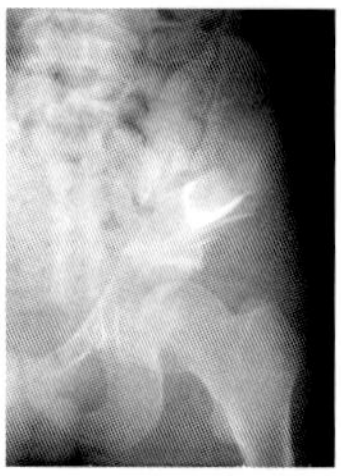	髋臼骨折 AO 分型 C 型 涉及双柱的完全关节内骨折 C2 涉及双柱的低位完全关节内骨折 C2.1 双柱简单骨折
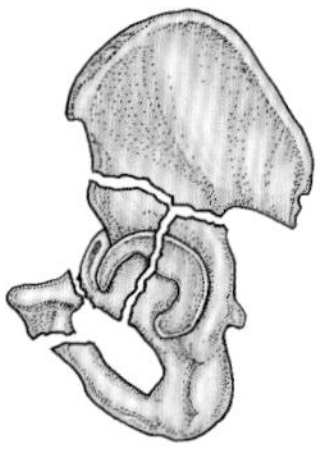	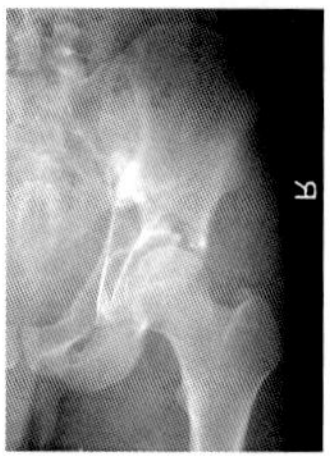	髋臼骨折 AO 分型 C 型 涉及双柱的完全关节内骨折 C2 涉及双柱的低位完全关节内骨折 C2.2 后柱简单骨折，前柱粉碎性骨折
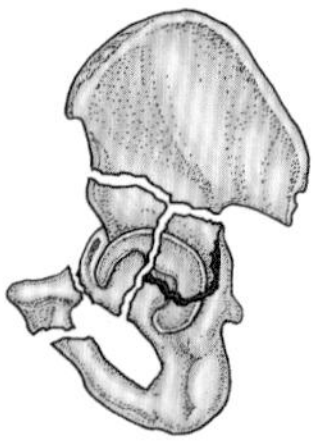	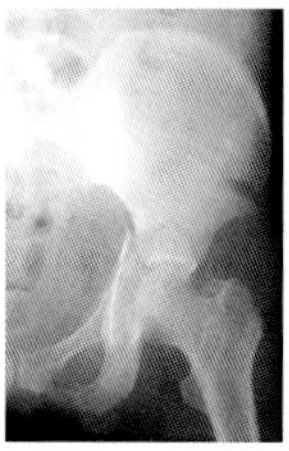	髋臼骨折 AO 分型 C 型 涉及双柱的完全关节内骨折 C2 涉及双柱的低位完全关节内骨折 C2.3 后柱 + 后壁骨折伴前柱骨折（1 个或 2 个以上的骨折块）

续表

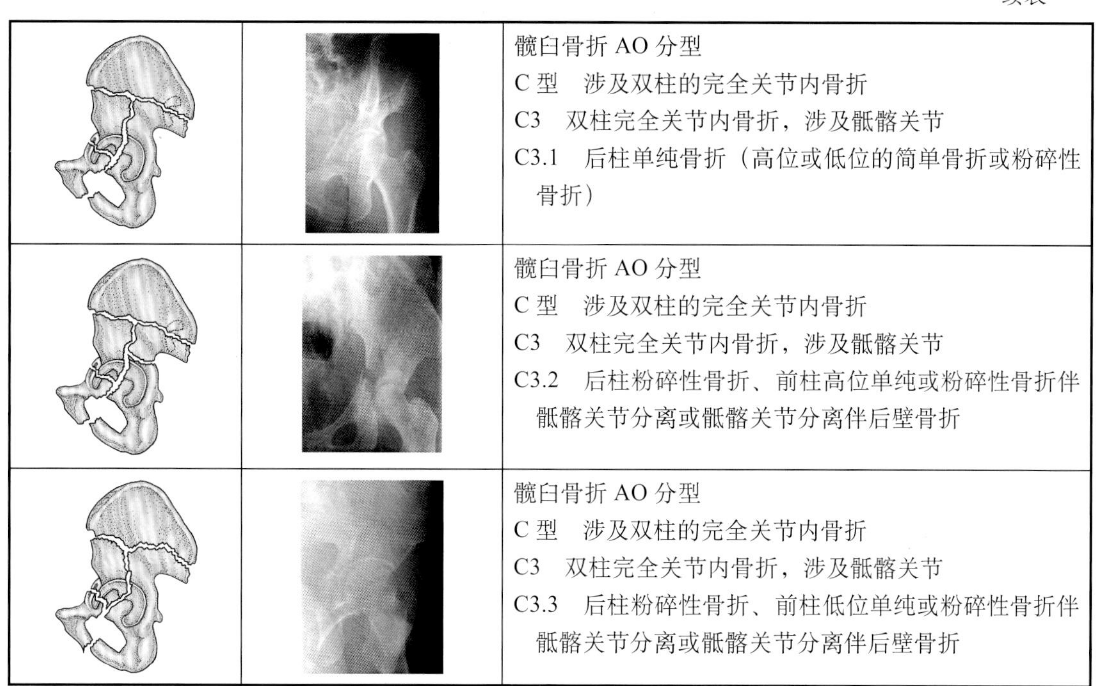

		髋臼骨折 AO 分型 C 型 涉及双柱的完全关节内骨折 C3 双柱完全关节内骨折，涉及骶髂关节 C3.1 后柱单纯骨折（高位或低位的简单骨折或粉碎性骨折）
		髋臼骨折 AO 分型 C 型 涉及双柱的完全关节内骨折 C3 双柱完全关节内骨折，涉及骶髂关节 C3.2 后柱粉碎性骨折、前柱高位单纯或粉碎性骨折伴骶髂关节分离或骶髂关节分离伴后壁骨折
		髋臼骨折 AO 分型 C 型 涉及双柱的完全关节内骨折 C3 双柱完全关节内骨折，涉及骶髂关节 C3.3 后柱粉碎性骨折、前柱低位单纯或粉碎性骨折伴骶髂关节分离或骶髂关节分离伴后壁骨折

AO 分型按损伤程度分为 A、B、C 三型，同样基于双柱理论，但该分型未包含前壁骨折、真骨盆环完整的高位前柱骨折等骨折类型；虽然 AO 分型较为简单，但 A、B、C 各亚型之间界限不清晰，一定程度限制了其临床应用。

三、Marvin Tile 分型

Marvin Tile 分型（1984 年）将髋臼骨折分为无移位的髋臼骨折和有移位的髋臼骨折。

1. 无移位的髋臼骨折（表 3-6）

表 3-6 无移位的髋臼骨折的 Marvin Tile 分型

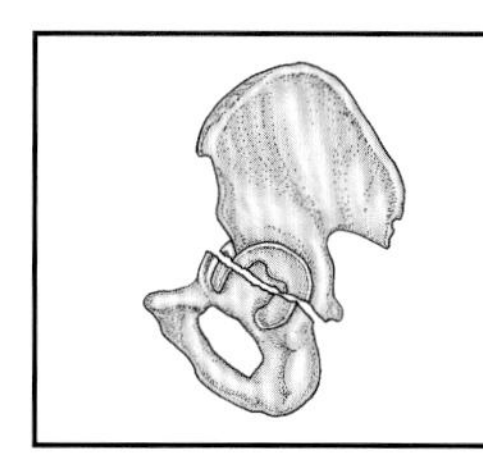	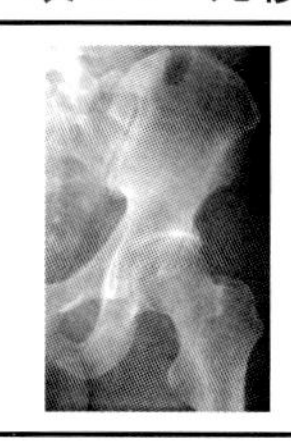	无移位的髋臼骨折

2. 有移位的髋臼骨折（表 3-7）

Ⅰ型：后部骨折伴或不伴后脱位。其又分为ⅠA 型后柱骨折；ⅠB 型后壁骨折伴后柱骨折或伴横行骨折。

Ⅱ型：前部骨折伴或不伴前脱位。其又分为ⅡA 型前柱骨折；ⅡB 型前壁骨折；ⅡC 型合并前部或横行骨折。

Ⅲ型：横行骨折伴或不伴中心性脱位。其又分为ⅢA 型纯横行骨折；ⅢB 型 T 形骨折；ⅢC 型伴横行或髋臼壁骨折；ⅢD 型双柱骨折。

表 3-7 有移位的髋臼骨折的 Marvin Tile 分型

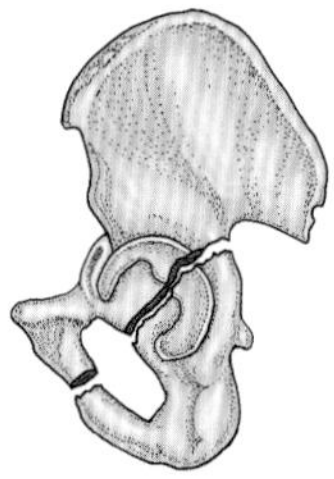	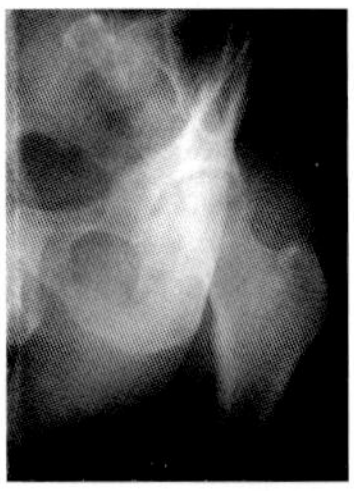	移位髋臼骨折的 Marvin Tile 分型 Ⅰ型：后部骨折伴或不伴后脱位 ⅠA 型 后柱骨折
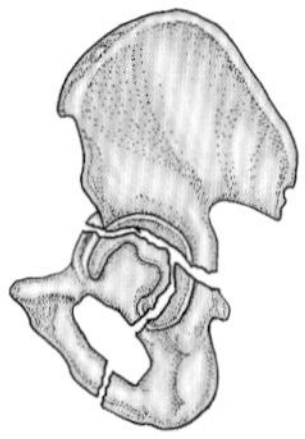	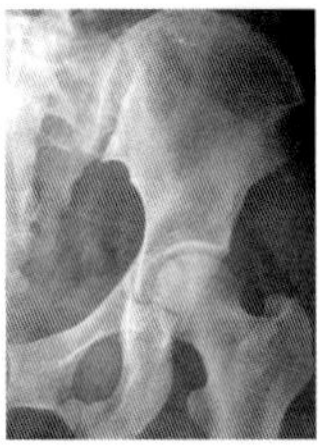	移位髋臼骨折的 Marvin Tile 分型 Ⅰ型：后部骨折伴或不伴后脱位： ⅠB 型 后壁骨折伴后柱骨折或伴横行骨折
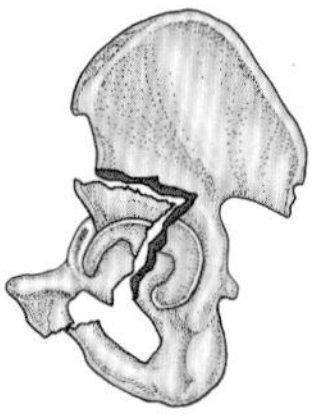	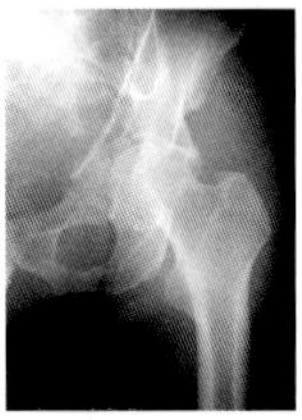	移位髋臼骨折的 Marvin Tile 分型 Ⅱ型：前部骨折伴或不伴前脱位 ⅡA 型 前柱骨折
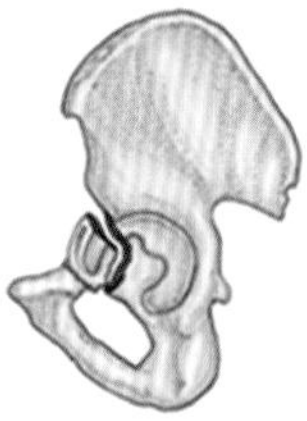	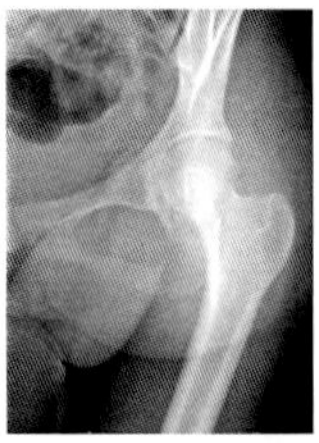	移位髋臼骨折的 Marvin Tile 分型 Ⅱ型：前部骨折伴或不伴前脱位 ⅡB 型 前壁骨折
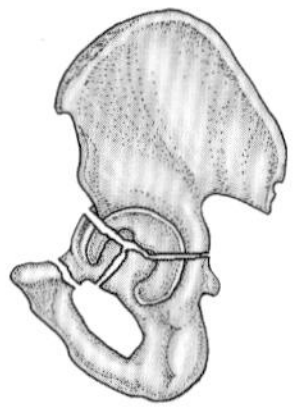	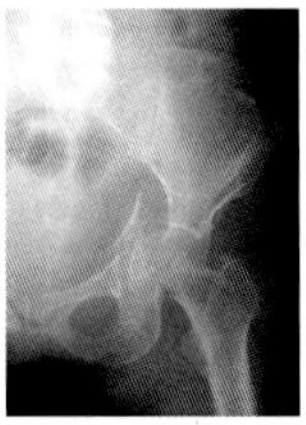	移位髋臼骨折的 Marvin Tile 分型 Ⅱ型：前部骨折伴或不伴前脱位 ⅡC 型 合并前部或横行骨折
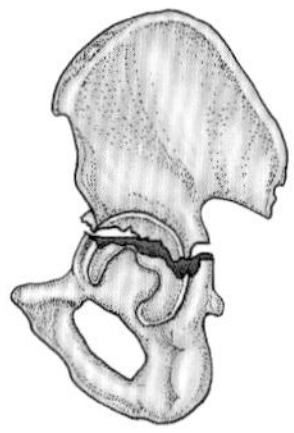	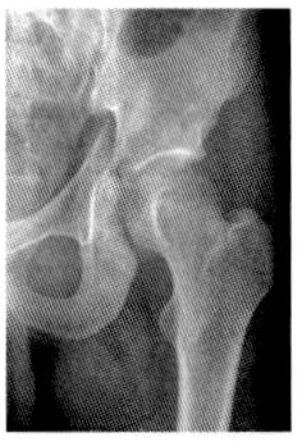	移位髋臼骨折的 Marvin Tile 分型 Ⅲ型：横行骨折伴或不伴中心性脱位 ⅢA 型 纯横行骨折
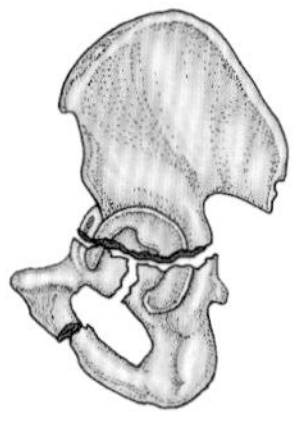	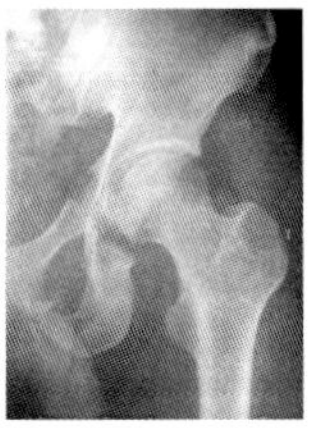	移位髋臼骨折的 Marvin Tile 分型 Ⅲ型：横行骨折伴或不伴中心性脱位 ⅢB 型 T 形骨折

续表

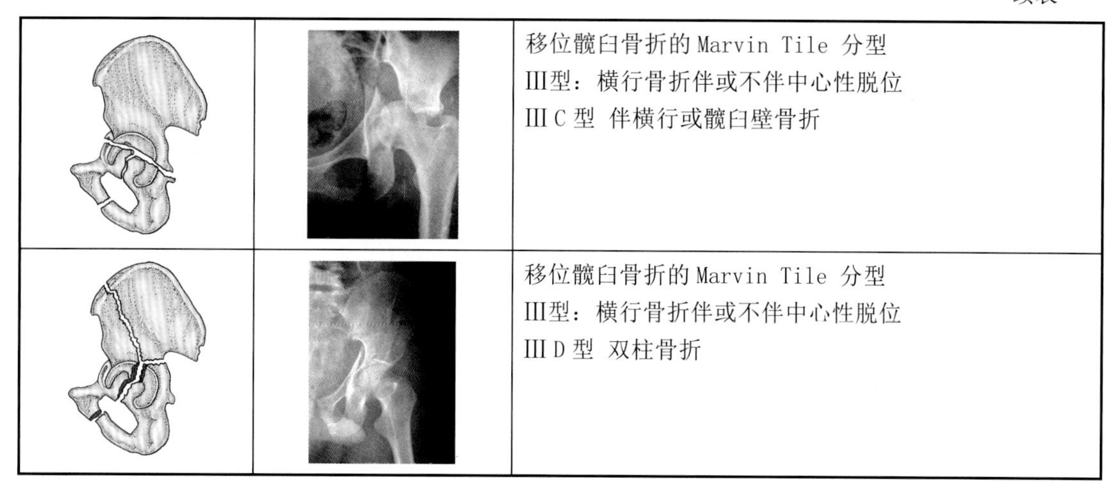

		移位髋臼骨折的Marvin Tile 分型 Ⅲ型：横行骨折伴或不伴中心性脱位 ⅢC型　伴横行或髋臼壁骨折
		移位髋臼骨折的Marvin Tile 分型 Ⅲ型：横行骨折伴或不伴中心性脱位 ⅢD型　双柱骨折

四、髋臼三柱构成理念的提出

好的髋臼骨折分型应该便于医师理解各骨折类型的损伤机制，并被广泛接受且包括所有的骨折类型，进而为术者制订手术方案提供帮助。根据髋臼窝的解剖构成，我们提出了基于三柱构成理念的髋臼骨折改良分型。在生长发育阶段，半骨盆由髂骨、耻骨、坐骨构成，其软骨交会处形成髋臼。随着年龄的增长，软骨的骨化中心被坚硬的骨质所替代，进而形成球窝状髋臼。发育成熟后，构成半骨盆的髂骨、耻骨、坐骨的骨质较厚，从而构成髋臼3个强有力的柱：顶柱、前柱和后柱。髋臼通过上方的顶柱和主骨支撑柱相连。侯志勇教授团队将髂骨耻骨、髂骨坐骨和耻骨坐骨之间的移行薄弱区定义为前壁、后壁和内壁。另外，由于髂骨宽大，所形成的关节面是髋臼的负重顶区——顶壁，是维持髋臼稳定性的重要结构，该部位易发生压缩骨折。三柱之间移行的部位则为相对薄区，三柱、四壁均是骨折容易发生的部位（图3-32）。

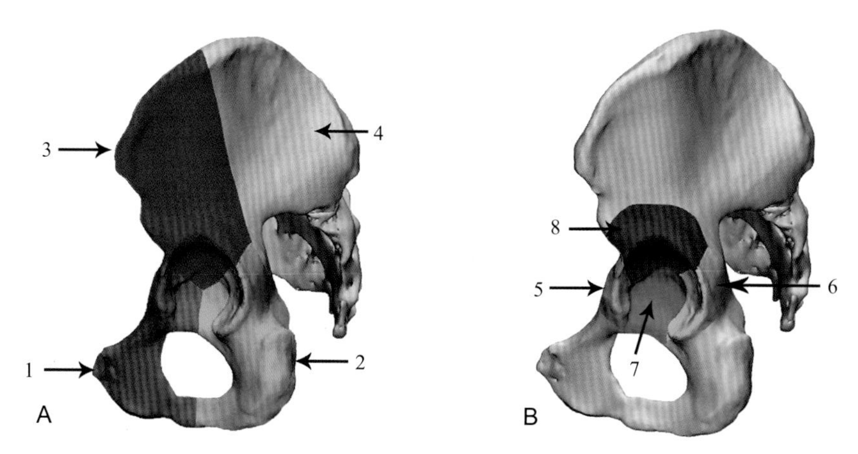

图3-32　髋臼三柱分型中柱、壁的定义

1. 前柱；2. 后柱；3. 顶柱；4. 与主骨相连的支撑柱；5. 前壁；6. 后壁；7. 内壁；8. 顶壁

1. 改良髋臼骨折分型　根据三柱理念我们对髋臼骨折分型进行改良，按照骨折涉及柱的数量分为 3 型：单柱骨折（A 型）、两柱骨折（B 型）和三柱骨折（C 型）。

（1）单柱骨折（A 型）：即仅有一个柱的骨块与主骨分离，按照骨折部位可分为前柱 / 壁骨折（A1 型损伤）、后柱 / 壁骨折（A2 型损伤）和顶柱 / 壁骨折（A3 型损伤）。每一部位骨折又根据骨折的粉碎程度分为不同的亚型，如 A1 型损伤可以分为前壁骨折（A1.1）、前柱骨折（A1.2）、复杂前柱骨折（A1.3）；A2 型损伤可以分为后壁骨折（A2.1）、后柱骨折（A2.2）、复杂后柱骨折（A2.3）；A3 型损伤可以分为顶壁骨折（A3.1）、简单顶柱骨折（A3.2）、复杂顶柱骨折（A3.3）；低能量暴力导致的单纯内壁骨折多见于骨质疏松的老年患者（A4），该型患者的髂耻线及髂坐线均完整（图 3-33）。

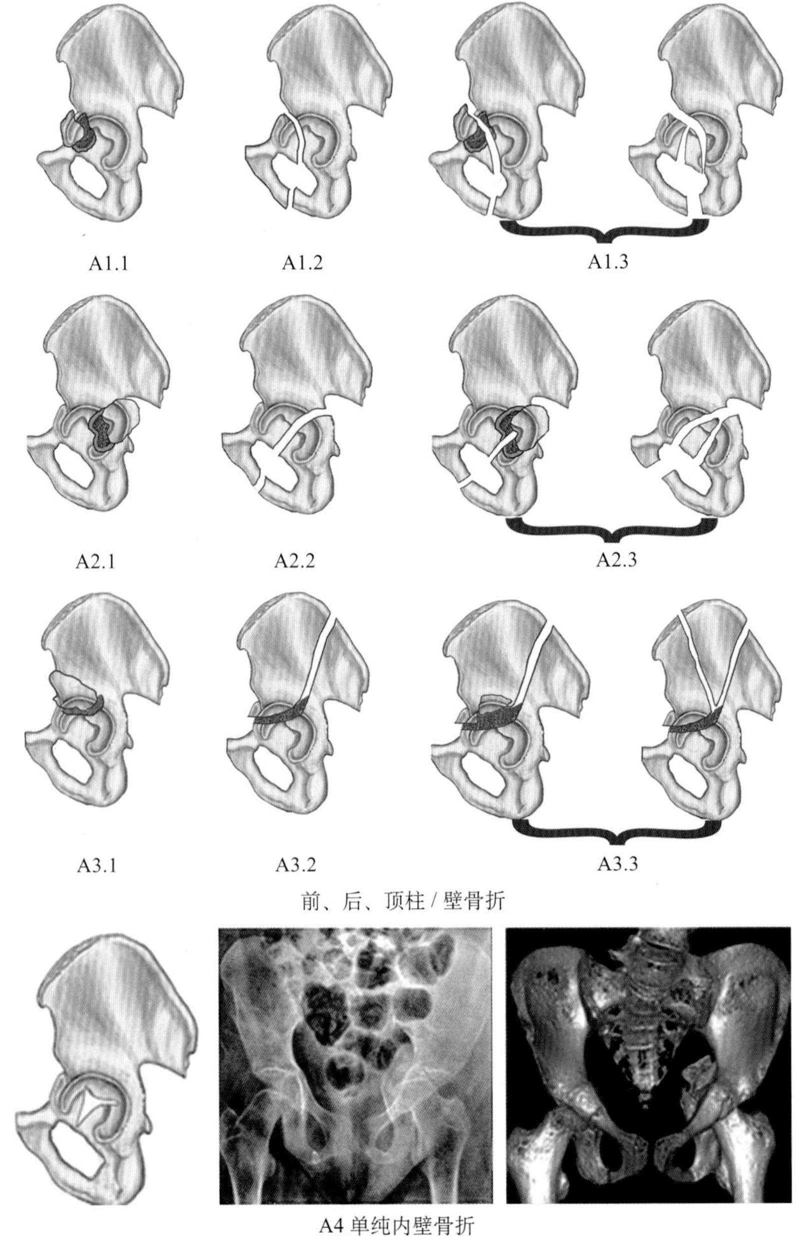

图 3-33 **单柱 / 壁骨折 A 型的亚型**

单柱骨折（A 型）的手术方案应根据骨折线所涉及髋臼部位进行选择。A1 型损伤涉及前柱，可采用前方入路（髂腹股沟入路或 Stoppa 入路）对骨折块进行处理；A2 型损伤涉及后柱，可采用后方的 Kocher-Langenbeck 入路进行骨折的复位及固定。顶柱（壁）概念是根据髂骨在髋臼的位置所提出的，该部分处于负重顶区，是维持髋关节稳定的重要结构。过去，人们将顶壁骨折（A3.1）定义为特殊类型的后壁骨折，可采用后方的 Kocher-Langenbeck 入路对骨块进行暴露及固定，而对于某些臀部软组织肥厚的患者常需要进行大粗隆截骨以对该区域进行处理。简单顶柱骨折（A3.2）表现为髂耻线及髂坐线均完整，且骨折块较大，可经髂窝入路对骨块进行固定。复杂顶柱骨折（A3.3）表现为顶柱髂骨或关节面进一步碎裂，这两型损伤应首先使用髂窝入路对骨块进行处理，必要时向下延长或辅助后方 Kocher-Langenbeck 入路。一旦合并压缩骨折，应直视下暴露压缩区域，以股骨头为复位模板将压缩骨块撬拨复位，必要时压缩区域植骨。

（2）两柱骨折（B 型）：即为三柱中的两柱与主骨分离，半骨盆三柱中与支持柱相邻移行的部位为顶柱及后柱，而前柱与支撑柱不直接相连，故顶后柱与主骨分离，而单纯前柱与主骨相连是不存在的（图 3-34）。按照三柱与主骨的位置关系，分为后柱与主骨相连的顶前柱骨折（B1 型损伤）和顶柱与主骨相连的前后柱骨折（B2 型损伤）。B1 型损伤进一步分为顶前柱一体骨折（B1.1）、顶前柱分离骨折（B1.2）及骨折线涉及内壁的复杂顶前柱骨折（B1.3）；B2 型损伤进一步分为前后柱一体骨折（B2.1）、前后柱分离骨折（B2.2）及合并前 / 后壁骨折的复杂前后柱骨折（B2.3）（图 3-34）。对于 B1 型损伤应优先经髂窝入路以髂缘为复位模板将顶柱骨块复位固定，然后再经 Stoppa 入路对前柱及内壁骨块进行复位固定。对于 B2 型损伤，应优先对骨折移位较大的“柱”进行处理（患者往往后柱移位更为严重），合并后壁损伤的 B2.3 型损伤，优先选择后方入路，当单一手术入路难以对骨折进行复位时，则需要前后联合入路对骨折进行处理。

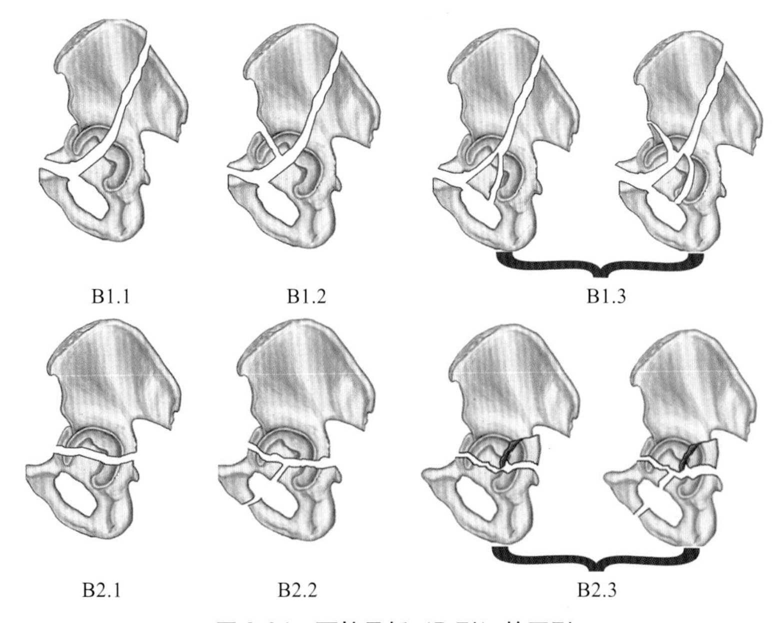

图 3-34　两柱骨折（B 型）的亚型

（3）三柱骨折（C 型）：即前柱、后柱、顶柱均与主骨支撑柱分离，此时的骨折中心位于髋臼上方的坐骨大切迹处，骨折线的中心交会于髋臼上方。由于前后顶三柱向内前移位，支撑柱骨质留在原位，相对突出，在闭孔斜位上可见典型的“马刺征”。该型损伤可根据髋臼关节面损伤程度进一步分为简单三柱骨折（C1 型，可进一步分为顶前柱一体与前后柱一体亚型）、合并后壁的三柱骨折（C2 型）及前后柱粉碎的三柱骨折（C3 型）（图 3-35）。

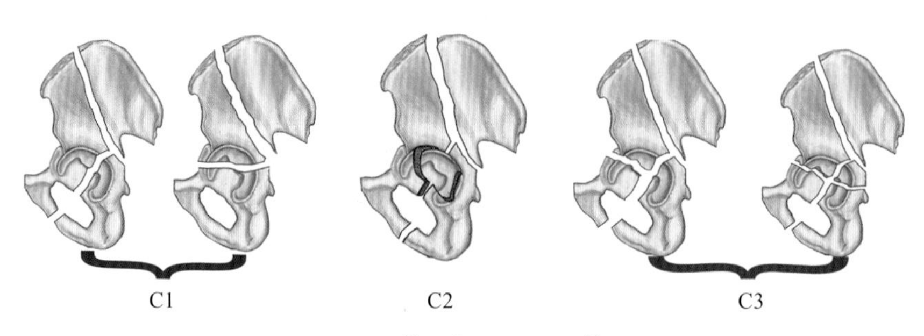

图 3-35 三柱骨折（C 型）的亚型

三柱骨折的损伤机制为前方撞击型，应经前方入路将骨块复位；优先推荐采用髂窝入路以髂缘为复位标志对移位顶柱骨块进行处理，恢复髋臼上方关节面的高度，该区域往往存在复位的关键骨块“keystone”，它是顶柱与支撑柱解剖复位的参考标志；再经 Stoppa 入路对分离的前后柱骨块进行复位、固定。C2 型患者中合并的后壁骨块为股骨头前方撞击引起髋臼主骨块内移后软组织牵拉引起的，该骨块的断面根部宽大、向前移位且移位程度小，不同于单纯的 A2.1 型骨折的后壁骨块；有学者提出必须经后方 Kocher-Langenbeck 入路对 C2 型患者的后壁骨块进行固定，然而，我们在临床工作中发现在经前方入路对顶柱、前柱、后柱进行充分的复位固定后，该后壁骨块在主骨块的复位挤压作用下即可复位，且其向前的移位趋势被固定的前方骨块阻挡，可获得良好的稳定性，因此，对于 C2 型骨折患者没必要单纯为了处理后壁骨块而行 Kocher-Langenbeck 入路（图 3-36）。

2. 对髋臼骨折三柱分型的说明　髋臼是由髂骨、耻骨、坐骨交会而成的球窝形结构，其组织解剖结构复杂，周围有重要的血管与神经集聚，一旦发生骨折常伴有严重的并发症。髋臼骨折线形态多变，复位难度大，术中血管、神经损伤的发生率高，故髋臼骨折手术对于绝大多数骨科医师而言是一项巨大的挑战。

明确髋臼的损伤类型，进而制订合适的治疗方案是使患者获得良好预后的前提。一个合适的骨折分型系统，应当包含绝大多数骨折类型，对临床治疗有一定的指导作用，且不应该有太多的特殊情况，以免影响骨科医师之间的交流。为解决基于双柱理念的 AO 分型及 Letournel 分型的问题，我们提出了基于三柱构成理念的髋臼骨折改良分型，该分型系统以髋臼生长发育的解剖特点为基础，将髋臼分为顶柱、前柱、后柱；将髂骨耻骨、髂骨坐骨和耻骨坐骨之间的移行薄弱区定义为前壁、后壁和内壁；另外由于髂骨宽大，所形成的关节面是髋臼的负重顶区，我们将其定义为顶壁，该结构是维持髋臼稳定性的重要结构，其易发生压缩骨折。三柱、四壁均是骨折容易发生的区域。

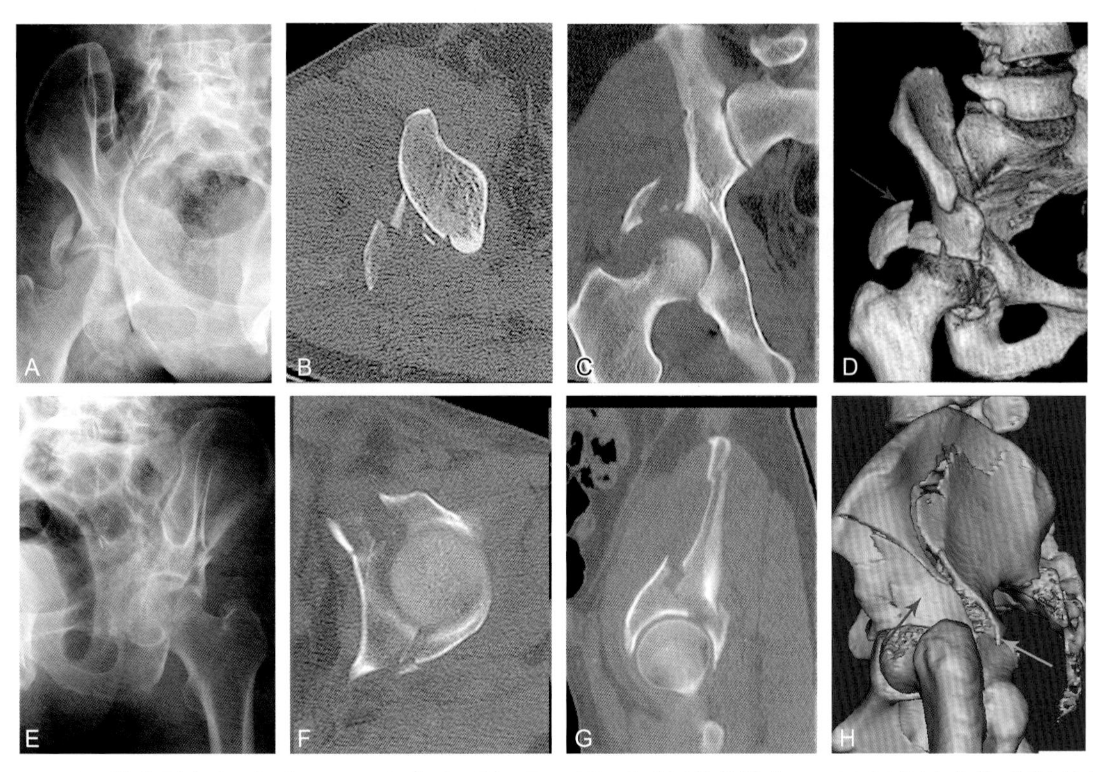

图 3-36　**柱分型中 A2.1 型（A ～ D）与 C2 型（E ～ H）后壁骨块的特点，可见 C2 型患者的后壁骨折面根部大、移位小，且由于前方撞击，后壁骨块位于“马刺征”前方。红色箭头示后壁骨块；绿色箭头示“马刺征”部分**

三柱分型基于髋臼的解剖特点，具有规律性，便于理解和掌握等优势。对于真骨盆环完整的前柱骨折，其 X 线片显示髂耻线、髂坐线均完整，三柱分型系统将其划归为简单顶柱骨折（A3.2），首次强调了髋臼负重顶区的重要性；将 Letournel 分型中髂坐线、髂耻线均断裂的横行骨折、横行 + 后壁骨折、前方 + 后半横行骨折、T 形骨折划归为两柱骨折（B），将髋臼关节面与主骨不连的骨折定义为三柱骨折（C），解决了传统分型中命名与定义混乱、难以理解等问题。此外，该分型系统囊括了以前 Letournel 分型未涉及的髋臼骨折类型（前柱 + 前壁骨折、前柱 + 内壁骨折等）（图 3-37）。该改良分型和 AO 分型的 ABC 分型相似，但理念不同，分别为涉及一柱的关节部分骨折（A）、涉及两柱的关节部分骨折（B）、涉及三柱的关节完全骨折（C），该分型条理更加清晰，便于理解和记忆。另外，该分型针对各型髋臼骨折特点建立了精准的治疗策略，应用于临床来指导患者治疗，取得了良好的效果，解决了传统髋臼骨折分型治疗无规律可循的弊端，从而使髋臼骨折的治疗体系更加规范、系统（表 3-8）。

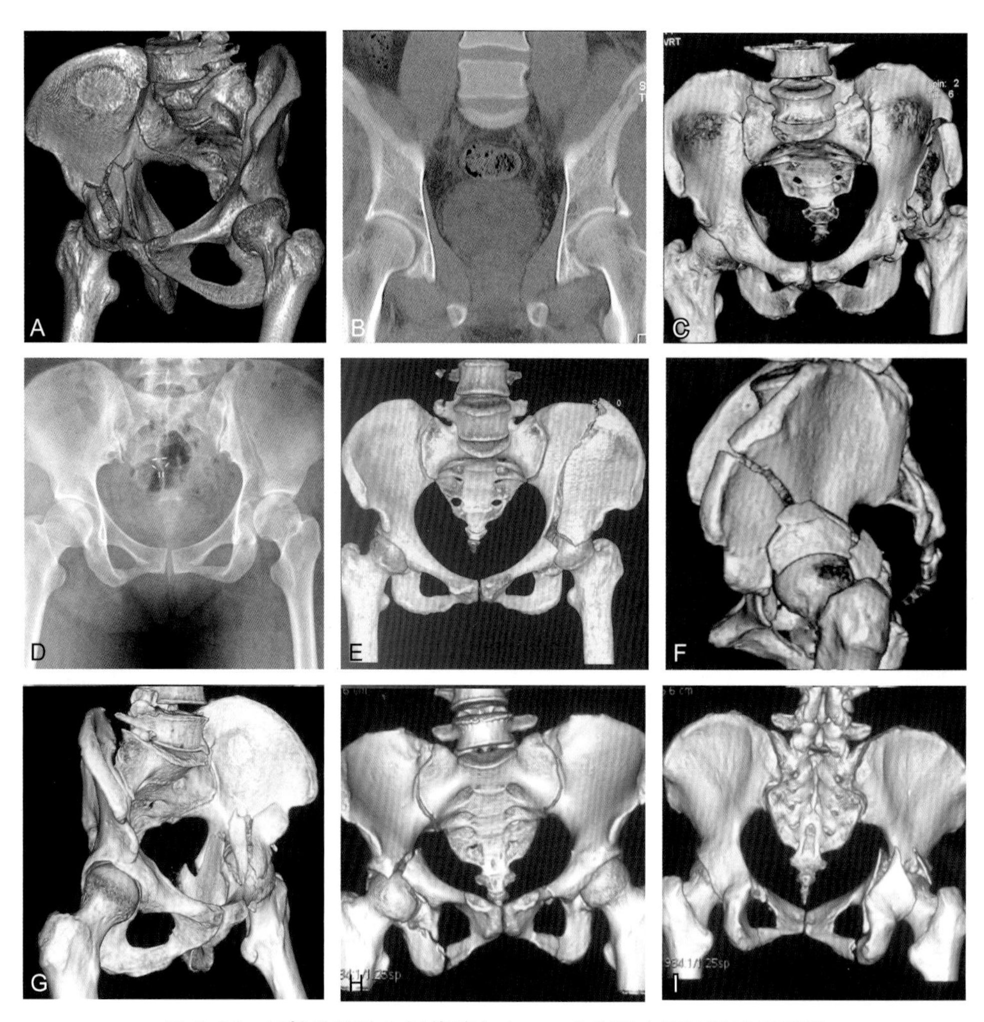

图 3-37 三柱分型纳入了传统 Letournel 分型未涉及的骨折类型

A. 前柱 + 前壁骨折；B、C. 顶壁骨折；D、E. 简单顶柱骨折；F. 复杂顶柱骨折；G. 横行 + 前壁骨折；H、I. T 形 + 后壁骨折

表 3-8 基于三柱分型中各型髋臼骨折特点制订的手术治疗策略

分型	体位	手术入路
A1.1	仰卧	髂腹股沟 /Stoppa
A1.2	仰卧	髂腹股沟 /Stoppa
A1.3	仰卧	髂腹股沟 /Stoppa
A2.1	俯卧 / 侧卧	Kocher-Langenbeck
A2.2	俯卧 / 侧卧	Kocher-Langenbeck
A2.3	俯卧 / 侧卧	Kocher-Langenbeck
A3.1	俯卧 / 侧卧	Kocher-Langenbeck
A3.2	仰卧 / 漂浮	髂窝 / 髂股
A3.3	漂浮 /（俯卧 / 仰卧）	髂股 / 联合

续表

分型	体位	手术入路
A4	仰卧	Stoppa
B1.1	仰卧	髂腹股沟 /（髂窝 + Stoppa）
B1.2	仰卧	髂腹股沟 /（髂窝 + Stoppa）
B1.3	仰卧	髂腹股沟 /（髂窝 + Stoppa）
B2.1	仰卧 / 俯卧	髂腹股沟 /Stoppa/ Kocher-Langenbeck
B2.2	仰卧 / 俯卧 / 漂浮 /（俯卧 / 仰卧）	髂腹股沟 /Stoppa/ Kocher-Langenbeck /（联合）
B2.3	仰卧 / 俯卧 / 漂浮 /（俯卧 / 仰卧）	髂腹股沟 /Kocher-Langenbeck /（联合）
C1	仰卧 / 漂浮 /（俯卧 / 仰卧）	髂腹股沟 /（髂窝 + Stoppa）
C2	仰卧 / 漂浮 /（俯卧 / 仰卧）	髂腹股沟 /（髂窝 + Stoppa）
C3	仰卧 / 漂浮 /（俯卧 / 仰卧）	髂腹股沟 /（髂窝 + Stoppa）/ 联合
NC	漂浮 /（俯卧 / 仰卧）	联合

第 4 章

骨盆、髋臼骨折的受伤机制分析

患者的年龄、骨骼质量及损伤的能量决定了骨盆、髋臼骨折的粉碎程度。不同类型的骨折存在不同的损伤机制，对于骨盆、髋臼骨折的治疗，首先要分析的是损伤机制，这对后期手术治疗方案的选择至关重要。

第一节　骨盆环的骨折

低能量损伤常导致单处骨折，如骨盆环的撕脱骨折。另外，老年性骨质疏松性骨折也多由低能量损伤所致。对于移位较大且常造成血流动力学不稳定的骨盆环骨折，多由高能量损伤引起，如坠落伤、交通伤。

了解致伤过程中患者的姿势，以及暴力的种类、作用方向、持续时间等详细情况，对判断骨折类型有着重要意义。

一、骨盆的开书样损伤

1. 导致骨盆开书样损伤的暴力作用机制（图 4-1）　当外力从骨盆后方撞击时，两侧的髂后上棘作为着力点最先受到挤压，致使骨盆前环张力变大，而耻骨联合间的软骨相对于耻骨而言强度较小，增大的张力使耻骨联合受到损伤，甚至发生分离。有时两侧的股骨受惯性影响发生极度外旋，在肌肉的牵拉下也加重了骨盆的外翻损伤。

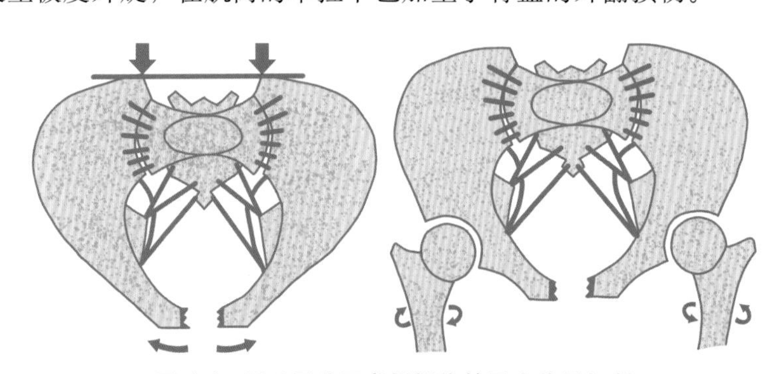

图 4-1　导致骨盆开书样损伤的暴力作用机制

2. 骨盆外翻损伤的程度及其对稳定性的影响（图 4-2）

（1）第一阶段：首先是耻骨联合的断裂，当耻骨联合的分离小于 2.5cm 时，骶棘韧带、骶结节韧带及后方韧带复合体保持完整，此时骨盆的稳定性不受影响。

（2）第二阶段：当骨盆继续外翻，耻骨联合分离大于 2.5cm，直至髂后上棘与骶骨接触，此时骶棘韧带、骶结节韧带和骶髂前韧带断裂，骶髂后韧带和骨间韧带仍保持完整，此时形成典型的开书样损伤，但骨盆仍具有垂直方向的稳定性。

（3）第三阶段：外翻超过后方韧带的承受范围将造成骶髂后韧带、股间韧带的完全断裂，此时骨盆的稳定性完全破坏，一侧或两侧髋骨完全与骶骨分离，这时将不再是开书样损伤。

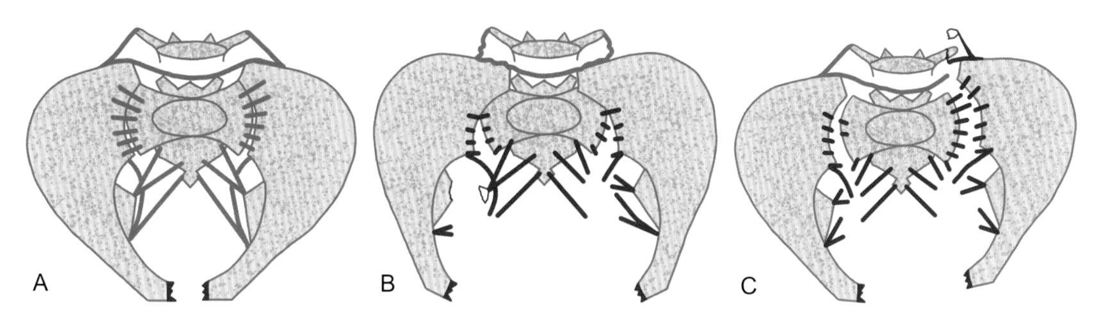

图 4-2　骨盆外翻损伤的程度及其对稳定性的影响

二、骨盆的侧方挤压损伤

1. 导致侧方挤压骨折的暴力损伤机制（图 4-3）　根据骨盆侧方挤压受力点部位不同可以分为三型，即髂骨后型、髂骨前型和大粗隆型。

（1）髂骨后型：暴力作用于髂骨后部导致骶髂关节压缩骨折，骨折之间嵌插，但周围的韧带结构完整，具有一定的稳定性。

（2）髂骨前型：暴力作用于髂骨前部导致骨盆内翻、耻骨骨折，以及挤压骶骨前部造成骨折，部分患者可合并后方韧带复合体的断裂；暴力进一步作用，伤侧的骨盆继续内翻推挤对侧骨盆，造成对侧的开书样损伤，被称为 Windswept 骨盆；年轻人的骨质坚硬，在暴力作用下，会首先造成年轻人后方韧带复合体的断裂。

（3）大粗隆型：暴力作用于大粗隆或沿下肢传导至股骨头锤击髋臼，造成骨盆的内翻损伤，可合并髋臼横行骨折和股骨头中心性脱位。需要注意的是，该类损伤的移位除了伤侧骨盆的内翻，往往包含矢状面内的旋转。

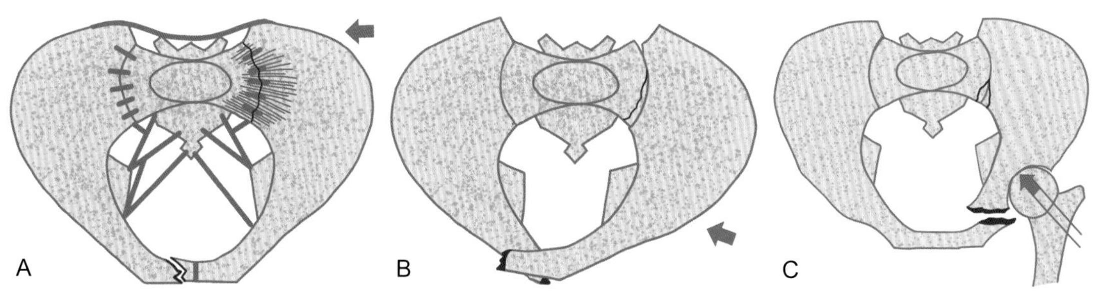

图 4-3　不同受力部位导致的骨盆侧方挤压骨折

2. 侧方压缩骨折时的耻骨损伤

(1) 耻骨联合的分离与重叠，在少数患者中还可以发生耻骨联合的交锁。

(2) 单侧耻骨支骨折：可以发生在外力作用的一侧，也可发生于损伤的对侧，此种损伤类型称为桶柄样损伤。

(3) 双侧耻骨支骨折：又称为骑跨骨折或者蝶形骨折，为双侧耻骨上下支骨折。

(4) 耻骨支骨折旋转移位：当耻骨上支骨折后，侧方暴力继续作用，有可能导致耻骨支骨块旋转甚至呈垂直状，此时容易并发膀胱和女性阴道的损伤。

三、骨盆的剪切骨折

在垂直于骶髂关节方向的剪切外力作用下，后方复合体移位大于 1cm 时，提示后方的韧带结构完全破坏，骨盆的稳定性丧失。同时有少数患者遭受垂直于骶髂关节向后方的外力，使半骨盆向后移位，这也属于骨盆剪切骨折的一种（图 4-4）。

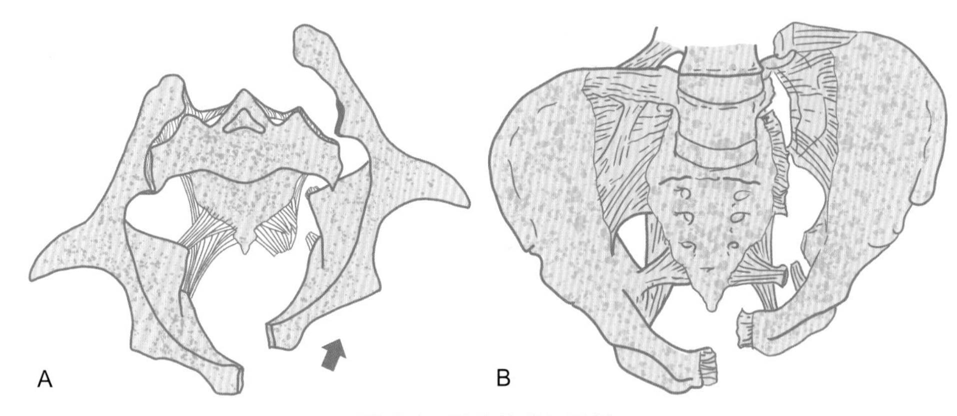

图 4-4 **骨盆的剪切骨折**

A. 垂直于骶髂关节向后方向的剪切力可以造成半骨盆向后移位；B. 垂直方向的剪切力可以造成半骨盆向头侧的移位

四、复杂的骨盆骨折

通常情况下，造成骨盆骨折的外力并不是上述介绍的单一种类，而是两种甚至更多类型的外力联合作用引起的骨折，因此骨盆骨折的移位较为复杂。

第二节 髋 臼 骨 折

髋臼所处的解剖位置的特殊性是造成髋臼骨折的解剖基础，而当股骨头与髋臼发生撞击时，由于二者对应关系的不同，这为每一种不同类型的髋臼骨折的形成提供了条件。绝大多数髋臼骨折多为外力通过股骨干或大转子传递到股骨头作用于髋臼而造成的，即间接暴力损伤。当暴力发生时，下肢的位置及股骨头在髋臼内的位置决定了骨折的类型（图 4-5）。

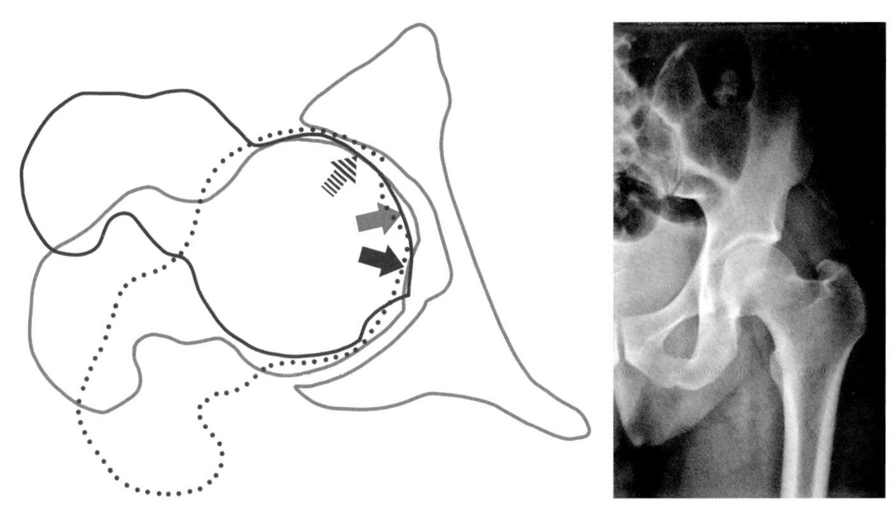

图 4-5　下肢的位置及股骨头在髋臼内的位置，决定了骨折的类型

一、沿股骨颈轴线作用于大转子处的暴力

股骨头撞击髋臼的部位取决于股骨外展或旋转的程度。

1. *不同的内旋、外旋角度*　通过髋关节的内外旋转，作用于髋臼的撞击点在以股骨颈为轴线的 30° ～ 40° 的球面范围内（图 4-6）。

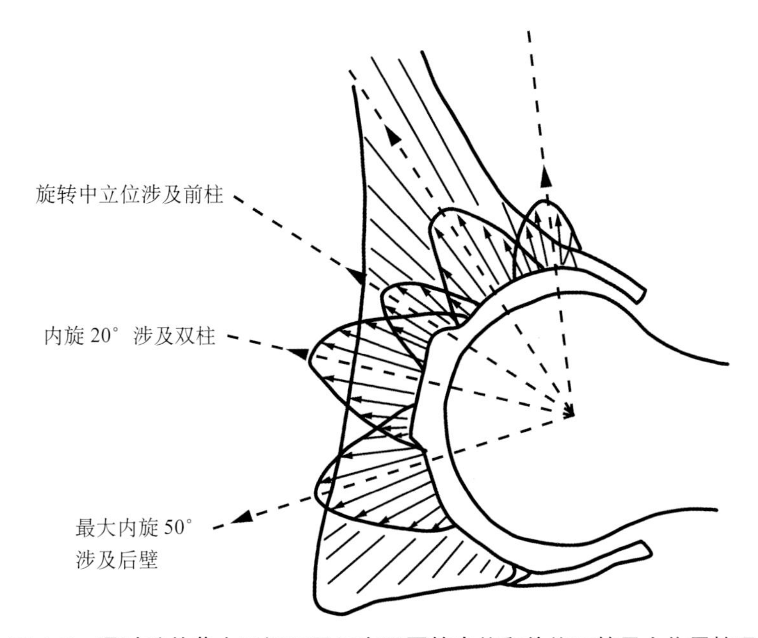

图 4-6　通过髋关节水平切面显示在不同的内旋和外旋下的暴力作用情况

（1）在旋转中立位时，由于股骨颈正常的前倾角，作用在大转子处的暴力传导到髋臼窝的前下角。可造成前柱或前柱 + 后柱半横行骨折。

（2）在外旋时（25°），撞击点主要位于前柱。

（3）当极度外旋达 40° ～ 50° 时，则撞击点主要位于前壁。

（4）当髋关节处于内旋位时（20°），撞击点主要位于髋臼的中心，根据暴力的特点，可能会造成横行骨折、T 形骨折或双柱骨折。

（5）当极度内旋达 50° 时，则撞击点主要位于后关节面和髋臼窝的交界处，所以可能会造成后柱骨折或横行骨折。

2. 不同的外展内收位　在固定的旋转角度下，作用在髋臼上的撞击点主要取决于髋关节的外展或内收位置。在内旋 20° 时，撞击点主要位于髋臼中央沿冠状面分布（图 4-7）。

（1）在中立位时，撞击点主要位于髋臼顶的内缘，从而可能会造成横行骨折或 T 形骨折。

（2）当处于明显内收位时，撞击点主要位于髋臼顶部，容易造成高位横行骨折。

（3）当处于外展位时，撞击点主要位于髋臼的下方，容易造成低位横行骨折。

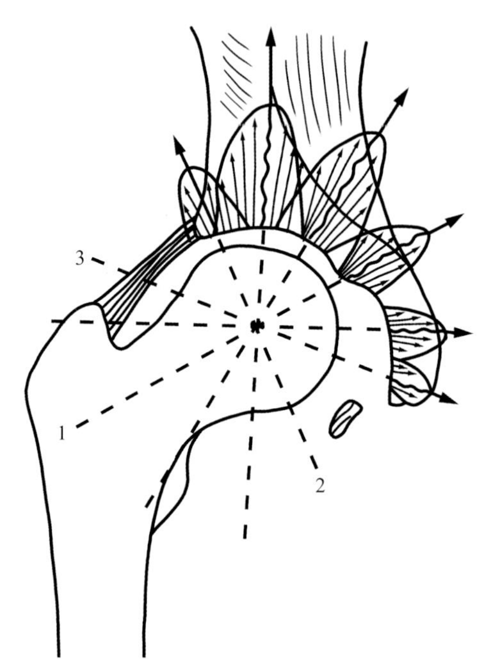

图 4-7　髋关节内旋 20° 位时的冠状切面，显示在不同的外展和内收下暴力作用的情况

1. 中立位；2. 内收位；3. 外展位

二、沿股骨干轴线作用于屈曲膝关节部位的暴力

当髋关节处于屈曲 90° 位时，原则上作用在膝关节的暴力不会造成股骨颈骨折，而更容易造成髋臼骨折。在屈髋情况下，股骨的旋转对造成髋臼骨折的类型没有明显影响，而髋关节不同的屈伸及旋转角度对骨折类型会有影响。

1. 髋关节处于屈曲 90°　如图 4-8 所示，当髋关节处于屈曲 90° 位时，下肢处于不同外展及内收位，所造成的骨折类型也各不相同。

（1）在外展内收中立位时，撞击点主要位于髋臼后壁，造成后壁骨折。

（2）当处于接近最大的外展 50° 位时，撞击点主要位于髋臼的后内侧，可造成后柱或横行骨折。

（3）当处于外展 15° 位时，撞击点主要位于髋臼的后柱，造成后柱骨折。

（4）当处于内收位时，撞击点主要位于髋臼的后缘，可引起后脱位或后缘骨折。

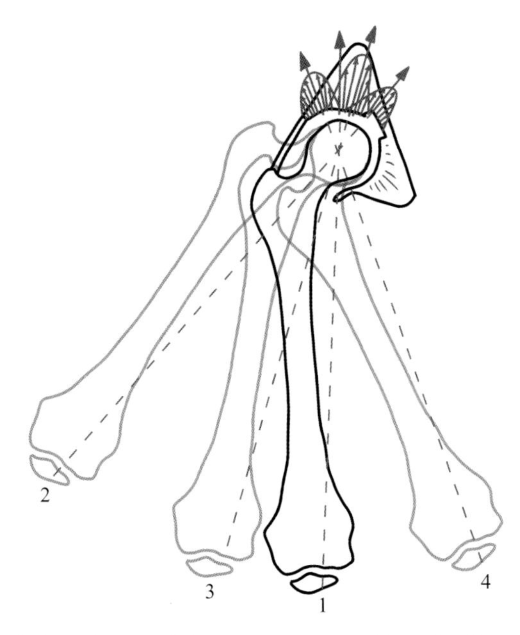

图 4-8　**髋关节屈曲 90° 时的水平切面，显示从膝部来的暴力作用情况**

1. 外展内收中立位；2. 极度外展 50° ；3. 外展 15° ；4. 内收 25°

2. *髋关节处于不同的屈曲角度*　如图 4-9 所示，当髋关节处于不同屈曲角度时，从膝部传导来的暴力的作用情况。

（1）当髋关节屈曲大于 90° 时，撞击点主要位于髋臼后壁的下部。

（2）当髋关节屈曲小于 90° 时，撞击点主要位于髋臼的后上方，这种情况主要见于汽车仪表盘导致的损伤，可能会造成伴有后缘骨折的后脱位。

（3）当髋关节屈曲为 90° 时同前。

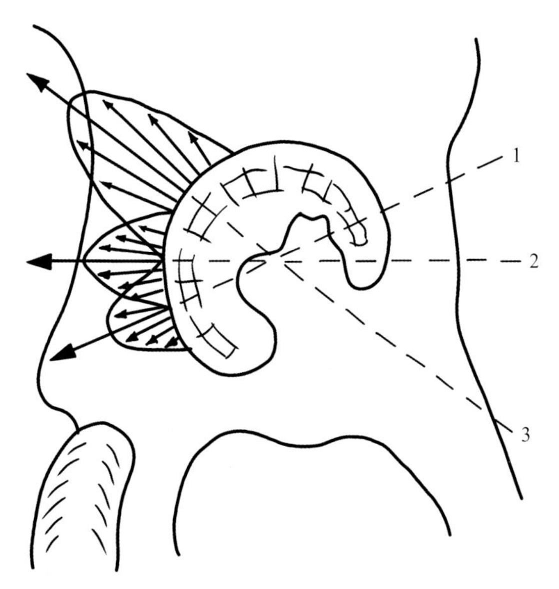

图 4-9　**髋关节处于不同屈曲角度时，从膝部传导来的暴力的作用情况**

1. 髋关节屈曲 115° ；2. 髋关节屈曲 90° ；3. 髋关节屈曲 60°

三、伸膝状态下作用于足部的暴力

1. *髋关节屈曲* 这主要发生在汽车前方撞车后，暴力从踩刹车的足部经伸直的膝关节传导到髋部，撞击点位于髋臼的后上部，最常见的是后壁上部骨折或伴有横行骨折。

2. *髋关节伸直* 主要在高处垂直跌落时，常伴有髋关节轻度外展，髋关节的旋转此时不起作用，常造成横行骨折。

四、作用于腰骶部的暴力

多发生在站立位，髋关节屈曲，暴力从后方撞击，如站立屈髋情况下（弯腰），被后方的重物砸在腰骶部，易造成的骨折是后壁骨折。最常见于矿工在弯腰工作时屋顶塌下所致损伤。

五、髋臼骨折 Letournel-Judet 分型的受力分析及内在联系

髋臼所在的髋骨为不规则骨，在婴幼儿时期由髂骨、坐骨、耻骨和三者之间的软骨构成，随着年龄的增长，软骨的骨化中心逐渐骨化，最终髂骨、坐骨和耻骨之间的软骨被坚硬的骨质代替，三部分形成一个完整的髋骨。成年以后髋臼周围的髂骨、坐骨和耻骨骨质较厚，如同 3 个强有力的支柱支撑着髋臼。对于髋臼而言，其上方为髂骨翼，骨质最为坚固，下方为闭孔环，仅有耻骨支和坐骨支相连，骨质较薄弱，而左右两侧无宽大的骨质相连，此处最为薄弱，当髋臼受到外力冲击时，外力最先达到或超过骨质薄弱区所能承受的临界值，致使这些区域最先发生骨折，故骨折多发生在髂骨、坐骨支和耻骨支之间的交界区。如果外力持续增大，便可造成髋臼上方的髂骨翼骨折。各类型髋臼骨折中大部分骨折线都走行在薄弱区。

髋臼骨折均为外力通过股骨干或大转子传递到股骨头作用于髋臼造成的，股骨头的应力随着受力传导方式（如大转子的侧方推挤，沿股骨轴线的轴向载荷）和股骨头位置（如屈曲、外展、旋转）的不同而发生变化，而其撞击髋臼不同部位将会产生不同的髋臼骨折类型。侯志勇教授根据髋臼发生骨折时髋臼受力部位的不同将 Letournel-Judet 分型中的 10 种骨折分为前方受力型、中部受力型和后方受力型。前方受力型是指骨折由股骨头撞击髋臼前方造成的，这类包括前壁骨折、前柱骨折、前柱 + 后半横行骨折和双柱骨折；中部受力型是指骨折由股骨头撞击髋臼中部造成的，包括横行骨折、T 形骨折和横行 + 后壁骨折；后方受力型是指骨折由股骨头撞击髋臼后方造成的，包括后壁骨折、后柱骨折和后柱 + 后壁骨折。

（一）前方受力型

1. *前壁骨折* 下肢多处于外旋位，这时股骨头大部分位于髋臼前方，轴线指向髋臼前缘，如果此时外力撞击大转子，股骨头沿外力传导方向撞击髋臼前缘，造成前壁骨折。另一种损伤机制类似“仪表盘”损伤，不过此时下肢处于外展外旋位，外力撞击大腿，股骨头撞击髋臼前方，易导致前壁骨折合并髋关节前脱位。

2. *前柱骨折* 与前壁骨折类似，只是此骨折发生时下肢外旋角度比前壁骨折小，髋臼表面着力面积较大，股骨头撞击髋臼前方时，形成前柱骨折。

3. *前柱 + 后半横行骨折* 形成前柱骨折后，如果外力未减小，仍持续作用于股骨头，

则股骨头继续撞击髋臼窝，此时在完整后柱部分，髂骨与坐骨的交界处最薄弱，受外力冲击时，其最先发生断裂，后柱部分与髂骨分离，形成前柱 + 后半横行骨折。

4. *双柱骨折*　下肢极度外旋时，髋臼窝首先受到股骨头向内上方的外力，由于着力点较高，故撞击形成的前柱骨折块较大，此时骨折中心移至髋臼上方，随后下肢内旋牵拉后柱造成骨折，形成双柱骨折，有时在牵拉过程中可导致后壁骨折。

对于上述前方受力型骨折，前侧骨折块移位明显，而且较粉碎，优先选择前侧入路，如改良 Stoppa 入路、腹直肌旁入路或髂腹股沟入路。一般不用联合后侧入路即可得到满意的复位（图 4-10）。

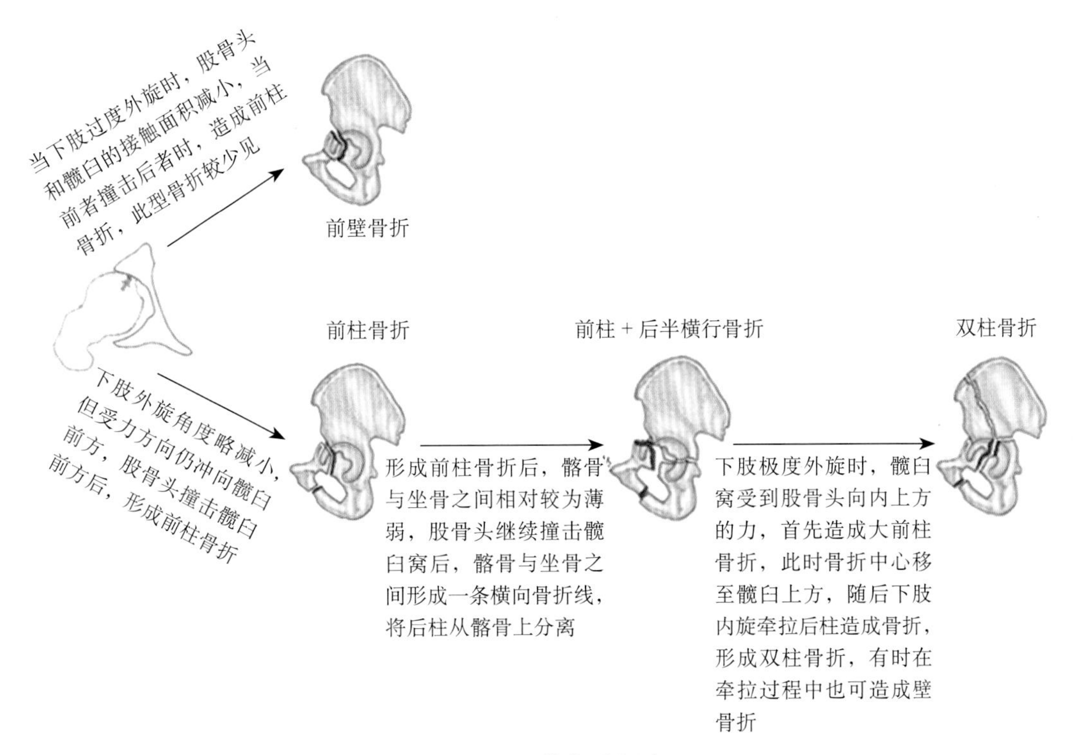

图 4-10　**前方受力型**

（二）中部受力型

1. *横行骨折*　下肢处于中立位时，股骨头与髋臼窝接触面积最大，此时大转子受到外力传导至股骨头，进而撞击髋臼窝中部，由于髋臼左右两侧与上下方相比骨质最少、最薄弱，故导致骨折线沿左右两侧薄弱区走行，形成横行骨折，同时下肢处于外展或内收等不同角度时，所形成的骨折高度也不一致。

2.T *形骨折*　形成横行骨折后，外力未减弱，仍持续作用于髋臼窝中心，髋臼下方的闭孔环比上方的髂骨翼薄弱，故骨折线向下方走行，形成 T 形骨折。

3. *横行 + 后壁骨折*　形成横行骨折后，外力未减弱，股骨头撞击髋臼后方，造成后壁骨折，形成横行 + 后壁骨折。

对于中部受力型骨折，可根据前后骨折块移位的大小选择前侧入路或后侧入路，必要时选择联合入路。其中对于横行 + 后壁骨折来说，由于存在后壁骨折，手术入路多选择后侧入路（图 4-11）。

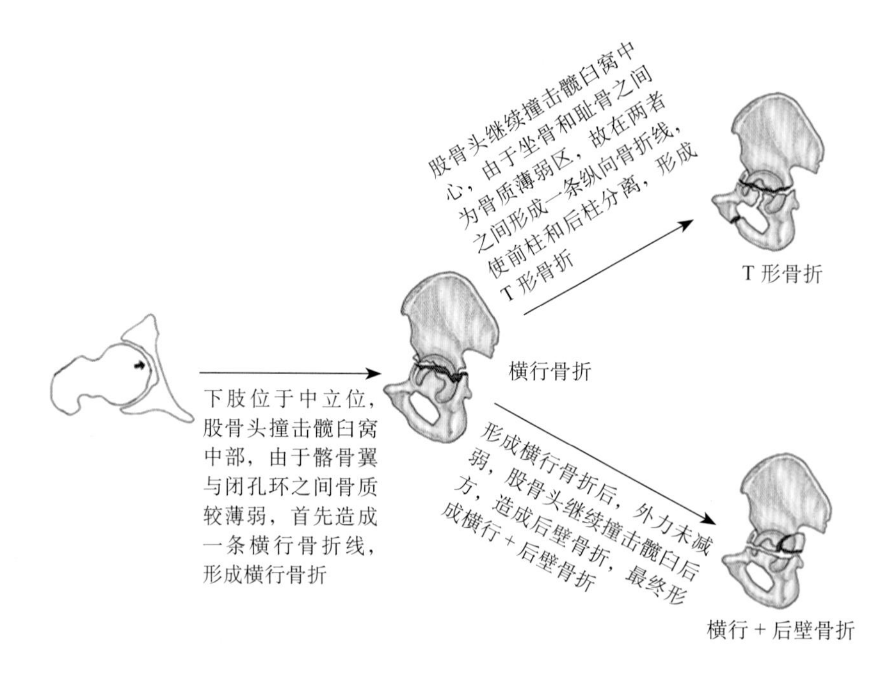

图 4-11　**中部受力型**

（三）后方受力型

1. *后壁骨折*　髋关节、膝关节均处于屈曲状态下，髋关节内收角度较大时，外力撞击膝关节，可导致髋臼后壁骨折合并髋关节后脱位，又称“仪表盘”损伤。髋关节屈曲内收的程度决定了髋臼后壁骨折的位置。髋关节屈曲的程度越大，导致后壁骨折的位置越靠下方；髋关节屈曲的程度越小，导致后壁骨折的位置越靠上方。

2. *后柱骨折*　与后壁骨折类似，髋关节、膝关节均处于屈曲状态下，髋关节内收角度变小，股骨头与髋臼窝接触面积增大，这时外力导致股骨头撞击髋臼窝时，造成后柱骨折。

3. *后柱＋后壁骨折*　形成后柱骨折后，外力未减弱，股骨头继续撞击髋臼后方，造成后壁骨折，最终形成后柱＋后壁骨折。

对于上述后方受力型骨折，由于髋臼后方骨折块移位明显，而且往往造成后壁骨块的游离，因此必须选择后侧的 Kocher-Langenbeck 入路进行复位固定（图 4-12）。

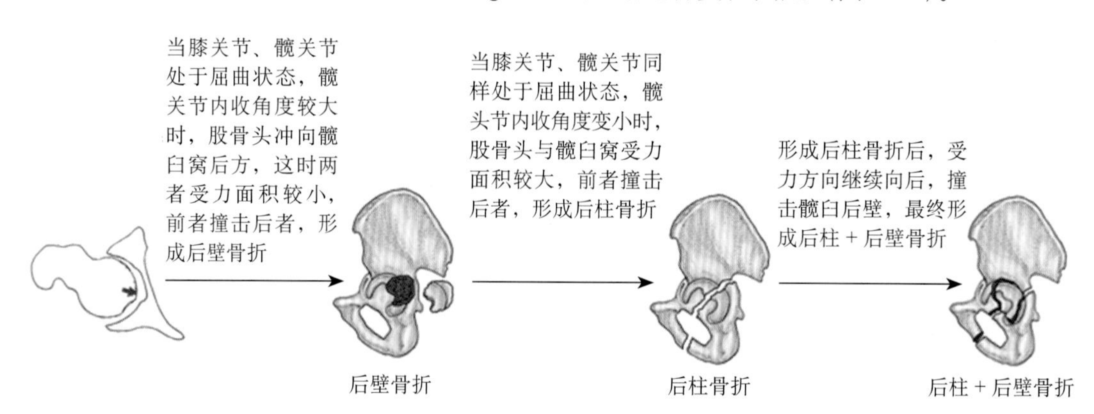

图 4-12　**后方受力型**

对于每一类型的髋臼骨折，尤其是复杂类型，往往所受外力的方向并不是一种，受力轻微的变化就有可能造成不同类型的骨折，如前柱 + 后半横行骨折与 T 形骨折的骨折线走行方向类似，前者可以由前柱骨折形成后再被股骨头撞击髋臼窝中心，形成横行骨折，又可以因处于中立位的下肢股骨头撞击髋臼窝中心形成，而双柱骨折中髋臼窝则是先受到股骨头向内的撞击，再受到向上的撞击，这样导致骨折线中心偏离髋臼窝，直至髋臼上方。

总之，髋臼的解剖结构特点和损伤时股骨头与髋臼的对应关系是髋臼骨折损伤机制的两个决定性因素。由于髋臼所处的髋骨不规则，同时周围解剖结构复杂，了解每一种髋臼骨折类型的损伤机制和骨折块移位方向，对于选择合适的手术入路至关重要。对于前方受力型，选择前侧入路如改良 Stoppa 入路、腹直肌旁入路或髂腹股沟入路；对于后方受力型，必须选择后侧入路如 Kocher-Langenbeck 入路；而对于中部受力型，可选择前侧入路或后侧入路，必要时需要前后联合入路方可实现髋臼骨折块的复位和固定。

第 5 章 骨盆、髋臼骨折的手术入路

第一节 骨盆环骨折的手术入路

一、耻骨联合前侧入路

同 Pfannenstiel 切口，此入路亦可用于耻骨联合分离或耻骨上支骨折移位时的切开复位内固定术。由于移位严重的耻骨联合骨折常合并尿道损伤，且手术操作区域紧邻膀胱，所以手术切开前有必要进行尿道系统的评估，尿道系统评估可采用逆行尿道造影等影像技术。术前须插入导尿管，以防因憋尿引起膀胱膨胀而干扰手术操作。

体位：患者取仰卧位。

手术入路：以耻骨联合上方 1cm 为中心做一沿皮纹的弧形手术切口（图 5-1），该入路无神经界面，于皮肤切口内切开皮下脂肪直至腹直肌前鞘（图 5-2）。此时必须认真辨别、分离和结扎处理腹壁浅动静脉，然后于耻骨联合上方 1cm 处横行分离腹直肌鞘以暴露两侧的腹直肌（图 5-3）。再将腹直肌止点切开，向上方牵开后即可显露耻骨联合及耻骨嵴（图 5-4）。如果需要显露耻骨联合的后方即腹膜外 Retzius 间隙，则可用手指或纱布钝性分离，把膀胱轻轻推离耻骨联合后方（图 5-5）。为了辨认正确的螺钉进钉方向，可触摸耻骨体后方，充分显露耻骨联合和耻骨上支将有助于内固定。由于此入路需要将腹直肌止点部分切断游离，创伤相对较大，而 Stoppa 入路操作相对微创，且显露范围与该入路类似，临床上 Stoppa 入路已逐渐代替 Pfannenstiel 入路处理骨盆、髋臼骨折。

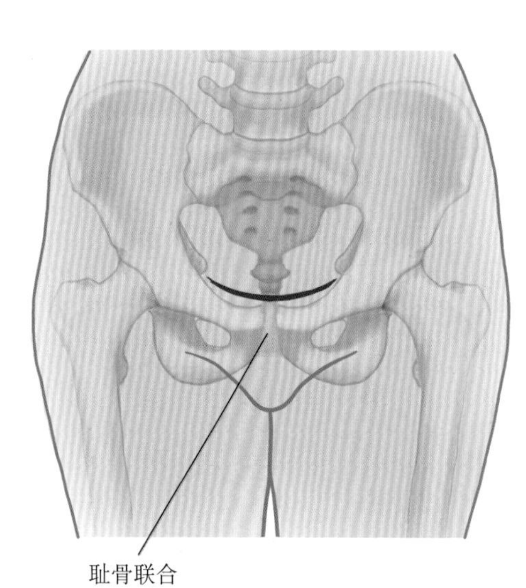

图 5-1 耻骨联合上方弧形手术切口

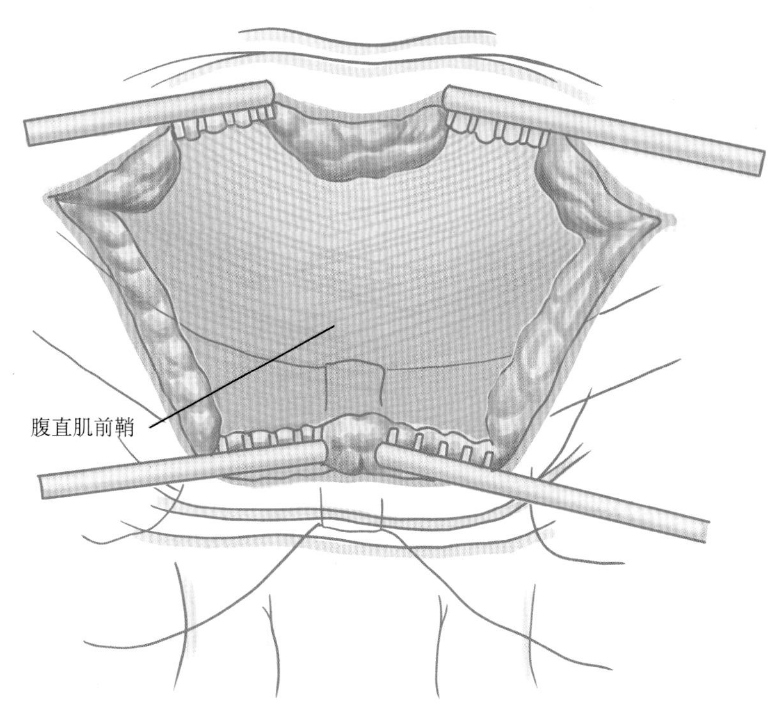

图 5-2　**于皮肤切口内切开皮下脂肪直至腹直肌前鞘**

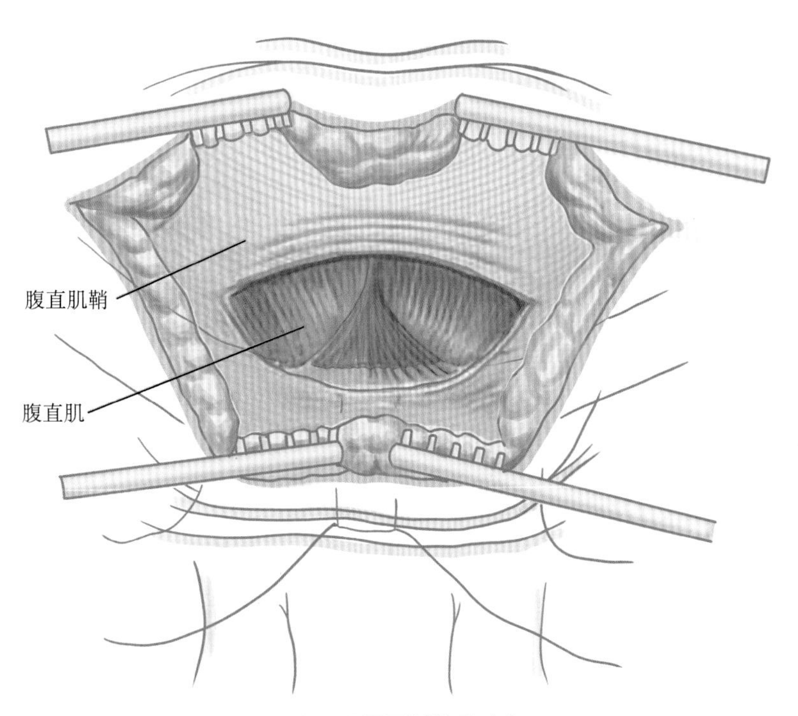

图 5-3　**暴露两侧的腹直肌**

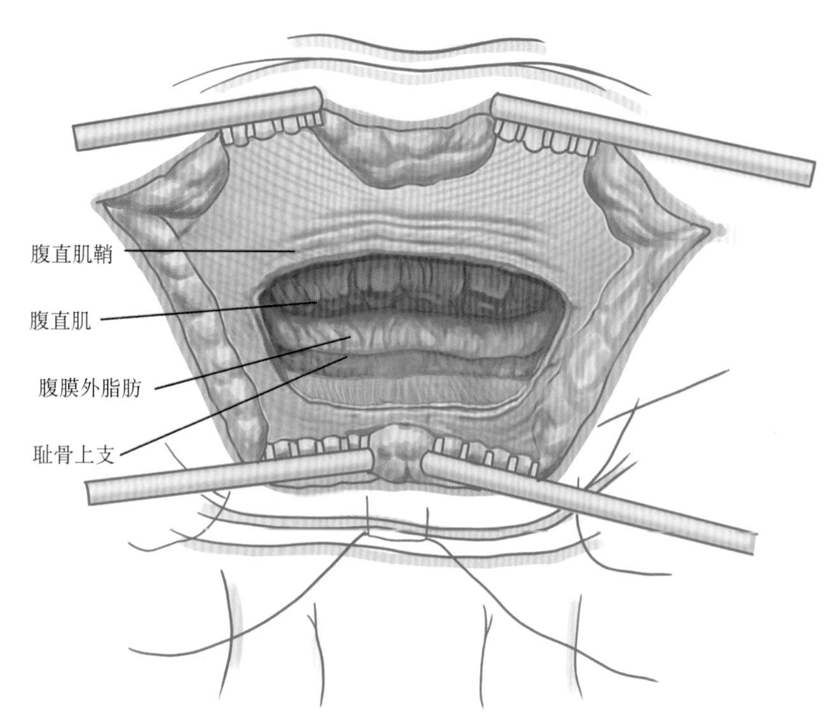

图 5-4 **切断腹直肌止点，显露耻骨联合及耻骨嵴**

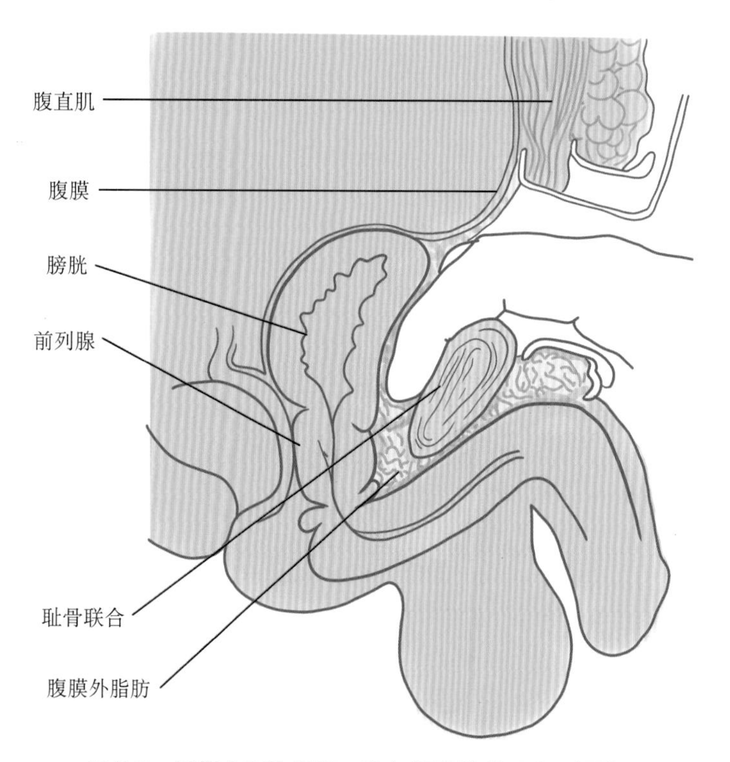

图 5-5 **手指分离软组织，进入腹膜外 Retzius 间隙**

二、髂嵴前方入路

体位：患者取仰卧位，将沙袋垫放置在患侧臀下，从而抬高髂骨，使其内旋。

手术入路：触摸髂前上棘，并沿髂嵴向后触诊，根据影像学检查判断骨折位置及所需切口长度（图 5-6）。切开皮肤及皮下软组织后可显露髂嵴，从髂骨内面或外面剥离肌肉（图 5-7）。阔筋膜张肌、臀小肌和臀中肌始于髂骨外部，由臀上神经支配。腹部肌肉起于髂嵴并受节段神经支配。将臀肌从外板牵开或把髂肌从内板牵开，即可暴露髂骨区域，用纱布填塞止血（图 5-8），继续向深处分离直至显露所需的骨折范围。该入路可用于治疗髂骨前部骨折及骶髂关节脱位，暴露髂窝内板时，注意骶髂关节外侧约 1cm 处滋养孔的出血，必要时使用骨蜡填堵止血。

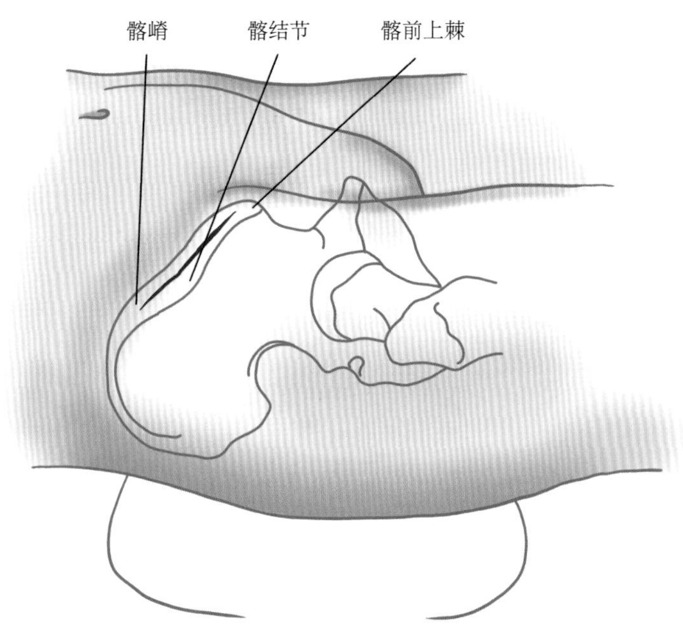

图 5-6　**髂嵴手术切口**

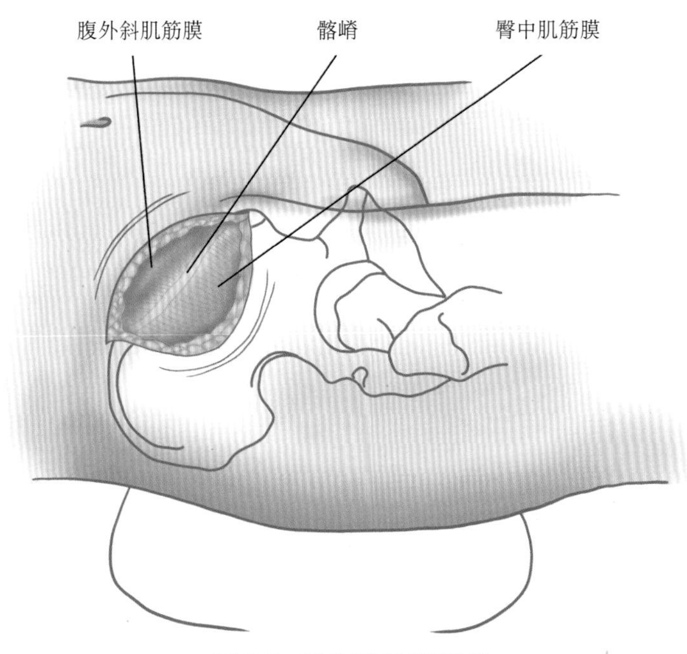

图 5-7　**手术切开显露髂嵴**

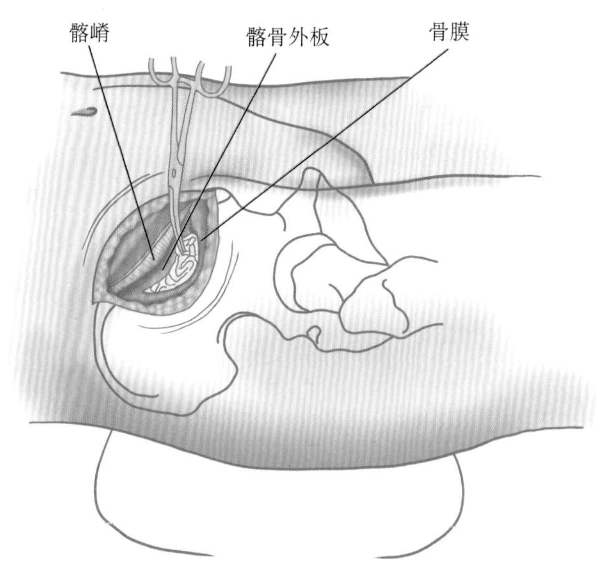

图 5-8 **臀肌从外板牵开，填塞纱布止血**

三、髂嵴后方入路

体位：患者取俯卧位，纵向放置枕垫支撑胸壁和骨盆，避免由于中立压迫影响胸壁和腹部扩张。

手术入路：触诊髂后上棘，沿髂嵴做斜行切口（图 5-9），切口不超过髂后上棘前外侧 8cm 以避免损伤臀神经，剥离髂骨外侧面后部肌肉直至显露骨折（图 5-10）。由于止于髂嵴的肌肉并不越过髂嵴，髂嵴外缘是真正的神经界面。臀中肌、臀小肌和臀大肌起自髂骨外面（臀中肌和臀小肌由臀上神经支配，臀大肌由臀下神经支配）。节段支配的椎旁肌如背阔肌一样，起自髂嵴，由近端的胸长神经支配，所以髂嵴切口不会导致肌肉失神经支配。该入路可用于治疗髂骨后部骨折。

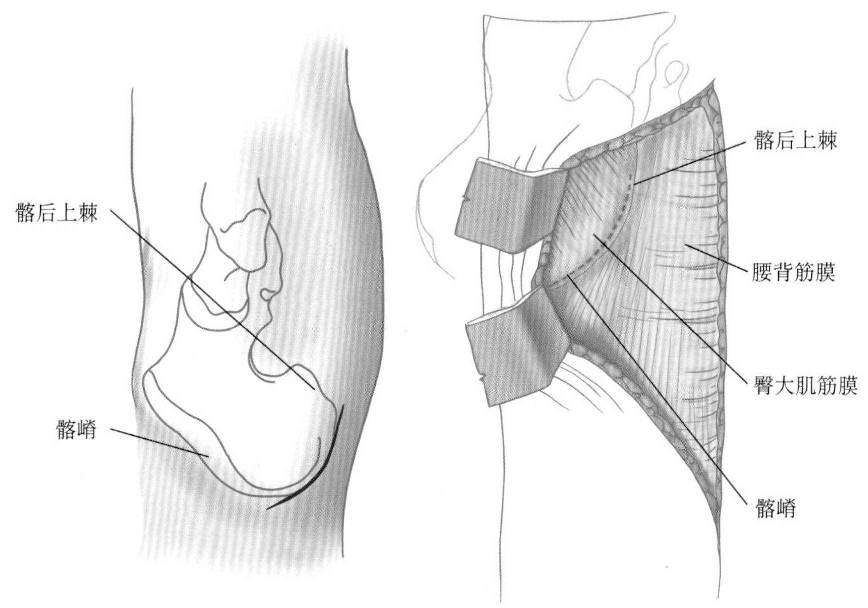

图 5-9 **髂嵴后方手术切口及浅层组织显露**

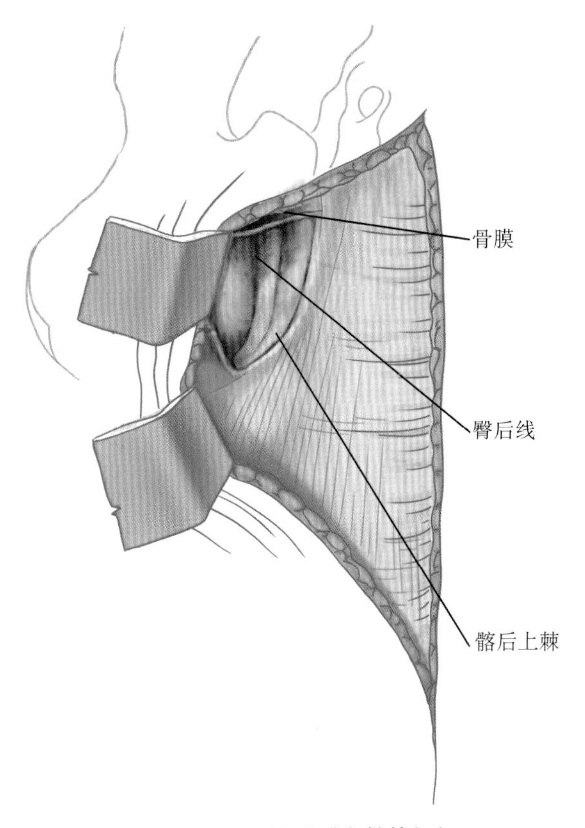

图 5-10　**显露髂后上棘等组织**

四、骶髂关节前方入路

体位：患者取仰卧位，将沙袋垫放置在患侧臀下抬高髂骨使其内旋，或将手术台向对侧倾斜 20°，使骨盆内容物向对侧移动。

手术入路：自髂前上棘后方 7cm 处（大致位于髂结节的水平）沿髂嵴做一长弧形切口（图 5-11），切口向前直达髂前上棘，如手术显露需要可继续向前内沿腹股沟韧带方向延长切口。

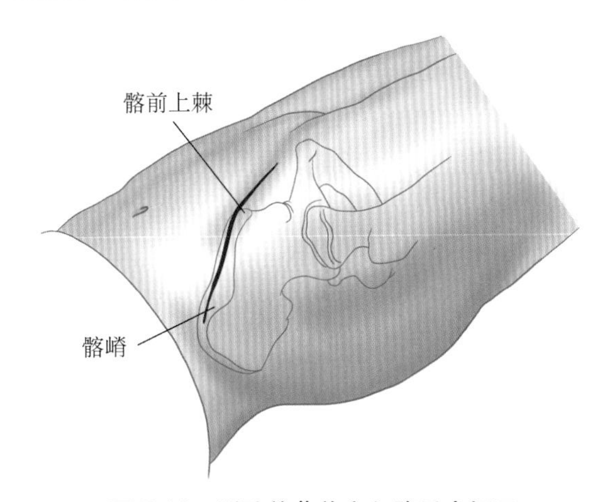

图 5-11　**骶髂关节前方入路手术切口**

分离皮下组织，显露附着于髂嵴外板的深筋膜，深筋膜包裹臀肌和阔筋膜张肌。该入路没有真正的神经界面可用。入路中切开整个髂嵴前 1/3 的骨膜，仅需把肌肉从骨盆外板轻轻剥下以显露髂嵴下 1cm 的骨盆外侧面；为了便于重新固定，在髂嵴上预先钻孔。使用摆锯切断部分髂骨翼，锯下外侧皮质和下面的骨松质，然后以骨刀截断内侧皮质，使横断的髂骨翼部分与髂前上棘一同分离（图 5-12，图 5-13）。将肌肉和骨块推向内侧，下方钝性分离内板和髂肌，严格在骨膜下操作，从骨盆内板剥离髂肌以显露下面的骶髂关节（图 5-14）。

注意，闭合切口时，一定要牢固固定切断的髂骨翼，否则会导致功能受损，影响局部美观，可能发生慢性疼痛，局部形成血肿的风险同样较高。

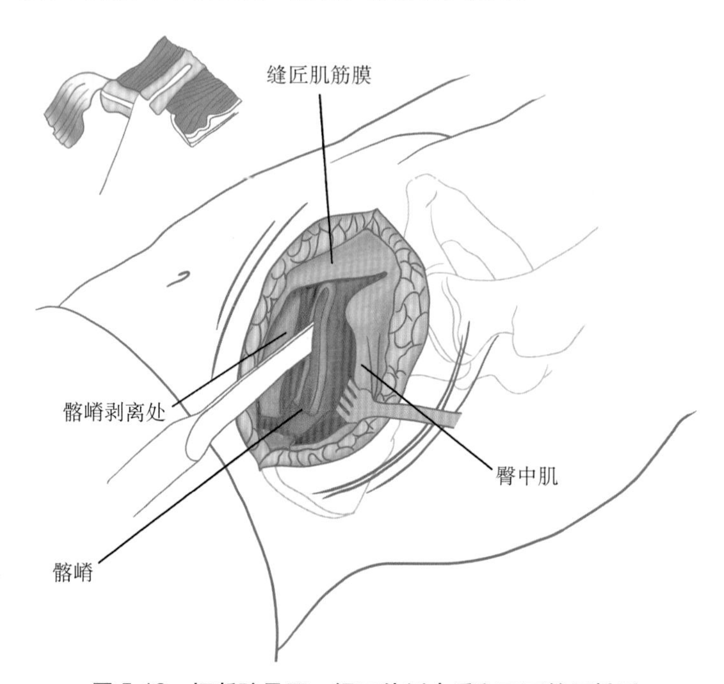

图 5-12 **切断髂骨翼，锯下外侧皮质和下面的骨松质**

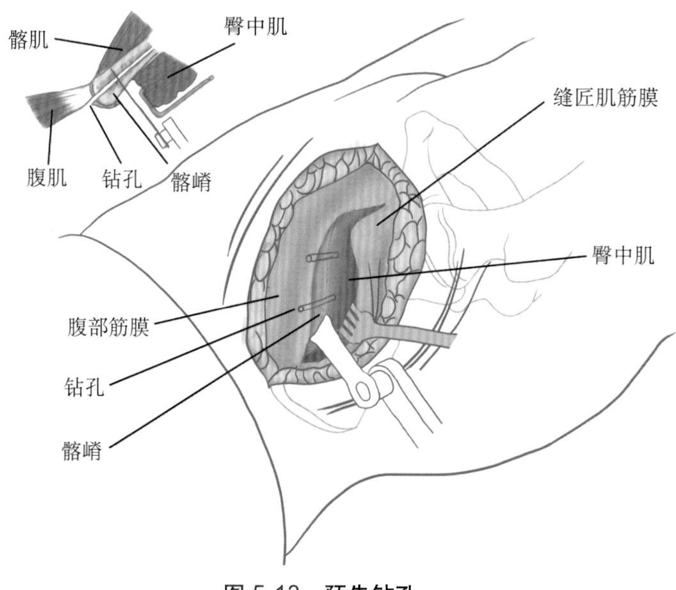

图 5-13 **预先钻孔**

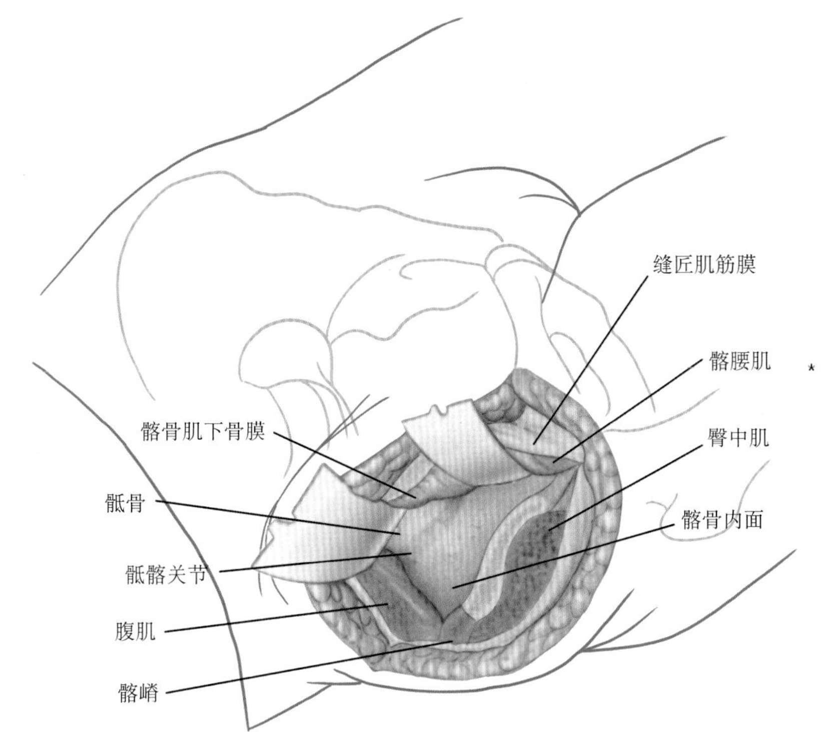

图 5-14　从骨盆内壁剥离髂肌以显露下面的骶髂关节

该入路不仅可以充分显露骶髂关节，还可显露内侧髂骨翼。可用于治疗骶髂关节脱位及骶髂关节经髂骨骨折脱位。

五、骶髂关节后方入路

体位：患者取俯卧位，切口为起自髂后上棘内侧或外侧的弧形切口（图 5-15）。

手术入路：沿髂嵴外侧缘后 1/3 延伸至髂后上棘，向深部钝性剥离至髂嵴，切断下腰背筋膜、骶棘肌腱膜及骨膜，将臀大肌的起点从髂嵴上剥离并小心翻向外下方（图 5-16），自髂骨翼外侧轻轻抬起臀中肌，显露骶髂关节后缘。在坐骨大切迹处分离梨状肌的部分起点，自该处伸入一个手指触摸骶髂关节的前面（图 5-17）。该入路无可利用的神经界面。臀大肌和臀中肌须自其起点剥离，需注意各自的神经血管蒂，避免损伤。髂骨翼骨折、骶髂关节脱位更适于取外侧切口。

该入路可以显露骶髂关节后缘，临床上用于切开复位内固定治疗骶髂关节分离、骶髂关节邻近髂骨骨折，也适用于骶髂关节脱位伴有骶骨骨折，尤其是同侧骶骨Ⅰ、Ⅱ区骨折。骶髂关节后方入路也可用于治疗骶髂关节及周围骨骼感染。由于经皮骶髂螺钉固定技术应用越来越多，该入路应用逐渐减少。该入路不适用于合并腰骶神经损伤需神经探查，以及骶髂关节合并髋臼骨折需行一期手术的患者。

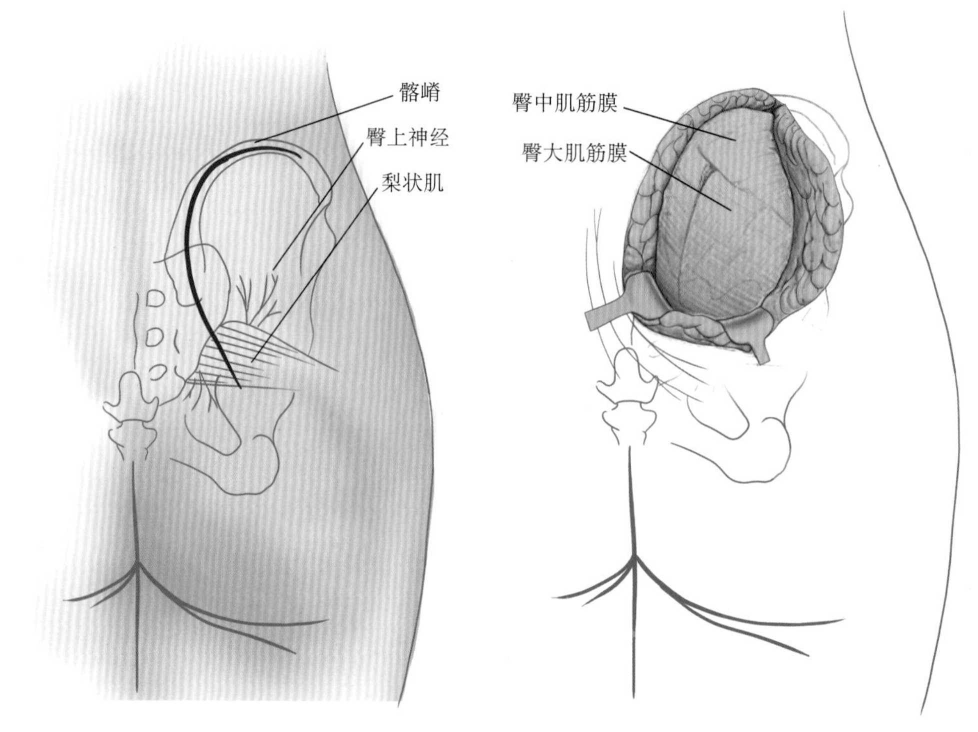

图 5-15 **骶髂关节后方入路手术切口**

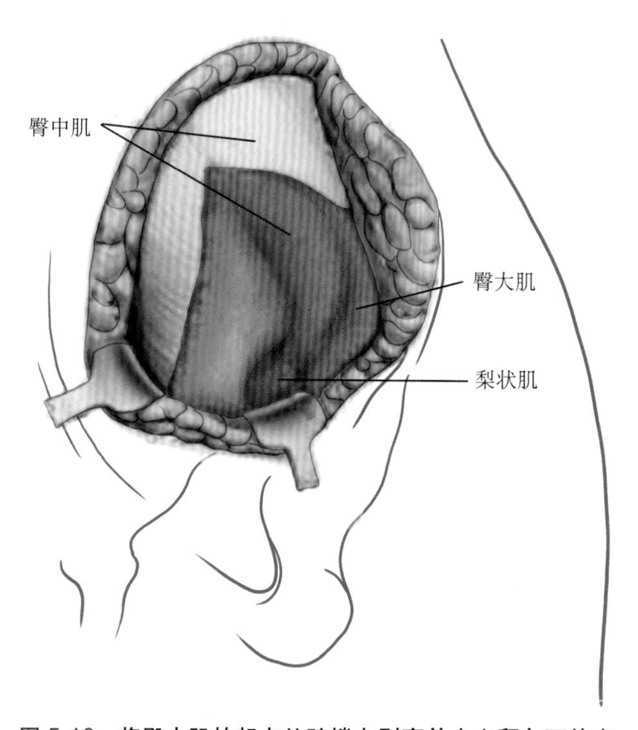

图 5-16 **将臀大肌的起点从髂嵴上剥离并小心翻向下外方**

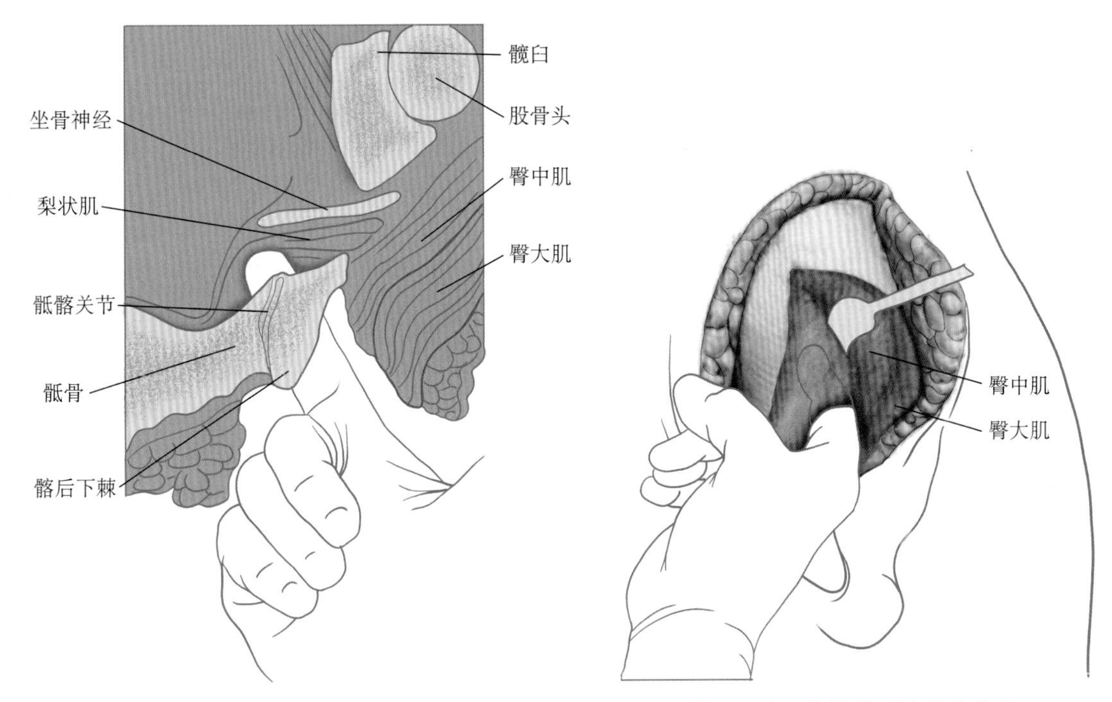

图 5-17　**坐骨大切迹处分离梨状肌的部分起点，并在该处伸入一个手指触摸骶髂关节的前面**

六、骶骨后入路

体位：患者取俯卧位，经平行于骶骨中央嵴的中线做纵行切口（图 5-18）。

手术入路：于 L_4 和 L_5 棘突处切断腰骶筋膜，锐性剥离至骶骨，可根据骨折位置显露骶骨外侧区（图 5-19）。如骶骨骨折累及骶髂关节，可在髂后上棘和内侧骶骨嵴之间的中线增加小切口（图 5-18），锐性剥离以显露双侧髂后上棘和髂后柱。该入路向近侧延伸可显露 L_4 棘突，向远侧延伸可显露坐骨支近端。

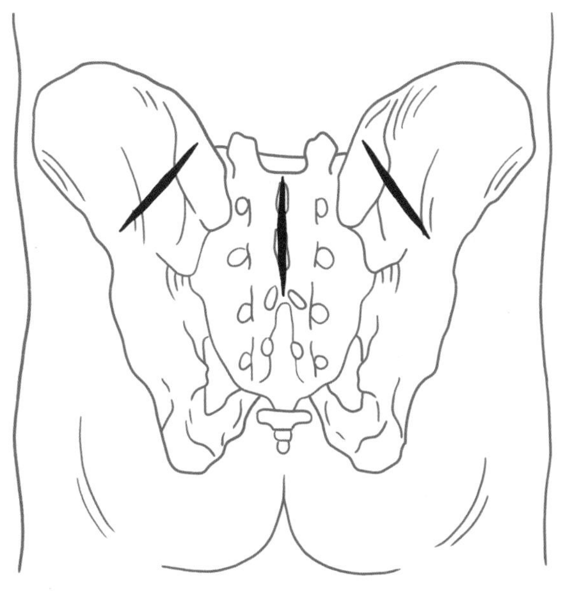

图 5-18　**骶骨后入路切口**

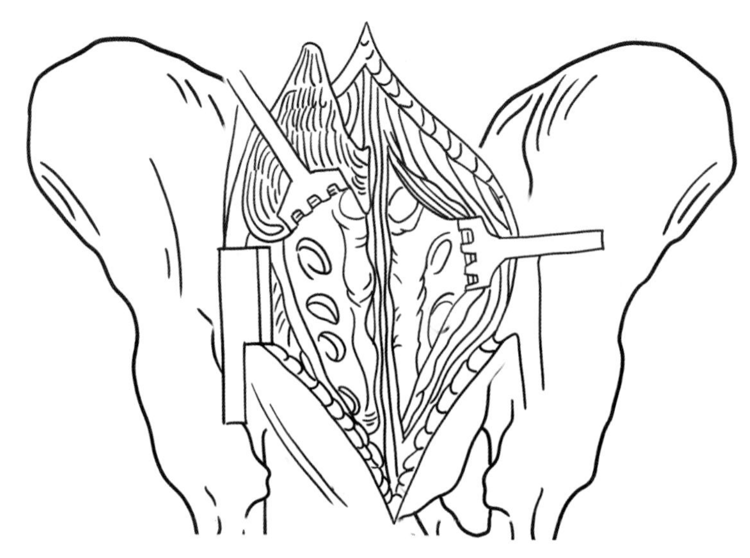

图 5-19 **锐性剥离至骶骨并显露骶骨**

七、双侧髂骨横切口

体位：患者取俯卧位，切口位于双侧的髂后上棘之间，切口与躯干纵轴垂直，横过骶骨中部，并分别向两侧弧形向前（图 5-20）。

手术入路：切开深筋膜，在髂后上棘处显露双侧臀大肌起点上部（图 5-21），剥离竖脊肌，自中间向两侧行髂后上棘截骨（图 5-22），将其与臀大肌起点一起向外牵开，显露骶骨背侧及双侧骶髂关节后缘。关闭时，复位并以螺钉固定髂后上棘，将竖脊肌与臀大肌拉拢缝合。治疗单纯骶髂关节脱位时，骶髂关节复位后，自坐骨大切迹伸入手指，触摸骶骨翼，可以评估骶髂关节复位程度。解剖复位后，坐骨大切迹上缘与骶骨外缘连成一条平滑的曲线。该入路适用于双侧骶髂关节脱位或骶骨纵向粉碎性骨折。然而，该入路切口大，暴露范围广，易引起皮肤坏死，已较少使用。

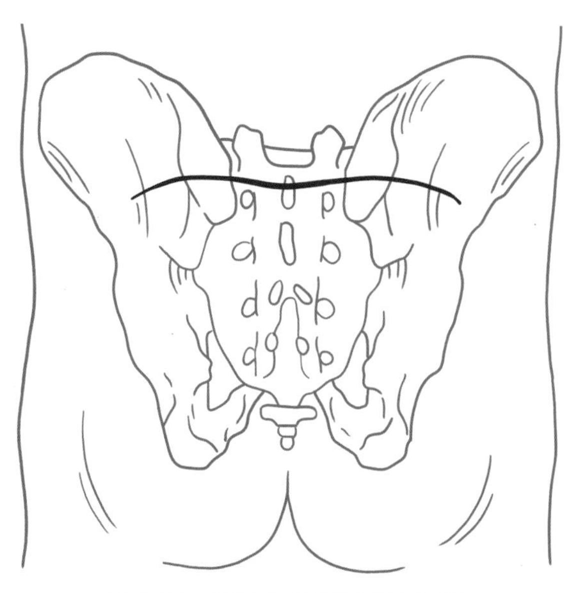

图 5-20 **双侧髂骨后横切口示意图**

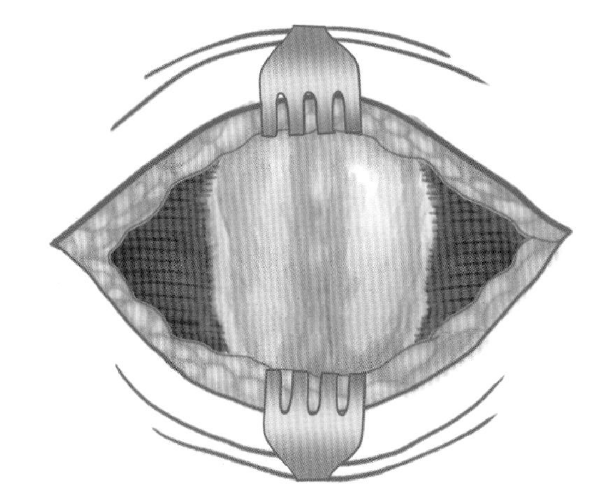

图 5-21　**手术显露双侧臀大肌起点上部**

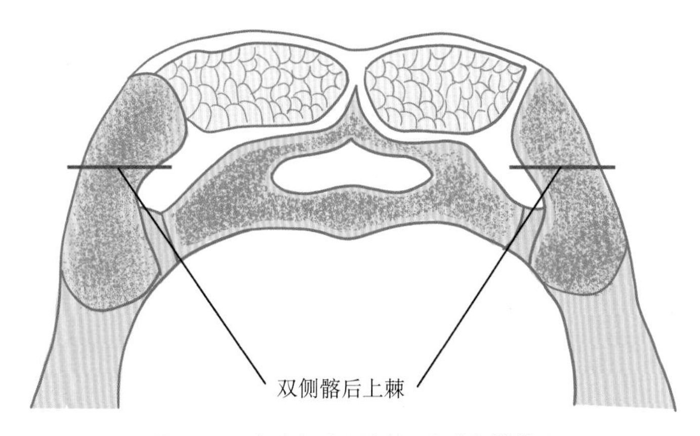

图 5-22　**自中间向两侧行髂后上棘截骨**

第二节　髋臼骨折的手术入路

一、Kocher-Langenbeck 入路

Kocher-Langenbeck 入路（K-L 入路）是处理髋臼骨折后方骨块的主要手术入路（图 5-23）。该入路适用于后壁骨折、后柱骨折、后柱 + 后壁骨折、横行 + 后壁骨折及后柱移位明显的 T 形、横行骨折和需要探查坐骨神经者。

体位：患者取侧卧位，伤侧膝关节屈曲 60°。

切口：髂后上棘下外方 3cm 弧形向下至股骨大转子外侧，根据情况可向下适当延长。此入路并无真正的神经界面，支配臀大肌的臀下神经在远离切口的内侧，接近臀大肌起点处进入肌肉，所以在切口处将臀大肌按其肌纤维走行方向分开，不会引起明显的失神经支配现象。

髋臼的暴露：切开阔筋膜，钝性分开臀大肌纤维，切开部分髂胫束。切断部分臀中肌和臀小肌在大粗隆的止点，内旋大腿，在大粗隆后方距止点 0.5cm 处切断外旋肌群，用骨膜剥离器钝性剥离达坐骨大切迹和坐骨结节内缘。牵开臀大肌和外旋肌群，保护梨状肌下方的坐骨神经，保护股方肌和关节囊的完整（图 5-24）。有时需要切开关节囊，使股骨头脱位显露和探查髋臼内的骨碎片。此入路显露髋臼上方髂骨、后侧坐骨大切迹和前方耻骨体不充分。

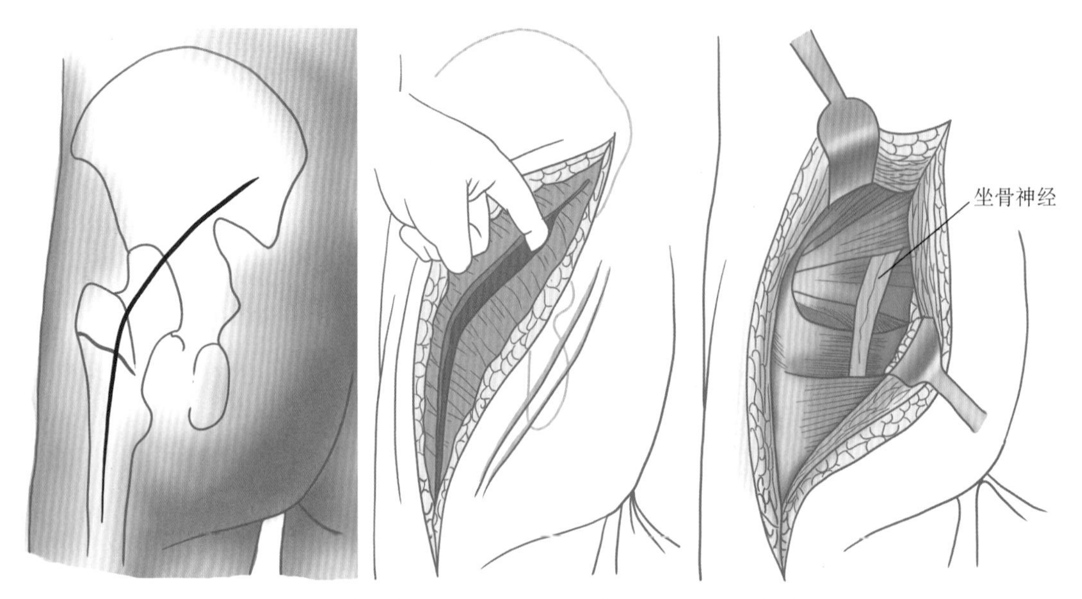

图 5-23　Kocher-Langenbeck 入路切口及重要解剖结构

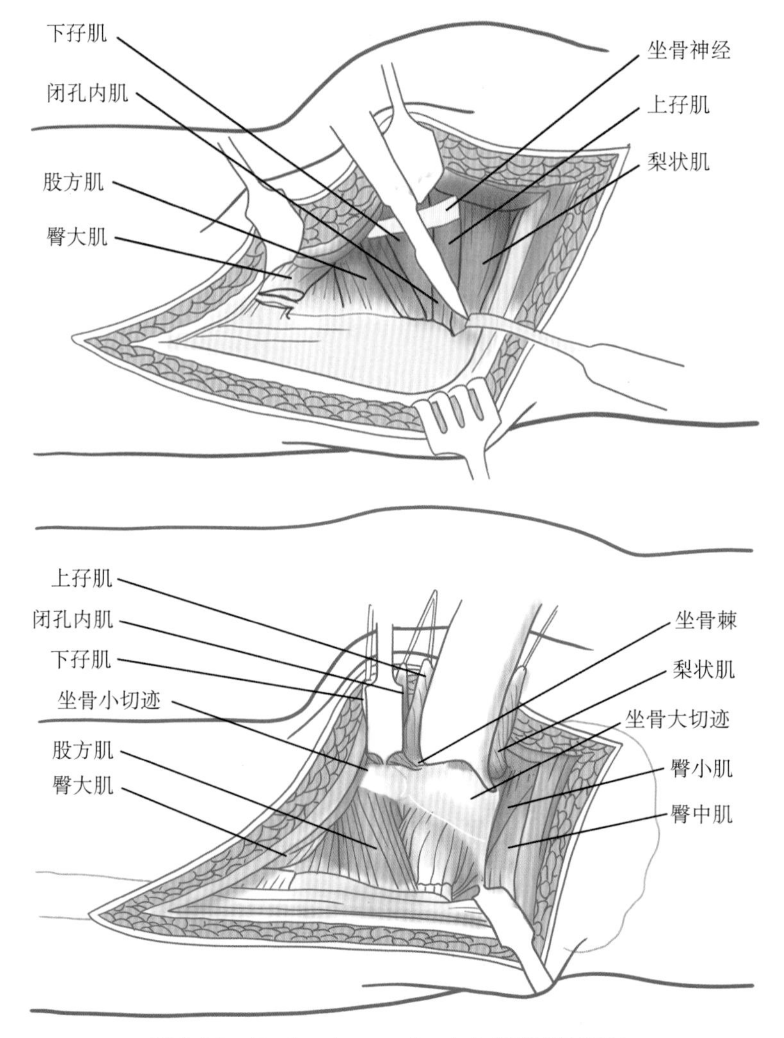

图 5-24　Kocher-Langenbeck 入路的解剖要点

改良 Kocher-Langenbeck 入路（图 5-25）增加大转子截骨，暴露后柱上方、坐骨大切迹、髋臼上缘及臼顶、髂骨翼下方至髂前下棘。截骨操作能减少损伤臀上血管、神经，但异位骨化的发生率升高。

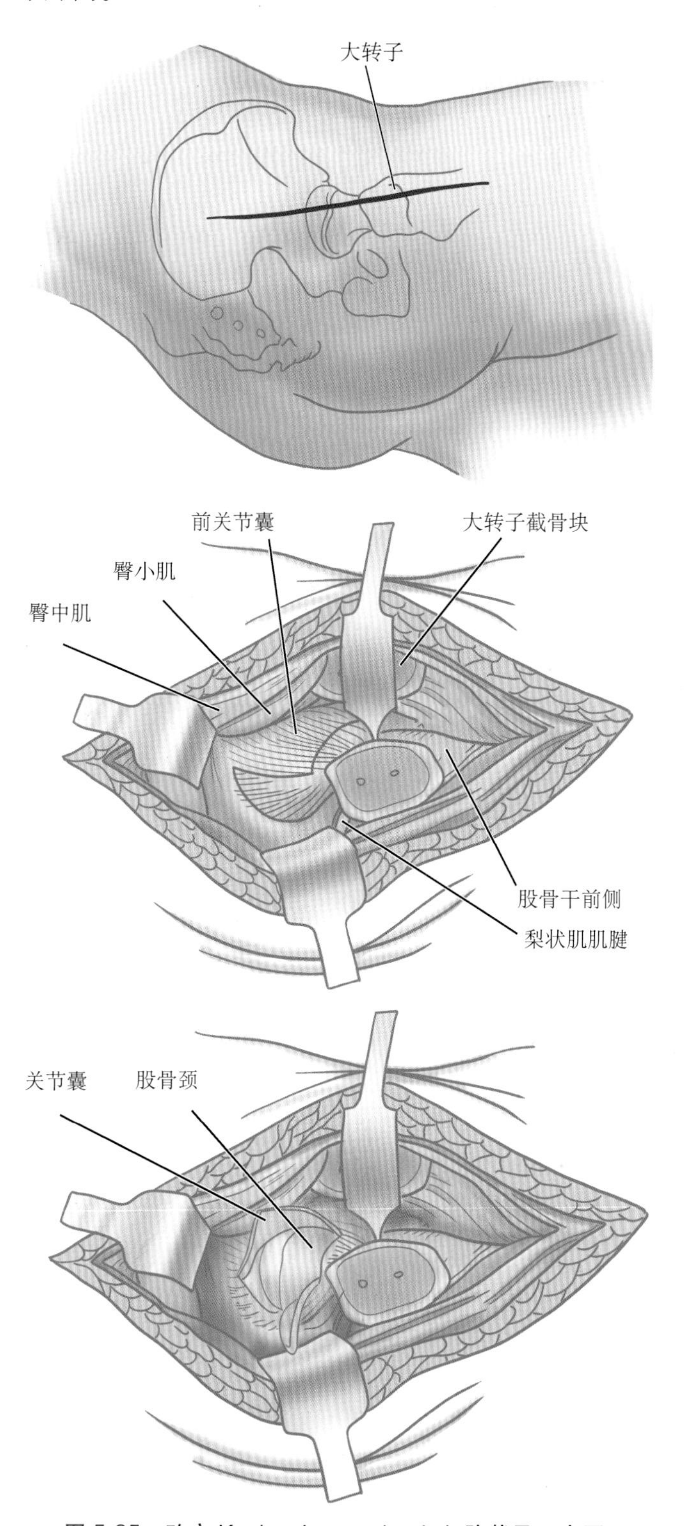

图 5-25　改良 Kocher-Langenbeck 入路截骨示意图

三叉形扩展入路（图 5-26）是在以上两种入路的基础上发展而来，增加了由大转子尖端斜向髂前上棘的切口。可显露整个后柱壁和髂骨翼的外侧面。

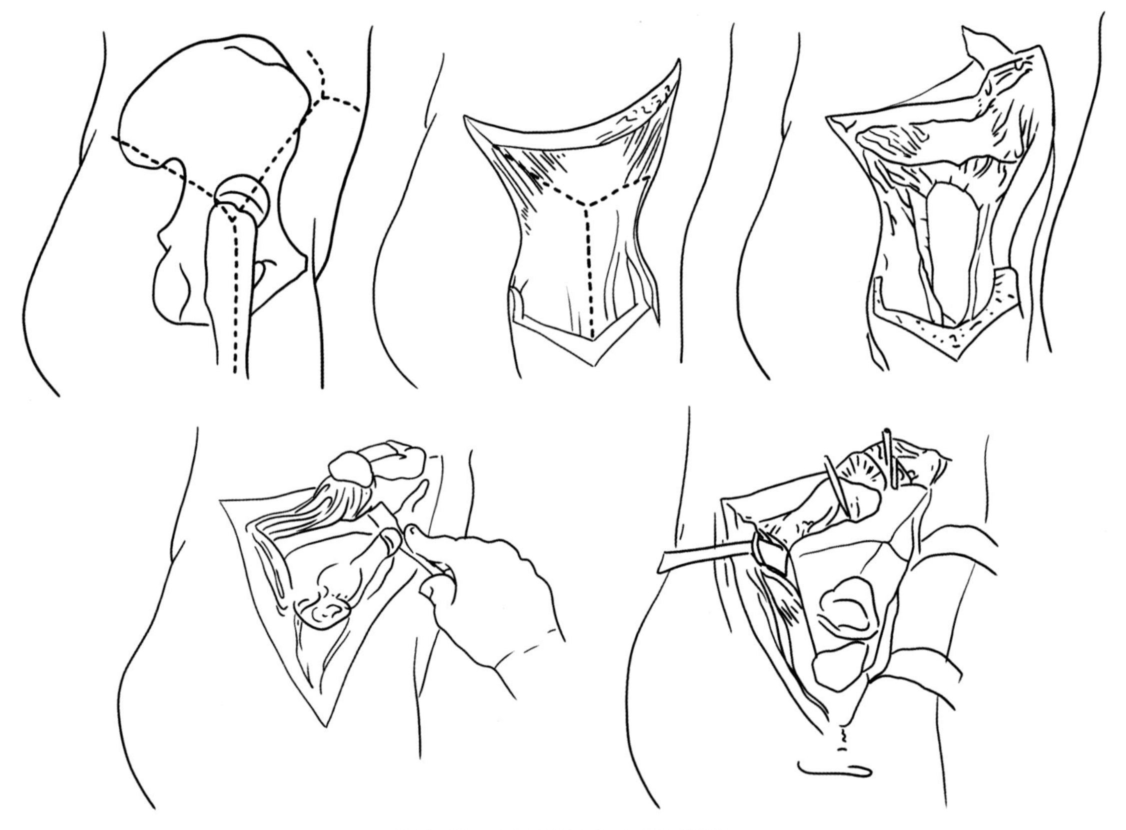

图 5-26　三叉形扩展入路示意图

以上入路易损伤坐骨神经、旋股内侧动脉和臀上血管神经，术中应尽量保持伸髋屈膝位以保护坐骨神经；避免强力牵拉臀中肌，以免造成出血和髋外展肌群的麻痹；同时注意保护股方肌附近的旋股内侧动脉，降低股骨头缺血性坏死的发生率。

二、髂腹股沟入路

髂腹股沟入路主要显露从骶髂关节到耻骨联合的髋臼前柱和髂骨的内侧面。该入路适用于前壁骨折、前柱骨折和向前移位的横行骨折。

体位：患者取仰卧位，背侧垫高。

切口：自髂前上棘上方 5cm 向前做弧形切口，经髂前上棘向内侧延伸，经过耻骨结节上方止于中线（图 5-27）。

髋臼的暴露：沿髂嵴切开，做髂骨内板骨膜下剥离，在髂前上棘水平切断腹股沟韧带，注意分离保护髂前上棘下方 3cm 处的股外侧皮神经并显露腹外斜肌腱膜（图 5-28）。

自腹股沟管浅环处开始沿其纤维方向分离腹外斜肌腱膜至髂前上棘（图 5-29）。分离后可以显露男性患者的精索或女性患者的圆韧带。仔细分离这些结构并用橡皮条牵开（图 5-30）。

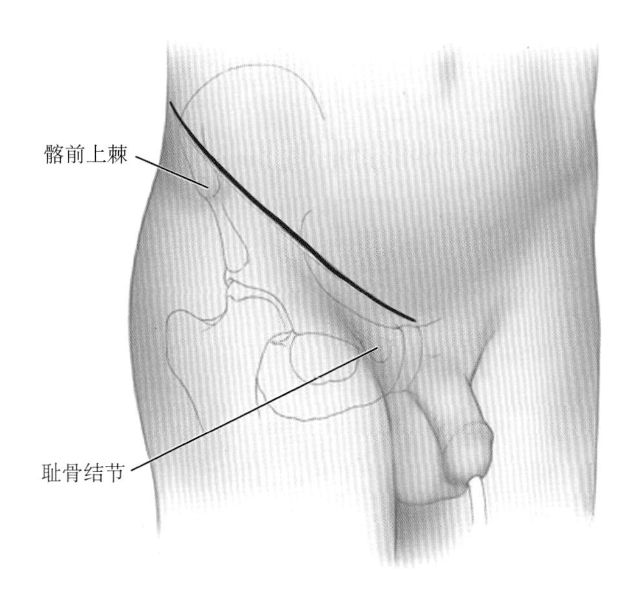

图 5-27　**髂腹股沟入路切口示意图**

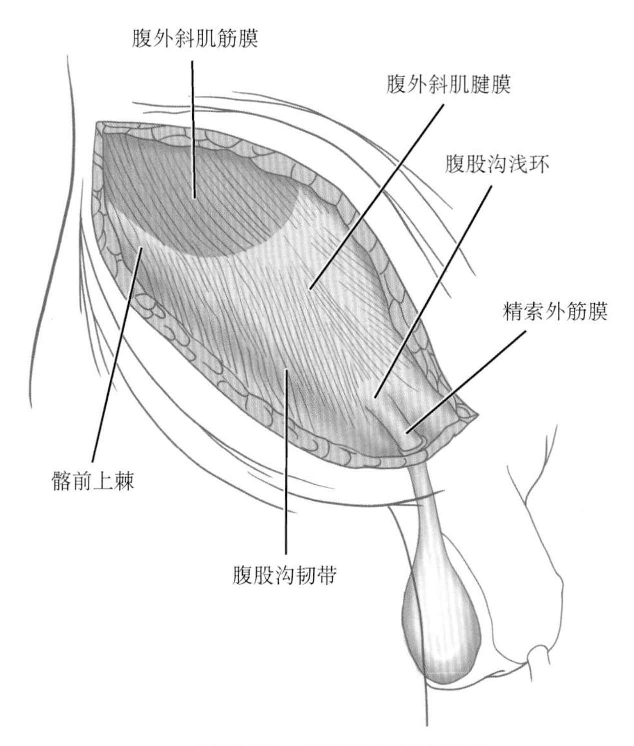

图 5-28　**显露腹外斜肌腱膜**

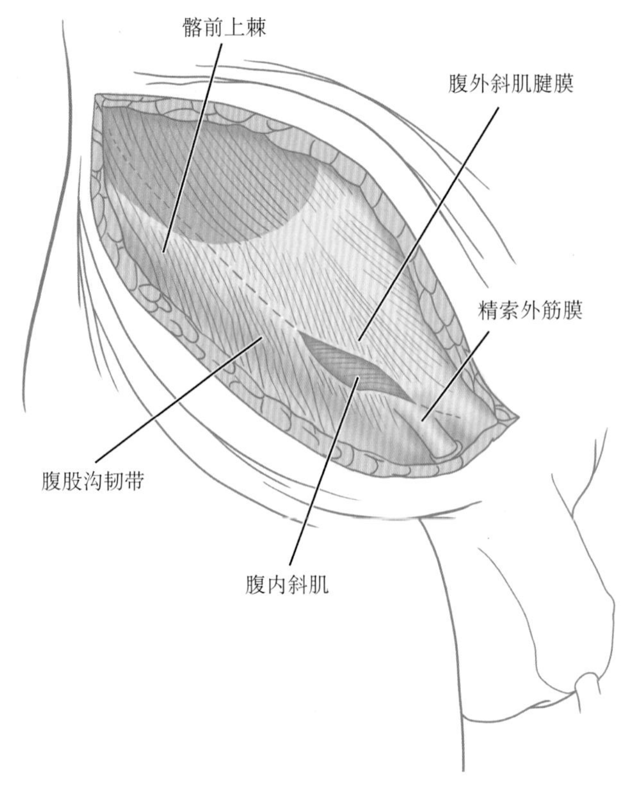

图 5-29　**自腹股沟管浅环处沿其纤维方向分离腹外斜肌腱膜**

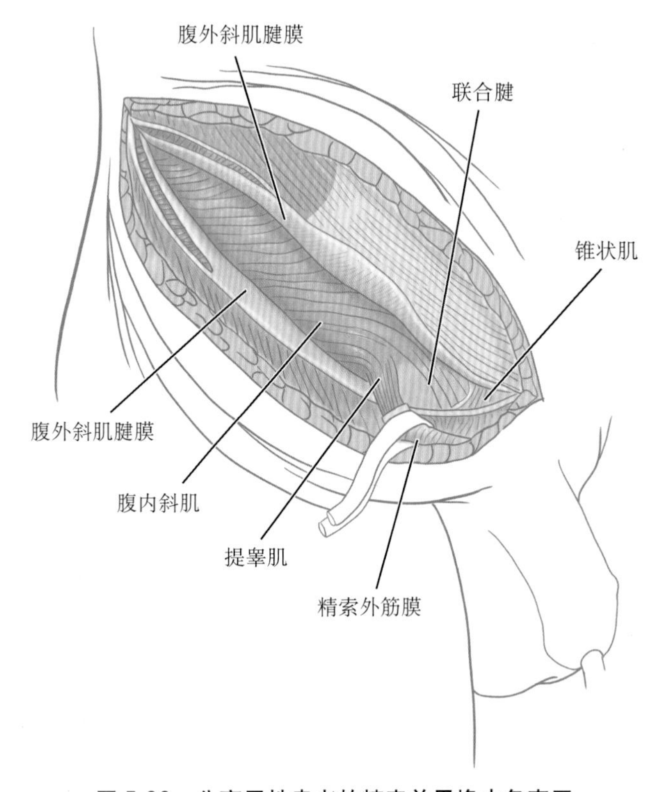

图 5-30　**分离男性患者的精索并用橡皮条牵开**

继续向内侧分离，切开腹直肌的前鞘，显露腹直肌。自髂骨翼内侧分离髂肌，开始行锐性分离，进入骨盆后行钝性分离。于腹直肌在耻骨联合止点近端 1cm 处将其横向切开。在耻骨联合后方和膀胱之间钝性分离出 Retzius 间隙。切开构成腹股沟管后壁的腹内斜肌和腹横肌纤维（图 5-31）。在腹股沟管深环的内侧缘结扎腹壁下动脉，之后分离起自腹股沟韧带外侧的腹横肌和腹内斜肌纤维（图 5-32）。

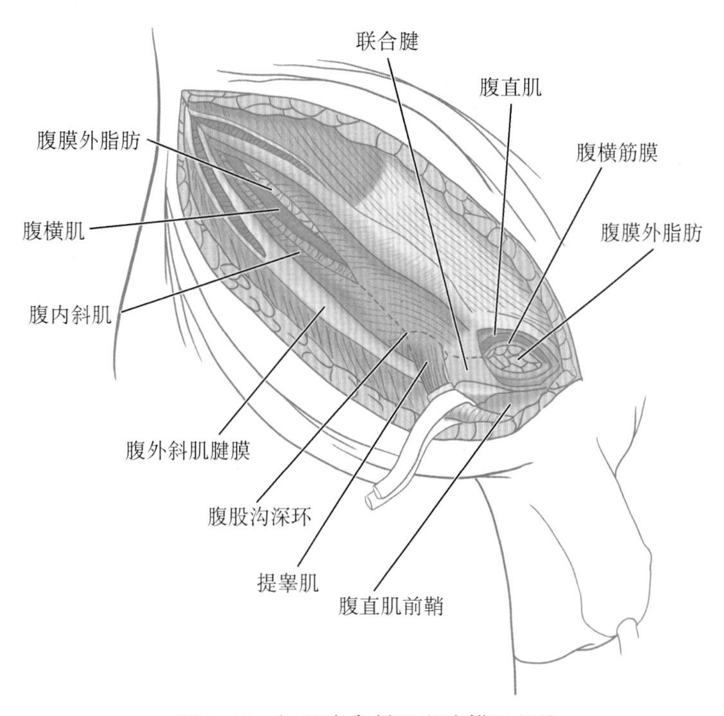

图 5-31　**切开腹内斜肌和腹横肌纤维**

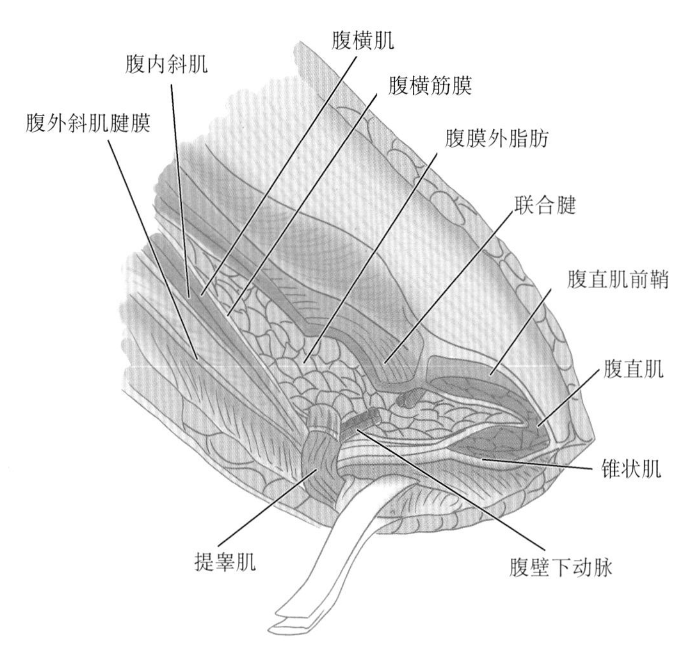

图 5-32　**结扎腹壁下动脉，分离腹横肌和腹内斜肌纤维**

此时，可显露腹膜及其上的腹膜外脂肪。用纱布团把腹膜推向上方显露股血管、股神经和髂腰肌肌腱（图 5-33）。分离股动脉鞘和股血管，并用橡皮条保护，用另一橡皮条保护髂腰肌肌腱及其上方的股神经（图 5-34）。把上述组织牵向内侧或外侧，显露下面的髋臼内侧面和耻骨上支（图 5-35）。此时可以显露 3 个窗口：位于髂腰肌外侧的外侧窗可以显露髂骨内侧面；位于髂腰肌内侧、股动脉和静脉外侧的中间窗可以显露方形区；位于股动脉和静脉内侧的内侧窗可以显露耻骨上支和耻骨联合。

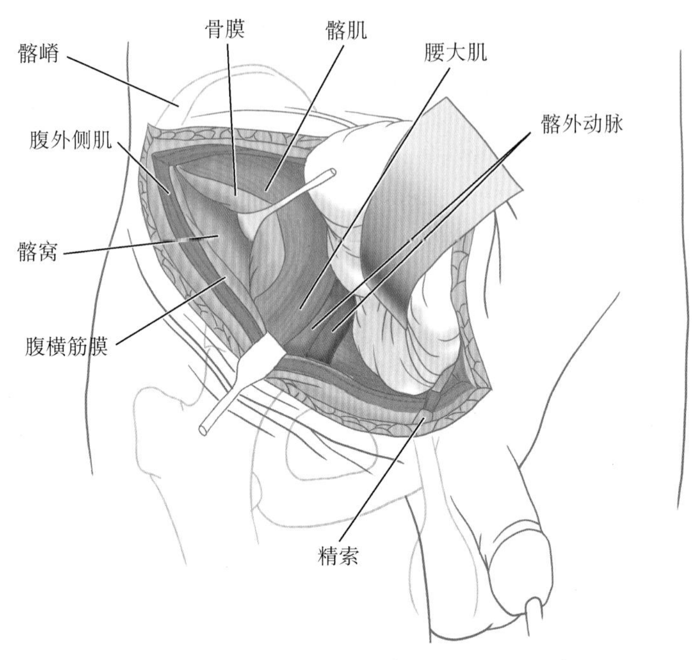

图 5-33 **显露股血管、股神经和髂腰肌肌腱**

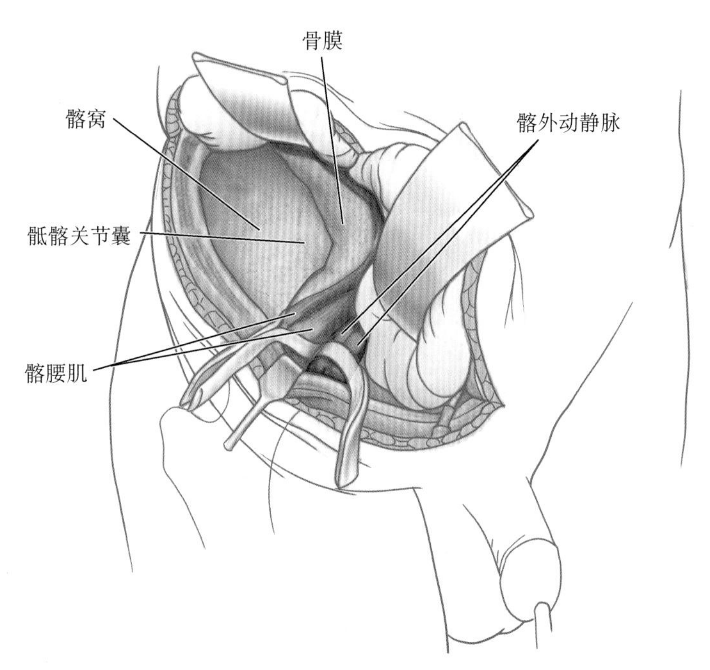

图 5-34 **分离并保护股动脉鞘、股血管、髂腰肌肌腱及其上方的股神经（外侧窗）**

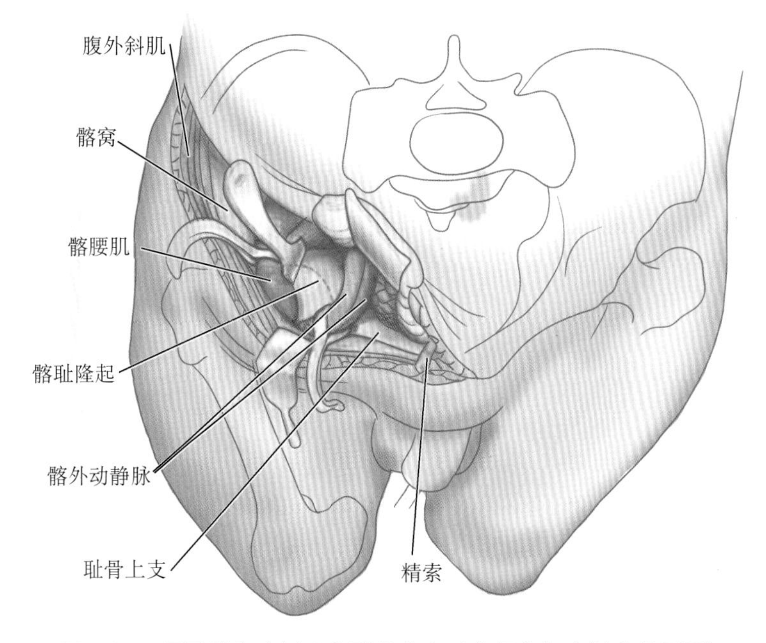

图 5-35　显露髋臼内侧面和耻骨上支（中间窗与内侧窗的显露）

该入路无法直视关节面，只能通过髋骨内侧面将髋臼骨块间接复位。此入路可减少股骨头坏死和异位骨化的发生，但术中操作容易损伤髂外血管、股动静脉、股神经及股外侧皮神经。注意保护闭孔动脉和腹壁下动脉或髂外动脉之间可能存在的异常吻合支，此处吻合支损伤后断端容易回缩到耻骨后，出血难以控制，即“死亡冠”(图 5-36)，其发生率高达 83%。

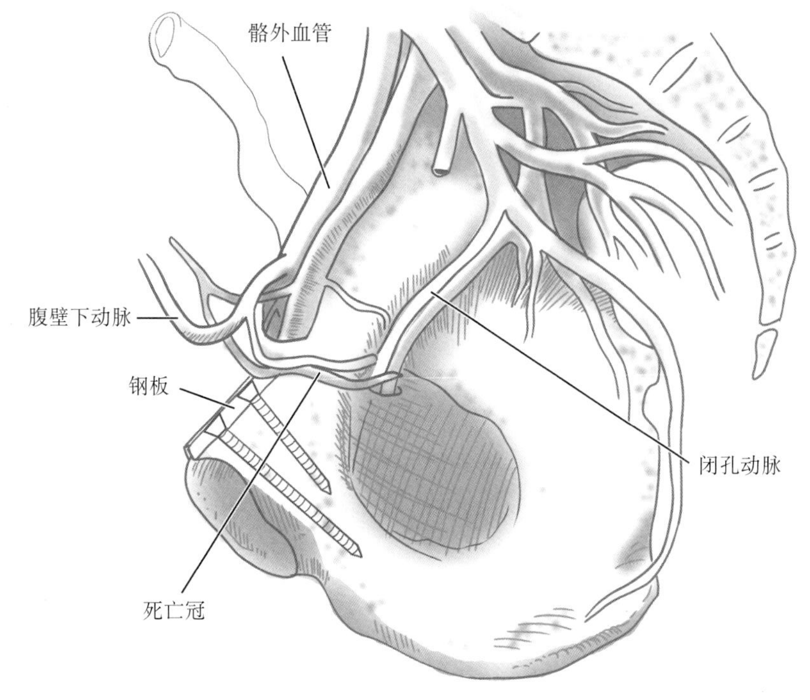

图 5-36　“死亡冠”示意图

三、Stoppa 入路

体位：患者屈曲髋关节，取仰卧位。

切口：耻骨联合上方 2cm 横行切口或脐下、耻骨联合上方纵行切口。

髋臼底面方形区的暴露：切开皮肤及皮下组织，切开腹膜并向两侧牵开，到达耻骨后间隙，牵开膀胱并用纱布填塞保护，在打开腹直肌鞘时需要更长地纵行劈开腹直肌，使腹直肌的活动范围增加，以利于暴露（图 5-37）。腹直肌远端止点不做切断，将腹直肌在耻骨上支的粘连部分分离，暴露出耻骨支，将腹直肌、髂外血管、髂腰肌及股神经提拉起来，暴露出骨盆入口缘，牵开后可显露真性骨盆、耻骨联合、耻骨上支及方形区，在耻骨上支的上后方常规探查，距耻骨联合约 6cm 处可发现闭孔动脉和髂外动脉或由髂外动脉发出的腹壁浅动脉的交通支（死亡冠），该血管走行很短，注意不要损伤，如果妨碍暴露，可以结扎（图 5-38）。沿骨盆内壁分离并牵开闭孔内肌，可以暴露出方形区，进一步向后剥离可以暴露到坐骨支的盆内缘，此处注意保护闭孔神经血管束，在骶髂关节附近注意保护髂腰部血管。可联合髂腹股沟外侧窗即髂窝切口进行高位前柱骨折的固定。

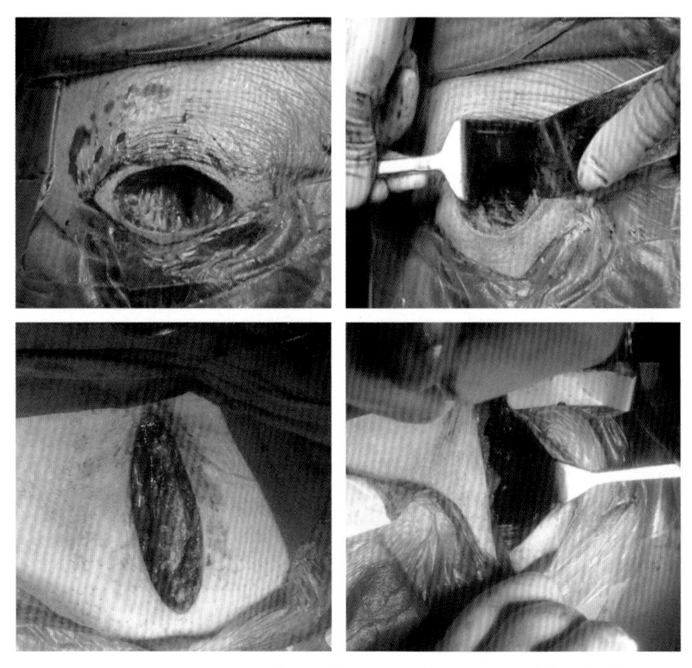

图 5-37 Stoppa 入路的皮肤切口，皮肤切口呈横行和纵行

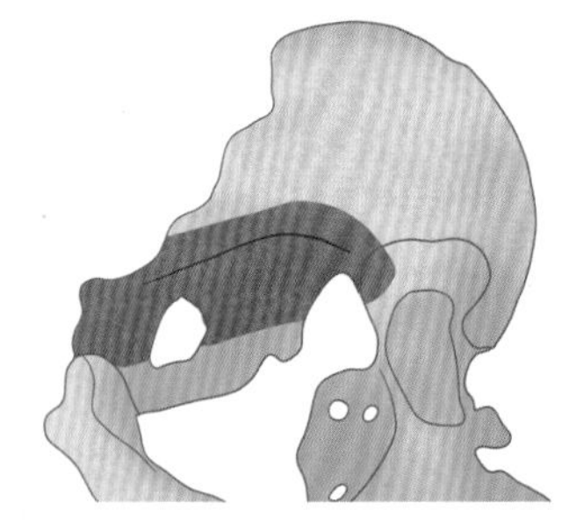

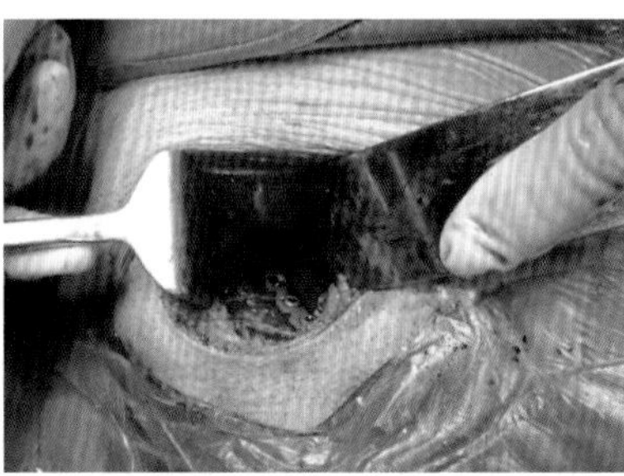

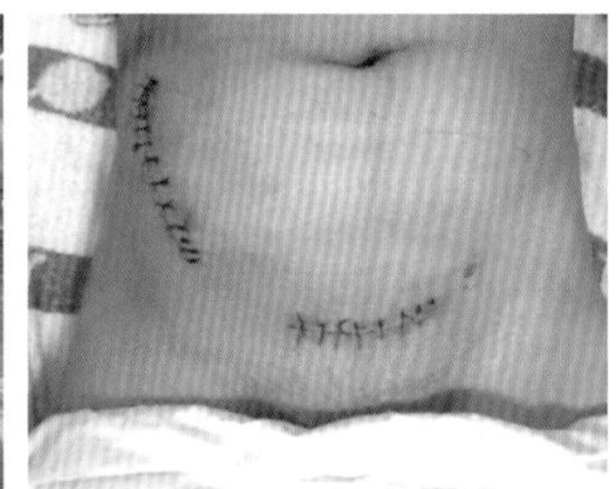

图 5-38 Stoppa 入路显露范围，术中发现的“死亡冠”血管及常结合应用的髂腹股沟入路外侧窗（即髂窝入路）的切口图

四、髂股入路

此入路可显露内侧的髂窝、骶髂关节和坐骨大切迹，前达髂耻隆起及髂骨翼的外侧面。该入路适用于前柱骨折、前壁骨折、某些前柱伴后半横行骨折和骨折向前移位的横行骨折。

体位：患者取仰卧位。

切口：皮肤切口开始于髂嵴中部，沿髂嵴内侧经髂前上棘向远侧沿缝匠肌内侧缘至大腿中 1/3 处。切断缝匠肌和腹股沟韧带的起点及沿髂嵴切开腹肌，骨膜下剥离髂腰肌并向内侧牵开，显露髂骨内板，切断股直肌的两头，显露髋关节前柱及前侧（图 5-39）。

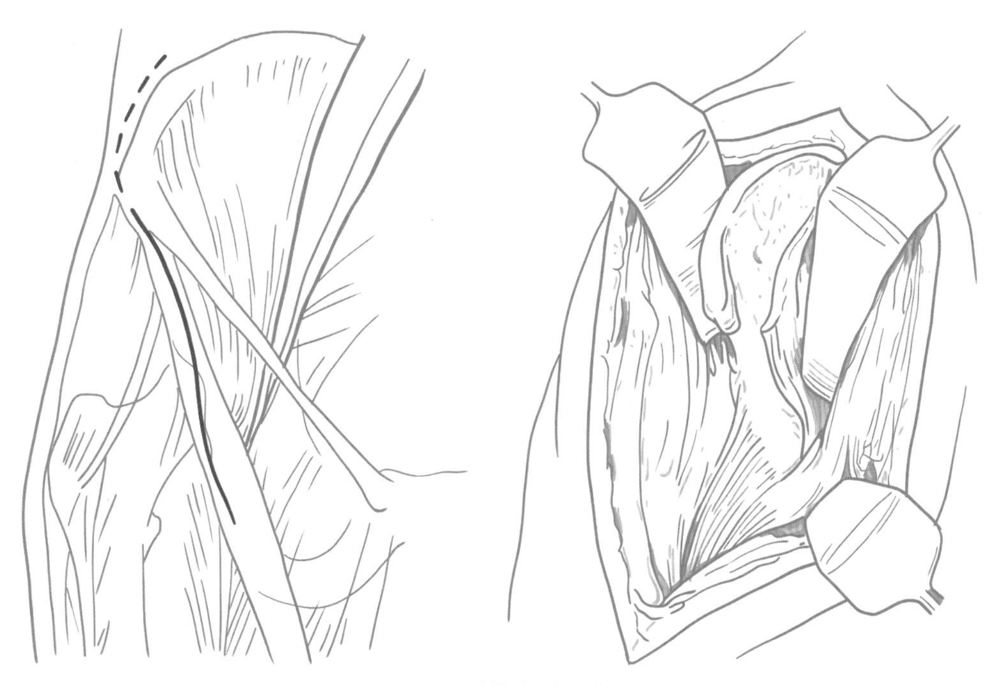

图 5-39　髂股入路示意图

此入路可以减少股动、静脉和股神经损伤，可以显露前方关节囊和髂耻隆突以上前柱。但前柱远端和髋臼向侧壁显露不充分，无法显露耻骨联合，且股外侧皮神经的损伤发生率较高。

五、扩展髂股入路

扩展髂股入路可以显露整个髂骨的内外板和髋臼双柱，但该入路异位骨化的发生率较高，前柱的内固定操作困难，易损伤坐骨神经和股外侧皮神经。一般不常用。

体位：患者取侧卧位，患髋向上。

切口：髂嵴部位做手术切口，向下经过髂前上棘并延伸至大腿的前外侧。

髋臼的暴露：切开阔筋膜，暴露阔筋膜张肌和缝匠肌之间的手术界面，此时要注意保护在其浅表走行的股外侧皮神经。从髂骨外板上剥离阔筋膜张肌和臀肌，结扎旋股外侧动脉分支，然后切断臀中、小肌肌腱并向后牵开。切断梨状肌及短外旋肌群并行骨膜下剥离，可以显露骨盆后外侧面、后柱和髋关节，从而显露髋臼后方骨折。切断缝匠肌和腹股沟韧带起点，剥离髂腰肌，切断腹直肌的两头，显露骨盆前部和前柱。此外，于肌间隙进入关节腔，该入路可用于治疗股骨头骨折（图 5-40）。

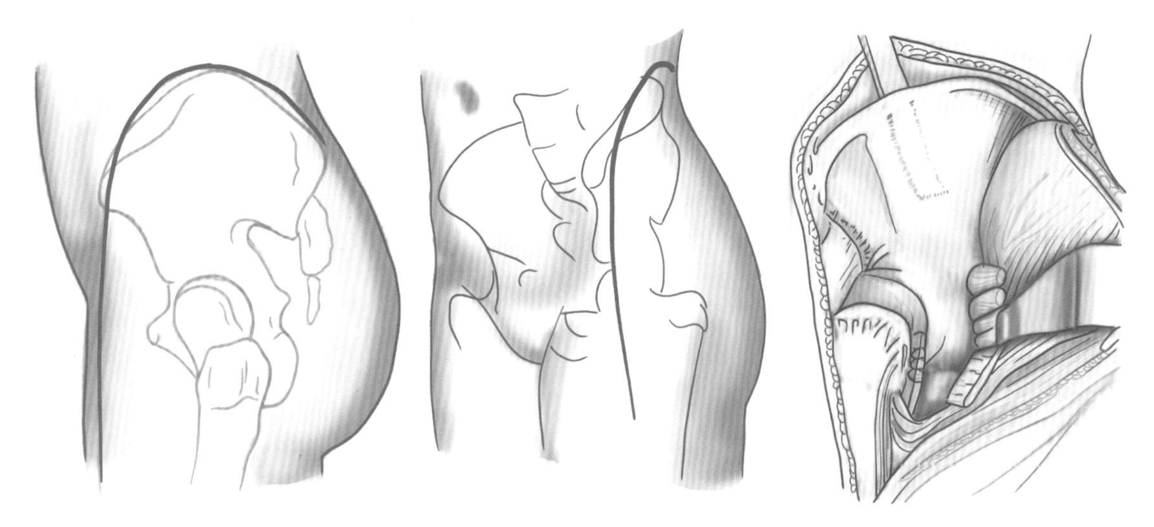

图 5-40　扩展髂股入路示意图

六、前后联合入路

采用半侧卧“漂浮”体位，可以选择 Kocher-Langenbeck 入路 + 髂腹股沟入路或 Kocher-Langenbeck 入路 + 髂股入路，其中 Kocher-Langenbeck 入路 + 髂腹股沟入路较为常用（图 5-41）。经此入路髋骨内、外侧均可以得到显露，适用于陈旧性髋臼骨折和复杂性骨折，此入路可减少异位骨化、肌肉损伤、关节障碍等并发症，术中可控制骨块的旋转。但该入路耗费手术时间较长、创伤大、术后感染率较高。

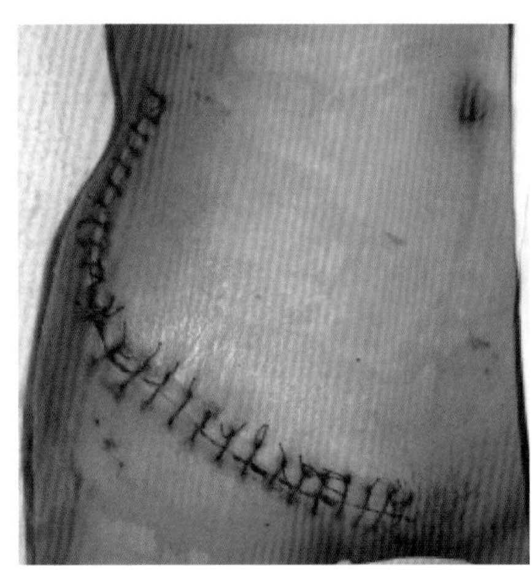

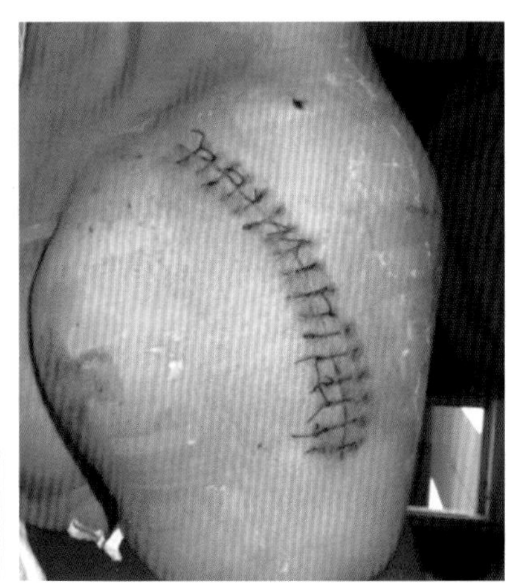

图 5-41　前后联合入路皮肤切口

第 6 章

骨盆骨折的急救

高能量损伤很少引起单发的骨盆骨折，骨盆环损伤往往合并身体其他部位（如腹部、胸部或头部等）的严重损伤，所以要把骨盆骨折看作全身多发损伤的一种指示因素。早期积极寻找对生命威胁最大的隐匿损伤要比只把精力集中在骨盆骨折重要得多。就骨盆骨折本身而言，其也常合并骨盆周围重要软组织及器官损伤（图 6-1），可涉及空腔脏器、泌尿生殖器官、神经、血管损伤，以及广泛的皮肤损伤。

骨盆骨折的急诊处理要求简单、快速、有效，强调损伤控制理念（即先抢救生命，尽量避免因后续治疗引起的二次打击），同时由于骨盆骨折还常伴有其他相关损伤，所以需要与其他相关科室有效沟通及协作配合。需要再次强调的是，骨盆骨折的抢救没有特定流程，只有大的原则，即优先处理对生命造成威胁的损伤。本章主要论述当今骨盆创伤急救的最新理念及实用措施。

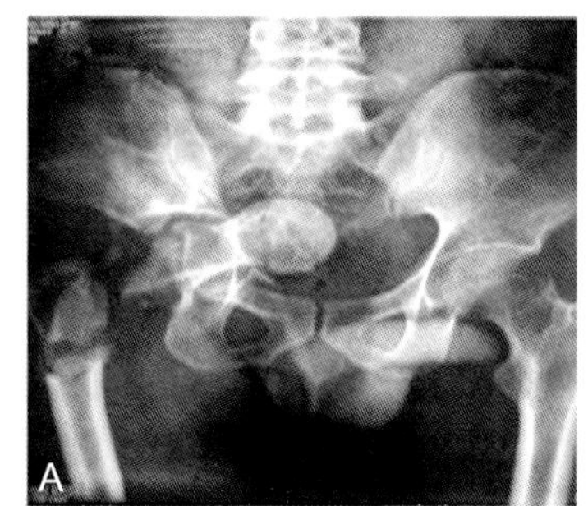

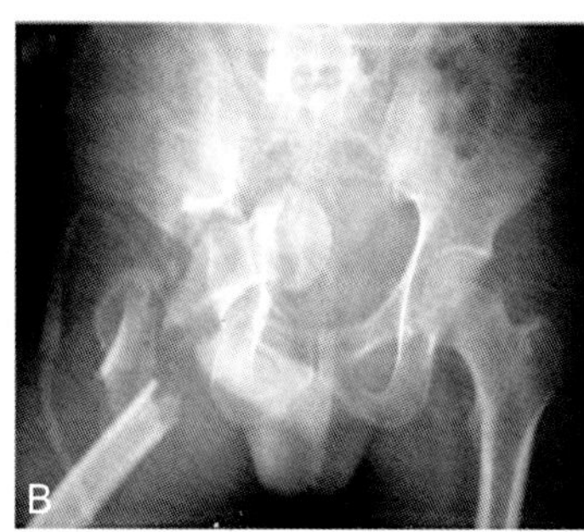

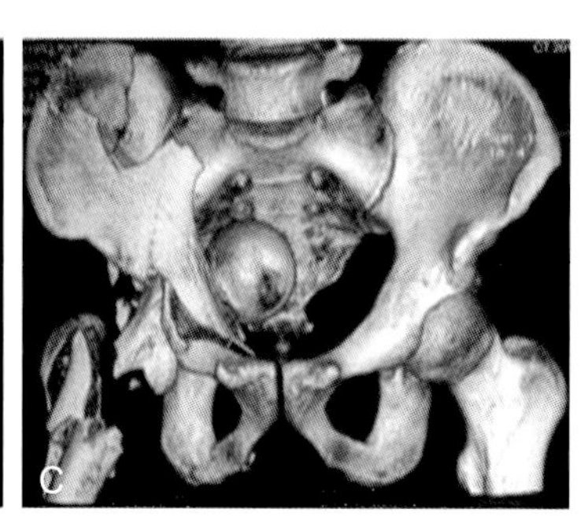

图 6-1　1 例高能量暴力导致的（骨盆、股骨近端）多发骨折患者

骨盆正位及 CT 三维重建可见股骨头突破方形区进入盆腔，除股骨近端骨折外，该患者还合并有肠破裂等脏器损伤

第一节　血流动力学不稳定骨盆骨折的急救处理

血流动力学不稳定的定义为总失血量超过 2000ml，因为在急诊情况下难以估算失血量，一般以患者刚入院时收缩压＜ 70mmHg 和血红蛋白浓度＜ 8g/dl 为标准，伴有血流动力学不稳定的骨盆骨折患者的死亡率约为 37%。

骨盆骨折最初 24h 内的死亡通常是由不可控制的出血（创伤性凝血功能障碍）所致，

因而对于高能量损伤所致的骨盆骨折的处理，首要任务是控制出血并恢复血流动力学的稳定（图 6-2）。不稳定骨盆骨折患者进入急诊室后首先要按照高级创伤生命支持（advanced trauma life support，ATLS）原则进行处理，早期复苏主要集中在气道、呼吸、循环，优先处理致命性损伤（如张力性气胸、颅脑损伤等）。

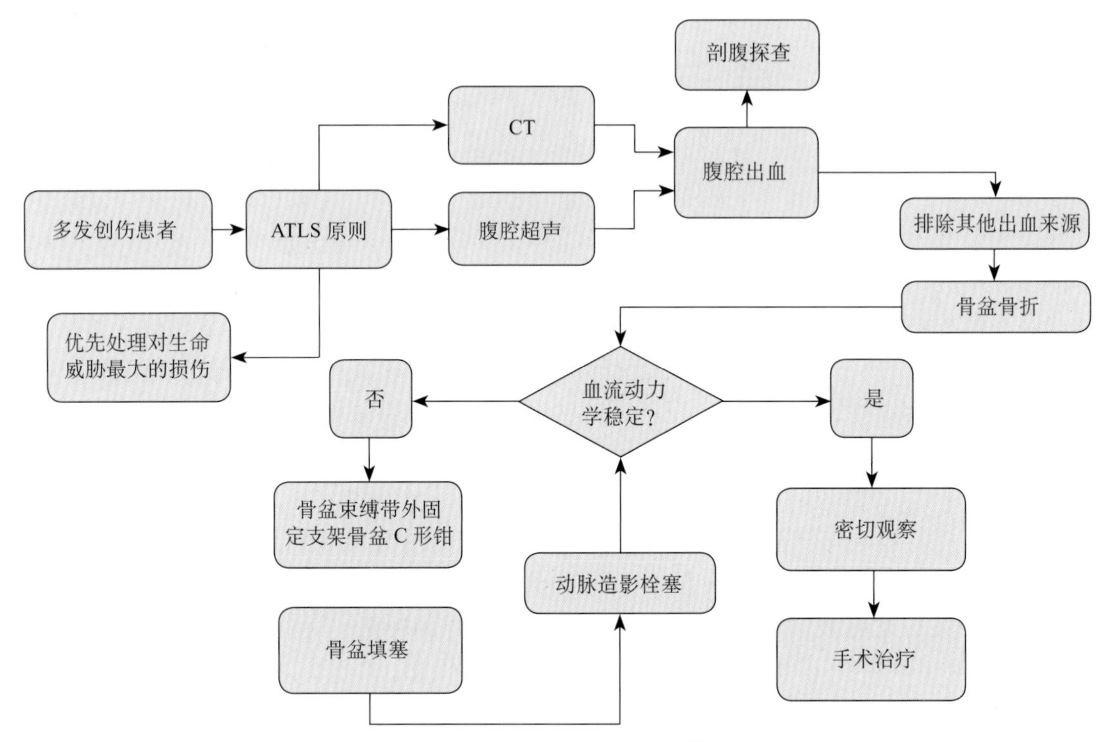

图 6-2　骨盆骨折伴血流动力学不稳定的处理流程图

一、初步评估与液体复苏

多发创伤患者进入急诊室以后，立即对患者进行心电监护、吸氧并积极扩容。利用休克指数（心率 / 收缩压）可以对患者休克的程度进行一个快速的初步判断。血气分析是一项简单且实用的判定工具（抽血检测后能立即获得结果），可以快速得知患者的血红蛋白水平及碱剩余（可以用于判断休克程度），并以此为凭据备血和输血。血常规、生化全项、凝血功能测定也必不可少（一般抽血 30min 后才能获得结果）。

允许一定程度的低血压（80 ～ 100mmHg）的存在，对于出血的早期处理包括快速大量输入晶体液（1 ～ 2L），随后 1 ∶ 1 输入压积红细胞与新鲜冷冻血浆，早期快速纠正凝血障碍（输入凝血因子），输血后如果患者的收缩压仍然＜ 90mmHg（伴心率＞ 100 次 / 分），那么就应该急诊进一步采取措施控制出血。注意在开放性骨盆骨折中，因为失去了生理自压填塞效应（self-tamponade effect），在第一个 24h 内，患者所需要输注的血液量约是闭合伤的 4 倍。

除了低血压、低体温的预防，对于开放伤口要采用无菌敷料加压包扎。如患者清醒，可以做全身的体格检查，凡是压痛部位都应采取相关检查，以防漏诊。下面主要论述血流动力学不稳定的骨盆骨折最重要的两种检查。

1. *腹腔超声*（focused abdominal sonography for trauma，FAST）*检查*　对于血流动力学不稳定的患者，FAST 检查有助于确定出血的来源，判断盆腔内积血的位置。FAST 检查是一种快速非侵入且能有效判断有无腹膜内出血及腹膜后出血的好方法，若探测到腹腔内游离液体，就应怀疑有腹膜内出血，该检查具有较高的阳性诊断价值。FAST 阳性或有进行性出血的迹象（如血压多变、心率快慢交替、红细胞压积＜ 30%、动脉血 pH ＜ 7.2），建议尽早进行骨盆环的固定或诊断性剖腹探查手术。FAST 检查无法明确确定出血的来源，如腹膜内膀胱破裂会导致 FAST 假阳性，而且有时血液来自破裂的腹膜后血肿。此外，需要注意的是，FAST 阴性并不能排除腹腔内出血，故 FAST 检查对于诊断骨盆骨折出血的特异性较差。

2. *X 线及 CT 检查*　骨盆正位片必不可少，可以帮助评估骨折类型及其稳定性。由于绝大部分的负荷经由骨盆后环结构传导，因此在对骨盆环稳定性进行评估时，后环结构是否完整具有重要意义，然而骨盆 X 线片通常对于诊断骨盆后环损伤、髋臼骨折及腹膜后血肿、韧带撕裂存在难度。

CT 检查需要搬动患者且检查时间较长，因此，有学者认为对于血流动力学不稳定的患者，该检查属于相对禁忌，但这一点近年来颇有争议。CT 检查不仅可以精确确认骨盆骨折的情况（骨盆后环骨折的分型需要 CT 扫描），而且还可以确定出血的所有来源，对判断出血来自腹腔内还是腹膜后提供非常有价值的信息。来自欧洲创伤机构的研究数据显示，集成化的全身 CT 扫描用于患者的早期复苏可明显提高患者的生存率。早期 CT 扫描有诸多优点：①可以快速确定出血的主要来源；②对于动脉出血允许更早地进行血管造影栓塞；③可以指导血管介入医师快速定位出血点，选择性地进行血管造影，减少了造影剂的使用及射线暴露；④减少了输血量，从而降低了发生 DIC 及输血并发症的风险；⑤能早期确认其他器官损伤；⑥减少了不必要的剖腹探查手术数量。

总之，对于高能量损伤（如车祸伤、高处坠落伤等）所致的全身多发创伤患者，急诊建立静脉通路并输血补液后，如患者生命体征基本平稳应及早行颅脑、胸部、上中下腹部及骨盆 CT 平扫。对于血流动力学非常不稳定的患者，若 FAST 阴性（排除了腹腔出血），应假定骨盆出血的存在，迅速对其进行处理，稳定骨盆结构，缩小盆腔容积，纠正血流动力学不稳定。

二、稳定骨盆，控制出血

腹膜后间隙可以容纳 4000 ～ 5000ml 血液，一般情况下生理性自填塞效应不会发生，除非外来干预使骨盆内与腹膜后压力超过血管的压力。然而，在不稳定性骨盆骨折中，由于骨连接韧带的破坏（尤其是骨盆底），骨盆不再是一个闭合系统，没有骨与韧带的牵制，腹膜后间隙容积会持续扩大，即呈现所谓的“负吸效应”，这也是骨盆骨折与四肢骨折出血最大的不同。

急诊早期给予大量液体复苏后，如果患者的血流动力学仍不稳定，并且在早期评估中排除了腹腔及胸腔出血，此时应充分考虑由于骨盆骨折导致的血流动力学不稳定，应立即对骨盆骨折进行紧急的力学稳定，如使用骨盆带、外固定架、C 形钳等，从而尽早恢复骨盆的力学稳定性并缩小骨盆容积以达到止血的目的。创伤之后 24h 内通过外固定架和（或）C 形钳实现骨盆的力学稳定，可减少出血性休克的发生率及死亡率，这一点已经达成国际共识。

1. 骨盆束缚带（图 6-3） 所有血流动力学不稳定的患者都应立即使用骨盆束缚带（尤其是对于 APC Ⅱ型或Ⅲ型的“开书样损伤”）。骨盆束缚带是专门用于不稳定骨盆骨折的装置，其具有成本低、操作简单、安全有效等优点。在院前急救及患者转运的过程中，骨盆束缚带可控制骨折端移动并缓解患者疼痛，以及防止凝血块的破坏。如果没有骨盆束缚带，在急诊室可通过下肢内旋并使用床单对骨盆进行简单捆绑固定（图 6-4），内旋下肢可以给骨盆一个内旋的力，从而有助于骨盆环的复位及骨盆容积的缩小并改善临床效果。骨盆束缚带的并发症有皮肤的压力损伤及骨折的过分纠正引起的其他器官损伤。我们认为不稳定骨盆骨折的救治应该做到简单、快速、有效，推荐将骨盆束缚带或床单作为一种暂时稳定措施，其间如果发现对于控制血流动力学不稳定的确有效，再换成外固定架（前方外固定架）、C 形钳。需要特别注意的是，对于侧方挤压型（LC）的骨盆损伤，应用骨盆束缚带反而使畸形加重，可能会引起盆腔软组织及脏器（如膀胱、尿道、阴道）的损伤。

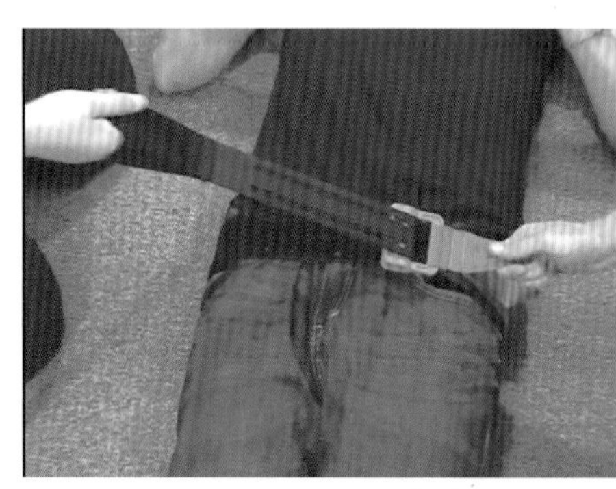
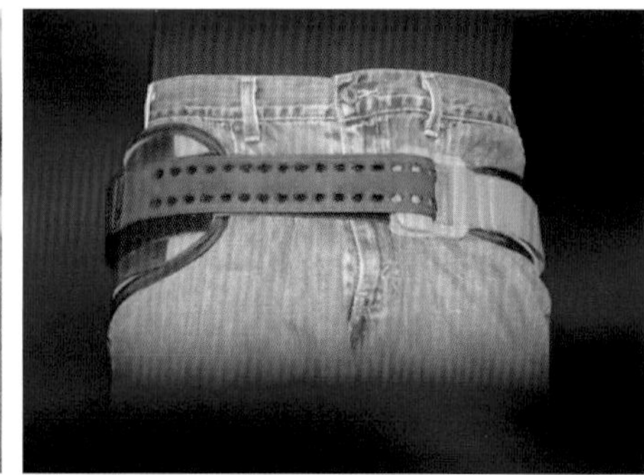
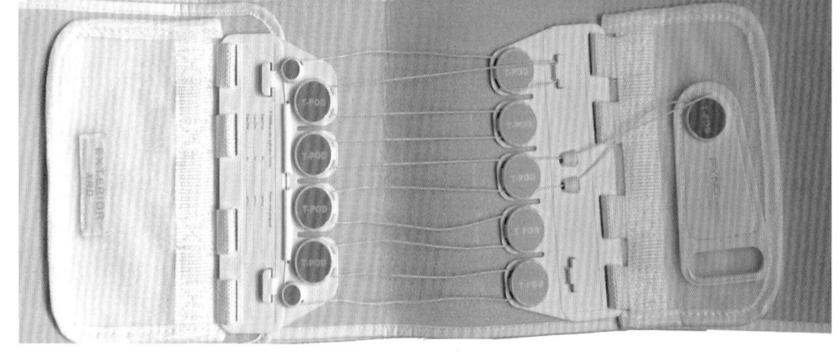
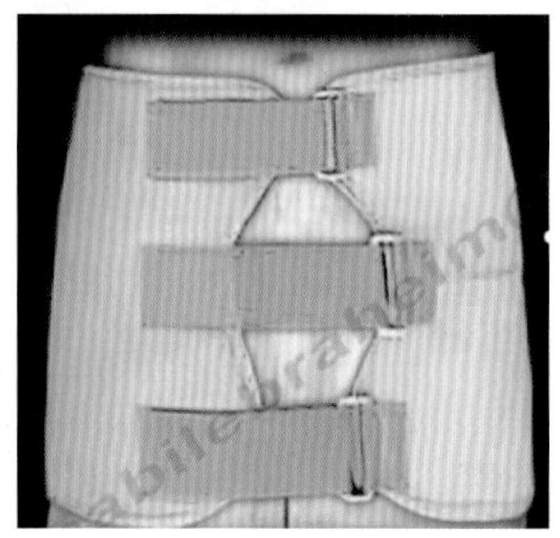

图 6-3 **骨盆束缚带**

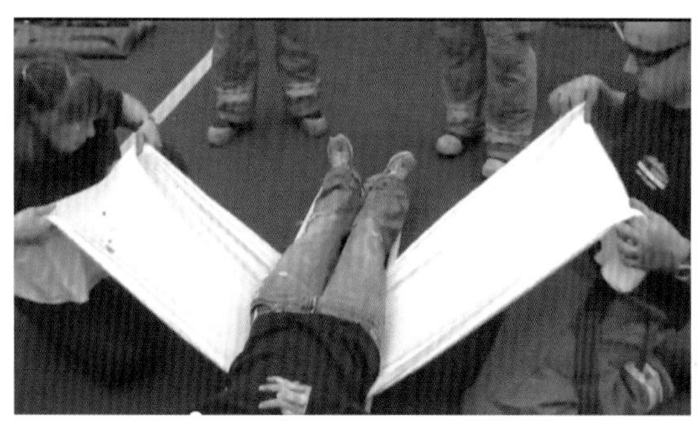
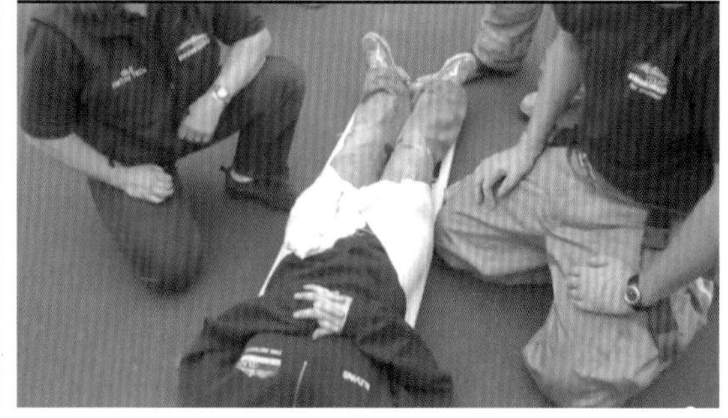

图 6-4 **骨盆床单捆绑法**

2. 前方外固定架（图 6-5）　外固定架用于固定前环，固定针的位置可以选择在髂嵴或更具稳定性的髋臼上缘，固定针方向朝向骶髂关节。对于休克并在复苏中的患者，我们推荐使用无须透视且操作快捷的髂嵴置针方法（图 6-6）。外固定在急诊治疗中扮演了非常重要的角色，这种损伤控制性手术（damage control surgery）又称为拯救生命的手术，在拯救生命的第一阶段快速完成骨盆的稳定并做到微创，大大降低了手术对患者所带来的“二次打击”（second hit）。有的医师则推荐使用髋臼上方置钉法，认为这样可以提供更加好的稳定性及对腹部手术提供良好的手术视野（外固定针相对靠下）。在临床实践中，可以根据患者实际情况及自己所长灵活选择。需要注意的是，前方外固定的选择适用于后方骶髂韧带完整的骨盆损伤，即旋转不稳定型骨盆损伤，对于垂直不稳型或 C 型骨盆损伤，其疗效是相当有限的。

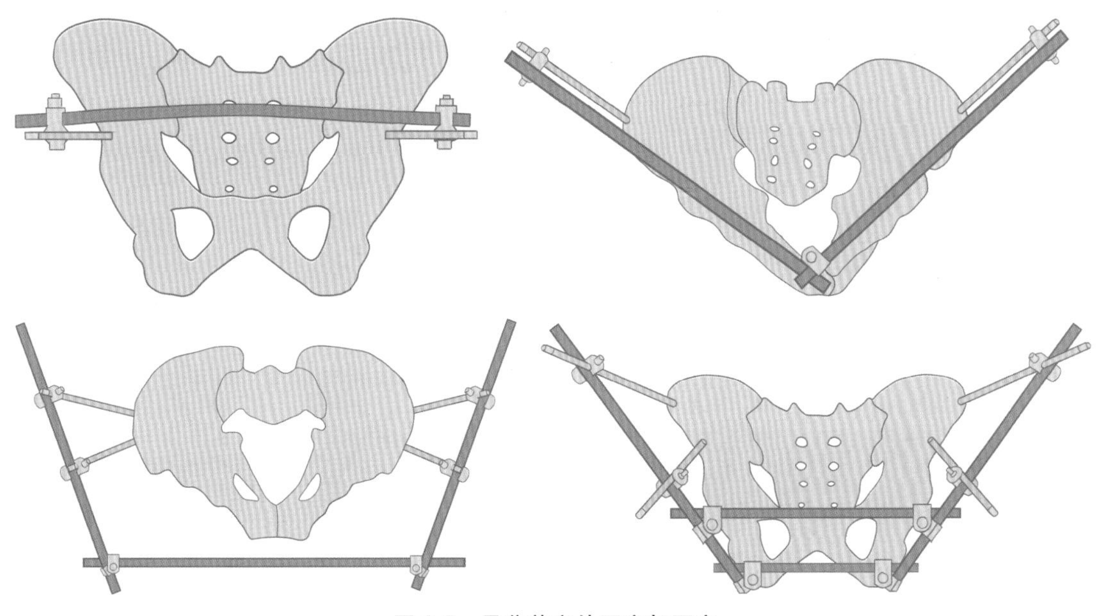

图 6-5　骨盆前方外固定架固定

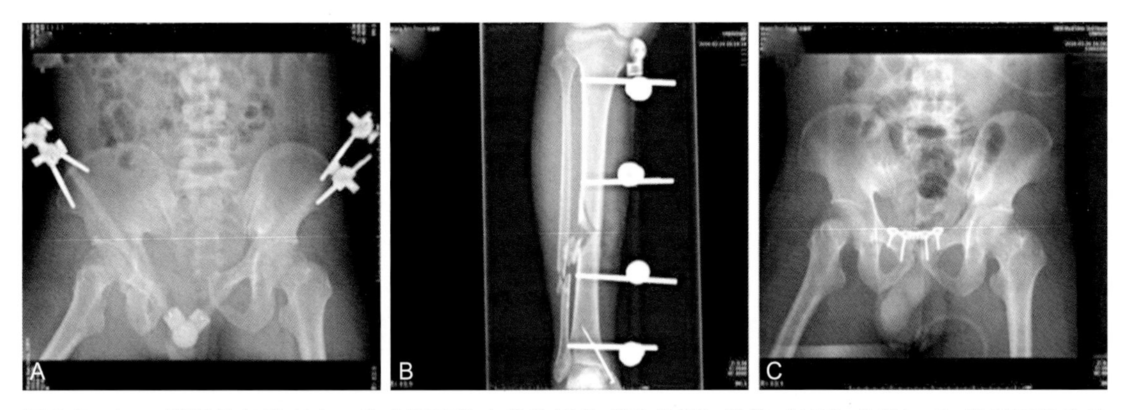

图 6-6　A. 一例青壮年患者在一次交通事故中发生骨盆“开书样”损伤（APC Ⅱ型）；B. 胫骨开放性骨折及内踝骨折；C. 急诊给予骨盆前方外固定架治疗（髂嵴入针点），可见骨盆耻骨联合间隙仍然＞ 2.5cm，骨盆容积未见明显缩小，待患者病情稳定后给予前方耻骨联合钢板固定

3. 后方骨盆 C 形钳（C-clamp）（图 6-7） C 形钳在急诊室、手术室、ICU 都能使用，主要用于骨盆 C 型损伤，即存在后方骶髂关节脱位、骶骨骨折的血流动力学不稳定的患者。它的一个优势是可以在骨盆后方通过髂骨横向加压骶髂关节，对后环形成一个直接加压作用，从而实现垂直旋转不稳定骨盆骨折的直接复位。已证实此方法对于治疗后环完全损伤伴出血性休克有很好的效果，也不影响腹部及会阴部手术。

操作前注意：需要在骨盆正位上排除经髂骨的骨折，如果有髂骨骨折，不仅达不到促进后环稳定的目的，直接对后环加压还可能导致固定针刺入盆腔，从而造成神经血管及盆腔脏器损伤。

操作时注意：在 C 形臂下监视操作，由经验丰富的医师完成，入针点要准确（大致同骶髂螺钉），先操作健侧，再操作患侧。Takashi 等认为应在剖腹探查手术之前对不稳定的骨盆使用外固定架，因为腹壁皮肤软组织通过“捆绑”髂骨翼能有效防止耻骨联合分离的加重，剖腹后这种张力带效应消失，从而导致盆腔容积增大，加重骨盆出血。对于前后环都损伤的 C 型骨折，还需加用前方外固定架或骨盆束缚带才能达到足够的稳定。

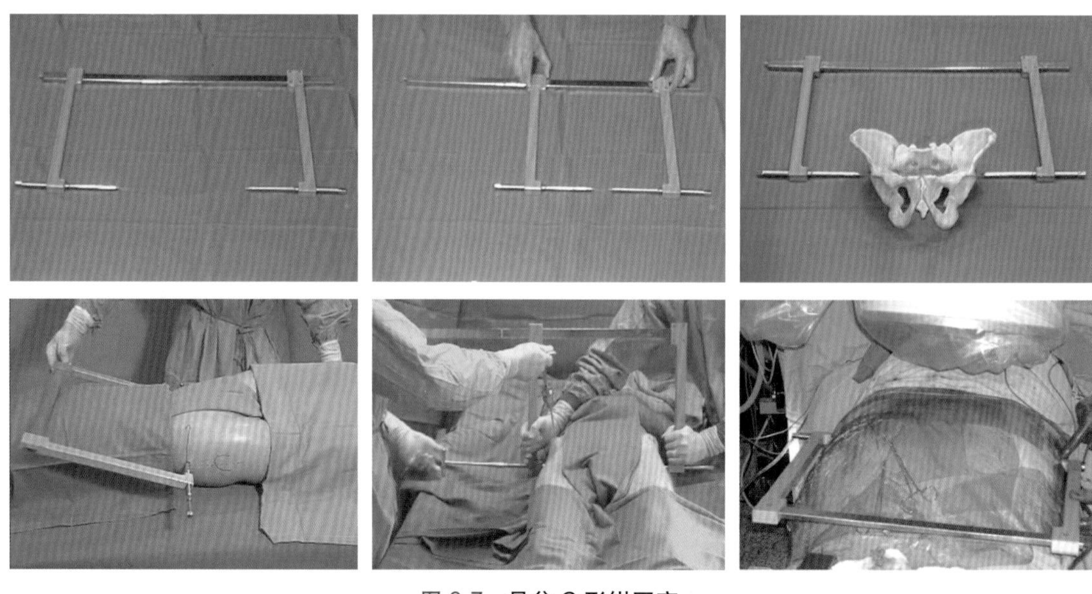

图 6-7 **骨盆 C 形钳固定**

4. 骨盆填塞（图 6-8） 初步稳定处理后，如果血流动力学仍然不稳定，可使用骨盆填塞或血管造影栓塞。欧洲国家的创伤中心比较推崇早期使用骨盆纱布条填塞止血技术，需要注意的是，骨盆填塞止血技术应该在完成骨盆外固定并恢复其力学稳定性之后才能使用。骨盆填塞指的是对真骨盆进行填塞，取低位正中切口，进入 Retzius 间隙，拨开膀胱，将纱布条填塞于骨盆腹膜后腔的背侧与外侧，通过由后向前填塞膀胱两侧的骶前及耻骨后方来达到压迫止血的目的。填塞物放置 24 ～ 48h，然后取出，以防感染。通常认为早期骨盆填塞优于早期血管造影栓塞处理，因为骨盆骨折所导致的出血通常有 3 个来源：静脉、骨松质、动脉。骶前区膀胱旁静脉丛或骨折端出血通常是骨盆出血的主要来源，约 80% 的不稳定骨盆骨折的出血都是这个原因。通过外固定联合填塞技术，此类出血便能被很好地控制。然而，动脉出血所导致的血流动力学不稳比重并不大，占 10% ～ 15%。

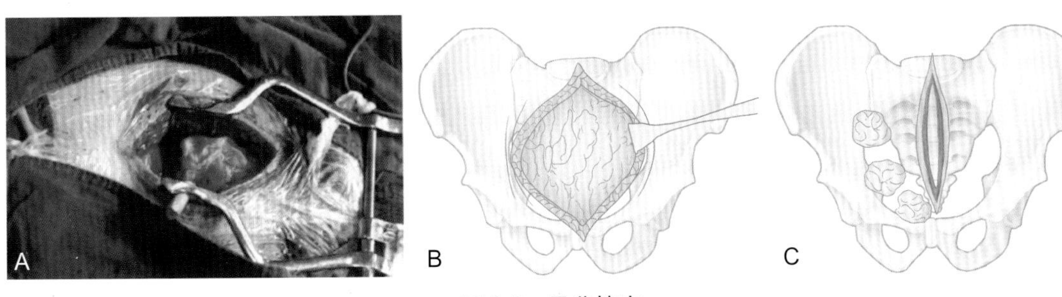

图 6-8　**骨盆填塞**

A. 急诊行纱布填塞术以止血；B. 取腹部正中切口（也可取耻骨上横切口和髂腹股沟切口），牵开腹膜，在腹膜外进行填塞；C. 纱布填塞的位置：耻骨后方、髂窝及骨盆环与腹膜之间的腹膜外间隙

5. 血管造影栓塞（transcatheter arterial embolization，TAE）　填塞后观察一段时间，如果低血压仍持续得不到纠正，应该积极寻找动脉出血点并应用血管造影栓塞技术。动脉造影是动脉损伤诊断的金标准，它可以为外科医师提供合理的手术术式及判断预后的依据。在大多数的北美创伤中心，普遍倾向于早期使用血管造影栓塞技术来治疗骨盆急性出血及对骨盆容积固定反应不佳的出血（图 6-9）。选择性血管造影栓塞技术对于治疗小口径动脉（≤ 3mm）出血疗效显著，据报道对于止血有 85% ～ 100% 的成功率。血管造影栓塞技术最主要的弊端是准备工作相当耗费时间，在要求简单、快速、有效的骨盆抢救中可能会延误其他伴发损伤的治疗。据文献报道，从患者入院到开始施行血管造影栓塞的平均间隔时间为 10h，手术过程本身也需要 90min。同时，一些研究发现血管造影与高致死率密切相关。血管造影栓塞的并发症包括臀肌坏死（偶有发生），这可能会延缓或阻碍后期切开复位内固定手术（ORIF）的进行。直肠坏死（rectal necrosis）也是双侧髂内动脉栓塞的一个罕见并发症。

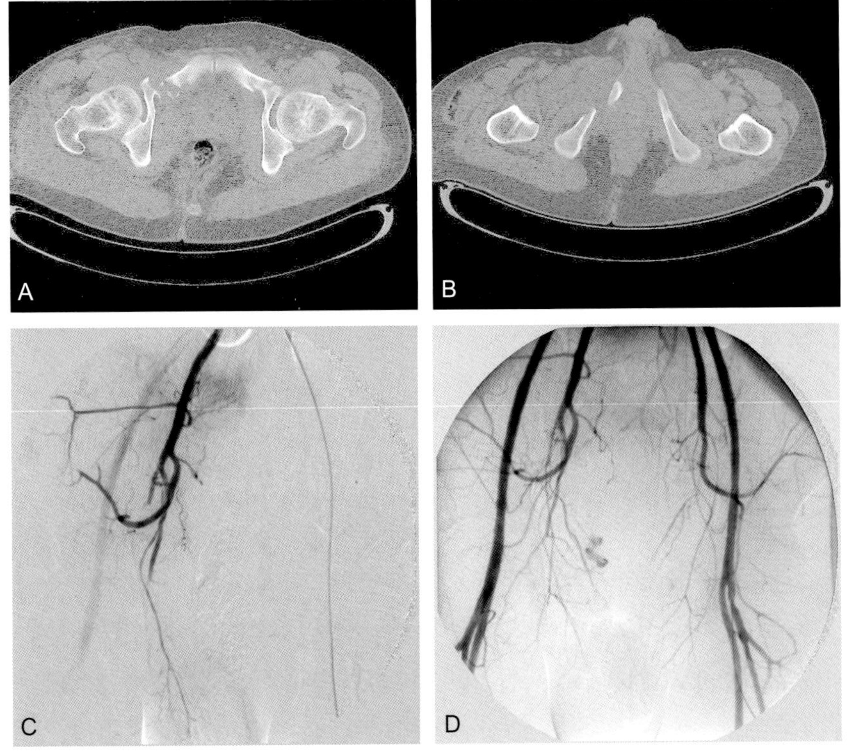

图 6-9　**Tile 分型 B3 型骨盆骨折伴动脉损伤**

A. CT 图像示左耻骨上支骨折，右耻骨上支粉碎性骨折；B. CT 图像示左耻骨下支骨折，未见明显错位，右耻骨下支骨折，断端有错位；C. DSA 图像示右阴部内动脉可见造影剂外溢，考虑该血管破裂；D. DSA 图像示右髂内动脉用弹簧钢圈栓塞后未见明显出血征象

骨盆填塞与血管栓塞并不矛盾，在治疗骨盆出血时，它们不是竞争关系，而是互补关系。血管造影及栓塞技术可以控制动脉出血，骨盆填塞技术则主要控制的是静脉与骨折端骨松质的出血。据文献报道，骨盆填塞结合血管造影栓塞技术的使用已经将骨盆骨折死亡率从 40% 降到 25%。

第二节　骨盆骨折合并伤的处理

骨盆骨折常见合并伤主要包括腹部脏器损伤、泌尿生殖系统损伤、肠道损伤及创伤性膈疝等，这些损伤在闭合性骨盆骨折与开放性骨盆骨折均可发生，伴发于开放性骨盆骨折的损伤将在开放性骨盆骨折一节中叙述。

一、腹部脏器损伤

骨盆骨折常伴发腹部脏器损伤，其可分为实质脏器损伤及空腔脏器损伤。实质脏器损伤如肝、胰、脾、肾损伤，主要表现为腹腔内出血，可有移动性浊音体征；空腔脏器损伤如胃肠道损伤等，主要表现为腹膜刺激征、肠鸣音消失和肝浊音界消失等体征。对多发创伤的患者常规行腹腔穿刺，有助于鉴别诊断空腔脏器损伤和实质脏器损伤。腹部 B 超和 CT 可协助确诊腹部脏器损伤，如高度怀疑或确定存在腹部脏器破裂，应立即请普外科医师会诊处理，必要时急症行剖腹探查术。

二、泌尿生殖系统损伤

耻骨骨折通常与下尿路损伤密切相关（图 6-10）。膀胱破裂通常是前后或侧方挤压暴力导致耻骨支骨折，断裂的骨折端刺破膀胱壁所致。骑跨伤常是会阴部损伤及尿道损伤的重要原因。

1. *膀胱破裂*　对于男性与女性患者来说。有着类似的发生率，约为 3%。大多数的膀胱破裂是腹膜外的，腹膜内的膀胱破裂通常是因为膨胀的膀胱遭受到一个钝性损伤或医源性损伤。膀胱破裂是通过逆行膀胱造影确诊的，对于不稳定骨盆骨折患者，逆行膀胱造影发现造影剂泄漏则提示膀胱破裂。腹膜内的膀胱破裂要马上剖腹探查并行修复手术，而腹膜外的膀胱破裂只需用导尿管引流，或者在进行骨盆前环切开复位内固定手术时顺便将其修复。

2. *尿道损伤*　骨盆骨折伴发尿道损伤的发生率为 1.54% ～ 10%。尿道损伤好发于男性，通常发生于泌尿生殖膈区的尿道膜部。凡是存在耻骨支骨折的患者，都要做详细的体格检查，观察有无尿道口出血或撕裂。

在急诊环境下，如果怀疑有尿道损伤，应在尿管插入之前（插入尿管会加剧尿道损伤，有可能把部分尿道撕裂变成完全尿道撕裂）立即行逆行尿道造影。也可以尝试先插入导尿管，如果感觉到阻力，再做逆行尿道造影。

耻骨上膀胱造瘘 + 后期尿道成形手术是一个经典的术式，不利因素是要花几个月的时间让尿道断端纤维化稳定，从而导致了膀胱造瘘管的长期存在，这不但影响了骨盆前环骨折的切开复位内固定治疗，而且增加了伤口感染的风险。最近的临床试验研究表明，早期立即行内镜尿道重排手术不但能早日实现自主排尿，同时也降低了尿道狭窄、勃起功能障碍和尿失禁的发生率。关键是不使用耻骨上膀胱造瘘有利于骨科医师进行前路手术的操作，因而早期对尿道损伤行修复手术，对于患者的整体治疗及远期疗效是有益的。这也体现了骨盆骨折并发症救治多学科协作配合的重要性。

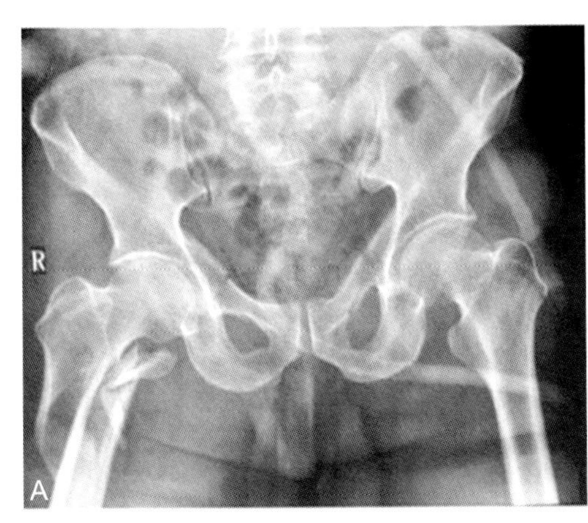

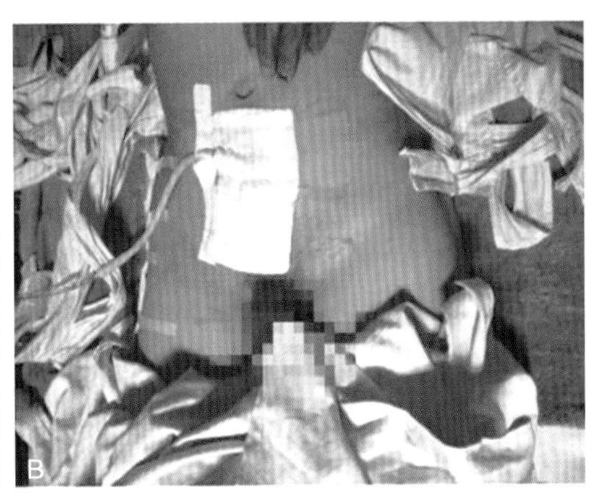

图 6-10　一例中老年男性患者被倒下的墙砸伤导致骨盆骨折（Tile A 型）

根据耻骨支骨折的方向（垂直方向）及后环完全稳定可判定该患者为 APC I 型，骨盆环稳定则采取非手术治疗，但是该患者伴发尿道损伤，泌尿外科医师给予尿道会师手术，并行耻骨上膀胱造瘘，留置导尿管，持续冲洗。如果要进行骨盆前环手术或髋臼骨折的修复手术，则耻骨上膀胱造瘘引流就要尽量避免

3. 阴道损伤　严重的骨盆骨折可累及女性阴道，骨盆前环耻骨支、坐骨支骨折端移位可直接刺入阴道，使得骨折与阴道相通，导致开放性损伤，并可伴大量出血。骨盆骨折合并阴道损伤者应尽早在严格清创后，缝合修补阴道损伤，放置引流。如在创口内探及耻骨或坐骨骨折，应尽量使骨折复位，对于碎裂的骨块应予以取出，以免影响创口愈合，尽量使创口一期愈合。对于严重骨盆骨折伴阴道流血的患者应及时请妇产科医师会诊处理。

三、肠道损伤

肠道损伤包括直肠及肛管损伤，主要由坐骨骨折端移位所引起，骶骨、耻骨骨折移位也可引起。直肠损伤如破裂在腹膜反折以下，可引起直肠周围严重感染及盆腔蜂窝织炎；如破裂在腹膜反折以上，可导致弥漫性腹膜炎。

早期进行直肠镜及乙状结肠镜检查有利于评估肠道损伤的严重程度。因为肠道功能恢复后，排泄物会污染撕裂的会阴部，所以应在伤后的 48h 内进行转移性结肠造瘘 + 直肠冲洗，可有效阻止败血症的发生。存在直肠撕裂伤是行结肠造口的绝对适应证，但需注意的是，在腹股沟或者耻骨区有撕裂伤的骨盆骨折，受粪便污染的可能性较低，此时没必要进行结肠造瘘。

四、创伤性膈疝

骨盆骨折合并创伤性膈疝的发生率为 1.9%，其发病机制为造成骨盆骨折的巨大暴力挤压盆部和腹部，使腹内压骤然升高，骤然挤压腹腔脏器穿破膈肌的薄弱区进入胸腔，同时因胸腔内负压的作用， 进入胸腔内的腹腔脏器不易复位。右侧的膈疝内容物通常为肝脏，左侧通常为脾脏、胃、小肠等。当腹腔内脏器疝入胸腔可致肺塌陷，肺通气障碍，严重时纵隔移向健侧，致回心血量减少，循环障碍；膈肌破裂口勒紧疝内容物，可导致其血液循环中断，发生嵌顿、绞窄、坏死、穿孔及胸腔积液，最后形成脓毒血症。

当遇到如下情况时应高度怀疑创伤性膈疝：①不能用其他原因解释的持续性上腹痛或继发胸闷、胸痛、呼吸困难；②胸部听诊有肠鸣音，伴呼吸音减弱或消失；③胸腔闭式引流引出大网膜或胆汁；④胸腹部X线片对于创伤性膈疝有较高的诊断价值。

创伤性膈疝常见的X线征象包括膈面失去正常光滑的轮廓线或全面变形、缺如，膈上有异常阴影与膈下器官影相连；纵隔偏移；左半胸腔充满血液致不透光，有时见气泡影、脾脏影、胃泡影或胃肠蠕动影。以上征象经CT检查可确诊。如怀疑创伤性膈疝时，应立即请胸外科医师会诊处理。创伤性膈疝一经确诊，大多需要急症手术。

第三节　开放性骨盆骨折

开放性骨盆骨折是一种毁灭性的损伤，占所有骨盆骨折的2%～4%，但其死亡率高达70%。开放性骨盆骨折的可怕之处在于：常伴有会阴部撕裂，涉及肛门、直肠、阴道，并与骨盆骨折直接相通，早期失去自压塞效应，对血肿形成减压，进而导致骨盆大出血或者感染，最后死于败血症或多器官功能衰竭。本节将对开放性骨盆骨折的急救处理原则进行介绍。

一、控制出血

1. *伤口加压包扎*　对开放性骨盆骨折的伤口进行加压包扎时要在急救室进行，并且要加压可靠，伤口内填塞纱布或纱布垫以压迫出血的创面，绝大多数出血可通过压迫而达到止血的目的。如果出血量大，局部压迫不能止血，应果断采取进一步治疗措施。

2. *血流动力学不稳定的处理*　详见本章第一节。

二、合并伤的处理

泌尿生殖系统及肠道损伤的处理详见本章第二节。

1. *会阴部软组织损伤*　大多数骨盆骨折的软组织损伤属于Gustilo分型的Ⅲ型，其位置也多位于会阴区。临床漏诊率很高，要高度警觉，并做详细的前后体格检查。

（1）伤口简单冲洗擦拭后留下照片（二次评估，不用再次打开伤口），并做细菌培养，最好用涂满消毒液的纱布进行简单加压包扎。

（2）早期静脉应用广谱抗生素，后期培养结果出来后改用敏感的抗生素，同时切勿忘记使用破伤风抗毒素。

（3）患者一旦稳定，应立即对伤口进行灌洗、去除坏死组织、用消毒液冲洗创面，然后精细扩创。

（4）伤口不能密闭，要开放引流，大而复杂的开放伤口应该反复清创+持续灌洗。诸多学者不推荐早期术后应用VSD覆盖污染及坏死严重的伤口，一则妨碍观察伤口，二则密闭环境下有发生气性坏疽的可能。

2. *Morel Lavalle 损伤*　在某些病例中，骨盆损伤会导致大腿近端前外侧皮下组织的闭合脱套，形成一个充满血性液体的腔隙（Morel Lavalle损伤）。该损伤很难自然愈合，且常因继发软组织感染导致周围皮肤坏死。建议对开放伤口进行处理后再次对该脱套损伤扩大清创的范围。此外，应尽快恢复骨盆稳定以应对接下来的感染。

三、开放伤口的处理

严重开放性骨盆骨折伤口的特点是伤口面积大、位置深、污染重，伤口可涉及会阴部、臀部和腹股沟区，并可深达肛周、直肠前和骶前间隙，且出血较多。伤口处理的目的是止血、减少感染及促进愈合，除用大量生理盐水、过氧化氢溶液、碘伏反复彻底冲洗伤口外，还应彻底清除伤口内的坏死组织。如果伤口条件允许，可在清创后一期缝合伤口，伤口内放置引流管。如果伤口深而狭窄，应考虑放置双腔引流管，术后从旁边的侧孔注入冲洗液冲洗伤口。多数伤口因需压迫止血而不能一期缝合，可用纱布填塞，填塞的纱布应在 3 ～ 5d 后去除并置入双腔引流管，通过换药及冲洗，伤口逐渐缩小、愈合。如果伤口较大不能自行愈合者，可二期直接缝合、植皮或转移皮瓣覆盖创面。对于软组织大面积缺损者，一期不能闭合创口，可应用负压吸引技术，一方面充分引流了创面，另一方面又临时封闭了创面，为二期闭合创面创造了条件。

四、骨折的处理

1. 外固定　外固定架是开放性骨盆骨折的传统治疗方法，其具有可迅速完成，并预防感染扩散的特点，适用于不稳定性开放性骨盆骨折的临时固定。

2. 内固定　决定是否可以行骨折内固定的重要因素有患者的血流动力学情况、局部的软组织损伤状况和污染程度等。如果伤口位于前方且沿髂嵴走行，可以考虑用加压螺钉和钢板内固定。对于耻骨联合分离、耻骨支骨折等骨盆前环损伤，如需剖腹探查则可同时行前环内固定。但应尽可能减小软组织损伤，且不宜行复杂的内固定手术。

第 7 章

骨盆骨折的微创治疗

第一节　概　　述

骨盆骨折是一种严重的创伤，其治疗对多数骨科医师而言充满挑战。骨盆骨折占成人骨折的 2.96%，多发伤患者发生率可能达到 20%。通常情况下女性略多于男性，致伤原因多为高能量损伤，包括机动车事故、高处坠落伤、摔伤、挤压伤等。骨盆骨折存在两个发病高峰，一是高活动水平的 18 ～ 35 岁人群，其致伤原因主要是高能量损伤，如摩托车或汽车等交通事故；二是 70 岁以上的高龄患者，老年患者由于骨骼质量和骨含量下降，即使在低能量损伤时亦可由于骨质疏松而导致骨盆骨折。以骨盆骨折为主的多发伤患者，由于血流动力学不稳定或合并其他损伤，死亡率可高达 30%。骨盆前后环骨折常同时发生，据 Scheyer 等报道，96.8% 的耻骨支骨折患者同时伴有骨盆后环骨折。

一、解剖特点

骨盆为一个环形结构，由后侧骶骨和两侧髋骨相围合而成。以髋臼为界，将骨盆环分为前环和后环两部分。前环包括两侧坐骨、耻骨支及其间的耻骨联合；后环由骶骨、两侧髂骨及将骶骨连接到骨盆上的韧带结构组成，也统称为骶髂关节复合体。

骨盆环前方的耻骨联合韧带薄弱，容易发生断裂，而后方的骶髂韧带是人体最强韧的韧带，且有骶结节韧带和骶棘韧带提供额外的支撑，因此这些韧带是维持骨盆后环稳定性的关键结构。当骨盆前后环完整性同时受到破坏时，整个骨盆环的稳定性会受到严重影响。骨盆环前部结构对骨盆环的稳定作用占 40%，而后部结构占其稳定作用的 60%。

二、分型

分型的目的是明确损伤的类型，帮助骨科医师了解骨盆环损伤的位置，从而有利于治疗方案的选择。骨盆骨折的分型很多，早在 1847 年 Malgaigne 发表文章描述了尸检中发现的骶骨移位合并髂 - 坐 - 耻骨支骨折。1910 年 Breus 和 Kolisko 描述了桶柄状损伤，即骶骨骨折伴对侧前弓骨折。

由于难以阐述解剖病理学假设的复杂骨折，1950 年人们开始了新的骨盆骨折分型计划：1957 年 Gui 第一次提出“骨盆的稳定”概念。1967 年 Campanacci 根据放射解剖学提出了新的分型系统，并且把骨盆分为前环、后环和髋臼 3 个部分，但是该种分型很难将损伤形式和临床实践相结合。1972 年 Slatis 关注到骨盆受力和损伤类型的关系。1980 年，Lord 和 Letournel 基于单纯发病机制，分为三型：矢状压缩力导致外旋不稳定骨折 - 脱位（开书样损伤）、外侧压缩力导致内旋不稳定骨折 - 脱位（关书样损伤）、垂直的剪切应力导致垂直和水平面均不稳定的骨折。该种分型简单直接地显示出不稳定骨折的影像学、解剖学表现和发病机制，但忽略了后方韧带复合体的重要性，且开书样骨折均被定义为双侧，而未考虑它的发病机制。最后，1984 年和 1988 年，Tile 提出了以骨盆不稳定程度为基础的分型系统。

目前得到公认的有两种骨盆骨折的分型系统，即 Young-Burgess 分型和 Tile 分型（分型的图片参见第 3 章）。

Young-Burgess 分型是根据损伤机制进行分型，主要分为 4 型：前后挤压型、侧方挤压型、垂直剪切型和混合型；而 Tile 分型主要根据骨盆环的稳定性进行分类。本章重点讨论治疗，即如何恢复骨盆环的稳定性。因此，我们以 Tile 分型为依据进行讨论。其中 A 型为稳定型骨折，无须手术治疗，不是本章讨论的重点，本章主要讨论 B 型（旋转不稳定型）骨折和 C 型（垂直及旋转均不稳定型）骨折的治疗方法。

单独关于骨盆前环分类方法的报道极少，Starr 和 Nakatani 等依据骨盆正位片将耻骨上支骨折分为三类：I 型骨折位于闭孔的内侧；Ⅱ型骨折位于闭孔区域Ⅲ型骨折位于闭孔的外侧，该分类方法临床上应用较少。

三、诊断评估

骨盆骨折大多数为高能量损伤所致，首诊评估应在高级创伤生命支持（ATLS）系统指导下进行。对骨盆环损伤患者保持高度的警觉性并对其进行有目的影像学检查，有利于对骨盆损伤患者早期进行生命支持，并对其损伤机制、骨折分型、稳定程度、预后情况等进行全面评估。

骨盆骨折的影像学评估一般包括骨盆正位、入口位及出口位 X 线片。正位 X 线片有助于了解骨折的总体情况；骨盆入口位 X 线片拍摄时，球管向头端倾斜 45°（图 7-1），用于评估骨盆环的前后移位、髂骨向内旋转及骶骨的压缩性损伤；骨盆出口位 X 线片拍摄时，球管向尾端倾斜 45°（图 7-2），用于观察骨盆的垂直或旋转移位、骶骨及骶孔损伤情况。

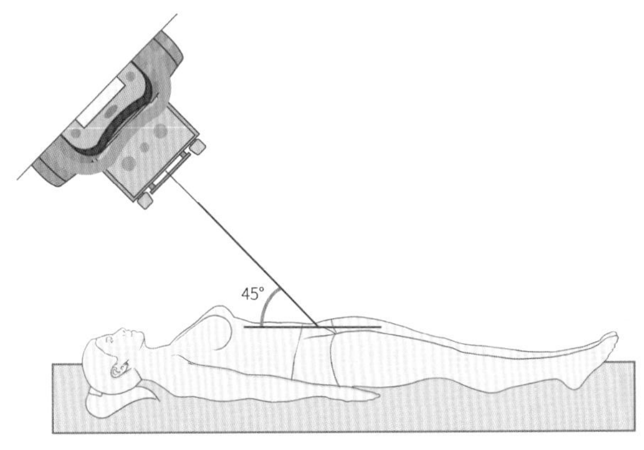

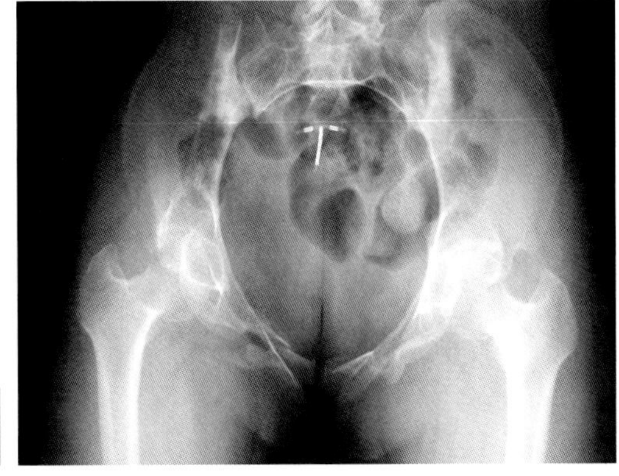

图 7-1　拍摄入口位 X 线片时投照光线自头侧斜向足侧，与垂线呈 45°

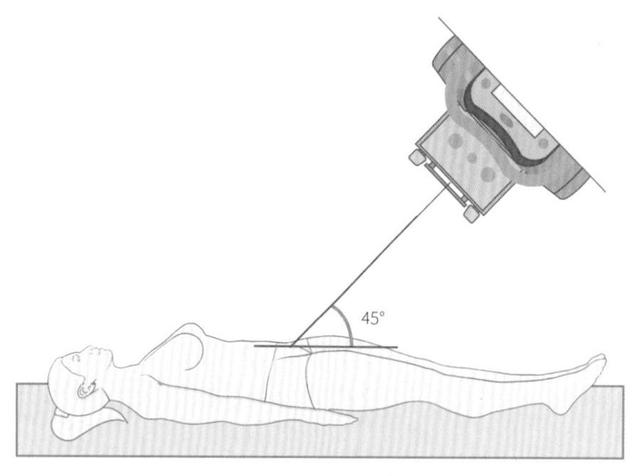

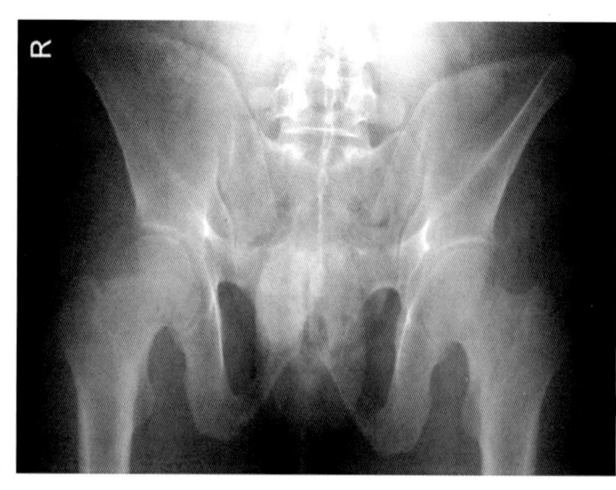

图 7-2 拍摄出口位 X 线片时投照光线从足侧向头侧倾斜 45°

近年来，螺旋 CT 三维重建技术的应用，为骨盆损伤的诊断、分型提供了新的有效途径。借助立体图像资料，临床医师可对骨盆骨折的分型和损伤机制有一个较完整和全面的评价。CT 检查对骨盆的稳定性和损伤类型的判断非常敏感，结合骨盆的 X 线检查是骨盆骨折最佳的影像学检查。10mm 层厚普通 CT 和 5mm 层厚高分辨率 CT 对骨盆后环损伤的相对敏感性可高达 93%；对暴力损伤类型的判断，其相对敏感度也可达 96%；而对垂直剪切暴力损伤的相对敏感度为 67%。在无法准确判断是否存在骨盆后环损伤的情况下，CT 检查是诊断的金标准。

第二节 骨盆前环骨折的微创治疗

骨盆环骨折手术的治疗目的是稳定患者的血流动力学，重建骨盆环解剖结构，减少近、远期并发症。对于不稳定的骨盆环损伤，很多文献强调对于骨盆后环的准确复位和牢固固定是治疗成功的关键。后环稳定的重要性不言而喻，但前环的固定也不能忽视。骨盆前环复位稳定后，可以大大降低后环损伤复位的难度，甚至有时可以达到后环的基本复位，从而降低后环切开复位的概率。

微创技术治疗骨盆前环骨折具有明显优势，可以减少术中出血、降低医源性损伤的发生率，有利于患者尽早康复。骨盆前环损伤目前有多种治疗方法，包括外固定架固定、INFIX 技术、“骨盆桥”技术（pelvic bridge）、接骨板固定（改良 Stoppa 入路）和前柱经皮螺钉固定技术等。

一、外固定架固定

外固定架固定是一种简单、快速地应用于骨盆环骨折的治疗方式。外固定架固定的优点是微创、保护了骨折处生物学特性且易于拆除。与切开复位内固定术相比，外固定架治疗具有技术要求低、易操作、手术时间短、失血量少等优点。外固定架通过稳定骨折，降低了骨盆的容量，可实现止血的目的。此外，它常被用作后环固定后的辅助处理措施，从而加强骨盆环的稳定性。骨盆外固定治疗使得不稳定的骨盆环骨折死亡率显著降低。同时外固定架的缺点也是显而易见的，无法暴露骨折断端，从而无法对移位的骨块进行充分的复位，且由于力臂较长，其固定效果较差。另外，外固定架治疗时，针道感染、螺钉松动及支架与皮肤摩擦等相关并发症的发生率可高达 50%，且每日需要进行多次针道护理以降低伤口感染率。外固定架位于皮肤之外，对患者的日常生活有严重的影响，如性生活、穿衣、坐和侧卧。此外，肥胖患者对外固定架的耐受性更差，针道相关并发症发生率更高。

骨盆外固定架多数情况下作为临时性固定，较少作为终极性治疗。骨盆前方软组织条件不佳，不易进行广泛显露时，外固定可作为最终治疗，通常需固定 6 ～ 8 周。外固定架作为最终固定的前提是后环已得到牢固固定。如果后环稳定性较差，仅对损伤的前环应用外固定架固定，可导致半骨盆内旋和向上移位。

外固定架应用通常是在两侧髂嵴或髂骨的髋臼上区域各置入 1 ～ 2 枚外固定针，通过卡扣与横形连杆互相连接而达到固定的作用（图 7-3）。

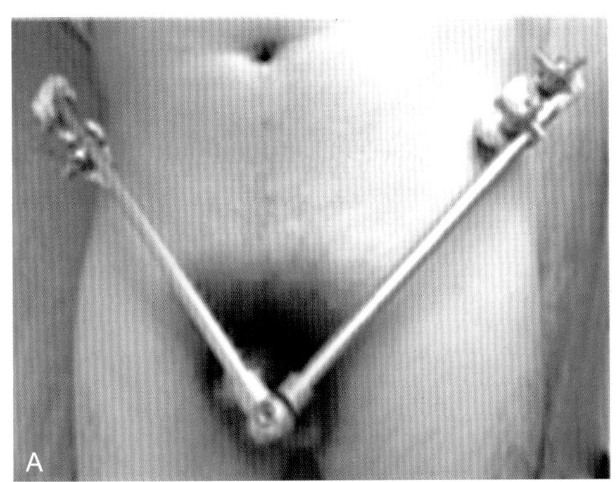
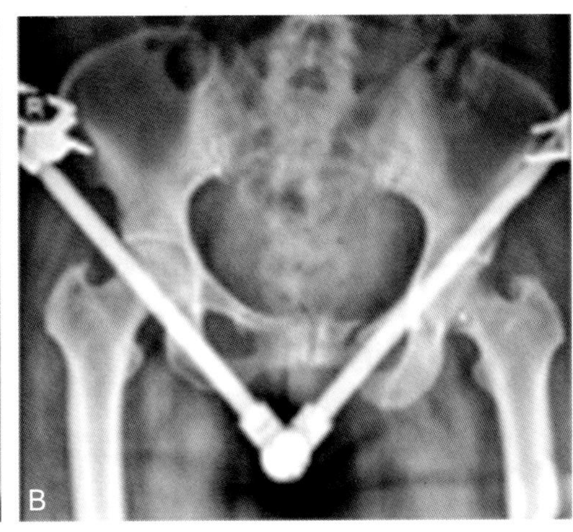

图 7-3　**骨盆前环骨折外固定架固定**

A. 外固定架安装后外观；B. 术后正位 X 线片

外固定针置入点有所不同，主要有髂嵴、髂前下棘。髂嵴进针点位于髂前上棘后 3 ～ 4cm，内、外侧骨板之间的位置，这里是髂骨的宽大部分，可以在内 1/3 钻孔置入外固定针。可通过闭孔出口位X线透视观察外固定针的位置。其优势是进针点容易识别和操作简单，但是，若外固定针穿透内、外侧骨板会影响固定的稳定性；将髂嵴内侧 1/3 作为进针点，进针方向朝向髋臼，可以有效减少固定不牢的发生率。

髋臼上区域也常作为外固定针的进针点，由于此处骨质密度较高，每侧只需要一枚螺钉（又称 LC- Ⅱ螺钉），沿髂前下棘向髂后上棘的方向置入外固定针较常规髂嵴置针有明显的生物力学优势。髋臼上区域置针的技巧是通过闭孔出口位透视（teepee view，泪滴像），使得髋臼上区域呈现泪滴状，将泪滴的中央、距离髋臼关节面 2cm 处作为进针点（图 7-4）。术中应避免螺钉误入关节引起相关的并发症。

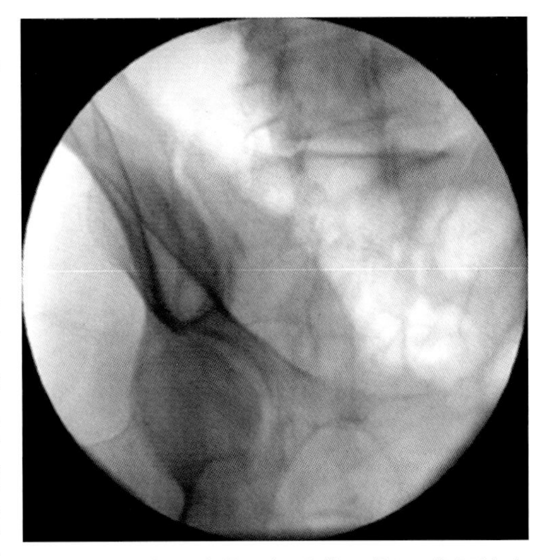

图 7-4　**骨盆泪滴像（闭孔出口位），将泪滴中心作为 LC- Ⅱ螺钉的进针点**

二、INFIX 技术

众所周知，由于外固定的体积、位置、针道以及相关并发症等原因，其治疗效果给患者带来了诸多不便。受使用椎弓根钉-棒系统治疗骨盆后环骨折的启发，Kuttner 等于 2009 年，应用同样的器械对 19 例不稳定的骨盆前环骨折进行了固定并取得了良好效果，他们将其称为骨盆前环皮下内固定支架（anterior subcutaneous pelvic internal fixator，ASPIF）。2011 年 Vaidya 等应用同样的方法成功治疗 24 例不稳定骨盆骨折，并将该方法称为 INFIX 技术（图 7-5）。

INFIX 技术操作方法：沿髂前上、下棘之间做一长约 3cm 纵行切口，常规游离出股外侧皮神经并加以保护，剥离髂骨内侧骨膜，在 X 线透视引导下，于髂前上、下棘之间用开口器钻孔后，沿髂骨内、外侧骨板间拧入 1 枚直径 6.5mm、长 50mm 椎弓根螺钉，对侧操作方法相同。从一侧髂嵴切口内，用长卵圆钳于脂肪层和深筋膜层之间向另一侧切口做皮下隧道，将两侧切口的皮下连通。将预弯后的连接杆经皮下隧道放入两侧椎弓根螺钉尾端的 U 形槽内。对于侧方挤压型（LC）骨折，先锁紧一端螺钉尾帽，在撑开状态下将移位的骨折复位后将另一只尾帽锁紧。对于开书样（APC）骨折，第 2 枚螺钉尾帽要在加压状态下锁紧，以复位骨折。椎弓根螺钉的尾帽应置于缝匠肌筋膜与髂前上棘之间，以免钉帽刺激皮肤或压迫其下方的髂外血管神经束、膀胱或精索。

INFIX 技术学习曲线短，并且降低了外固定架常见的针道感染、骨髓炎、无菌性松动等并发症的发生率。其最大的优点是护理方便，患者感觉较舒适。该固定方式体积较小，对患者坐起、侧卧、俯卧、站立等活动几乎没有影响，对多发伤、肥胖或合并脊柱骨折的患者，其优势更加明显。再者，对于骨盆骨折合并腹部损伤的患者，应用 INFIX 技术固定骨盆环的同时不影响腹部外科手术的操作。这些优点使得 INFIX 技术成为一种引人注目的手术治疗方式，尤其适用于骨盆前环的粉碎性骨折。然而，有血流动力学不稳定者不适合应用 INFIX 技术，因为它需要在透视下操作，费时较长。INFIX 技术可同时固定双侧耻骨支骨折。双侧或单侧耻骨支骨折合并耻骨联合分离者，可先经耻骨联合上小切口，用钢板或 2 枚螺钉加钢丝固定耻骨联合，再用 INFIX 技术固定耻骨支骨折。对于无明显移位的骨折患者，INFIX 技术可取代钢板或外固定架，但对于耻骨联合分离大于 2.5cm 或者骨折耻骨支明显移位的患者，首选切开复位钢板固定，因为 INFIX 技术未对骨折断端进行暴露，无法对明显移位的骨折进行复位。在生物力学上，INFIX 系统的稳定性介于外固定架和钢板之间。Vigdorchik 等研究表明，由于力臂较短，INFIX 系统对骨盆的稳定性几乎是髋臼上外固定架固定效果的 2 倍。

对于 INFIX 技术的适应证，目前还没有定论。INFIX 技术的缺点：作为一种皮内固定架，对骨折断端的复位功能差，相比钢板和外固定架需要 3 个月后再次进入手术室取出；另外，对股外侧皮神经的损伤率较高，主要表现是损伤侧大腿外侧皮肤麻木。Vaidya 等研究发现，股外侧皮神经损伤的发生率约为 30%，但只有 1 例永久性损伤。此外，异位骨化也时有发生。因此，有学者并不建议术中将该股外侧皮神经进行暴露，在内固定取出过程中要注意避免再次损伤。有报道发现，由于连接杆放置不当造成股神经压迫引起大腿前侧发生麻木疼痛、股四头肌力量下降等症状，将内固定物及时取出后症状可以得到缓解，因此不少学者建议在固定 INFIX 连接杆时，其与软组织之间要留有 1 横指空间以免造成股神经的压迫，从而引起严重并发症。

总之，INFIX 技术为临床治疗骨盆前环骨折提供了一种微创治疗方法的选择，其创伤小，对患者的日常生活影响小，尤其适合于肥胖的患者。但是，由于该方法无法直视下对病灶部位进行处理，故其并不适用于存在明显骨折移位或者血流动力学不稳定的患者，其适应证需要进一步研究。

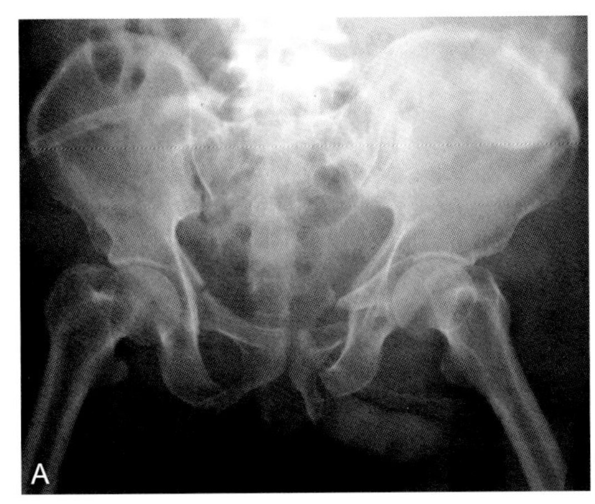

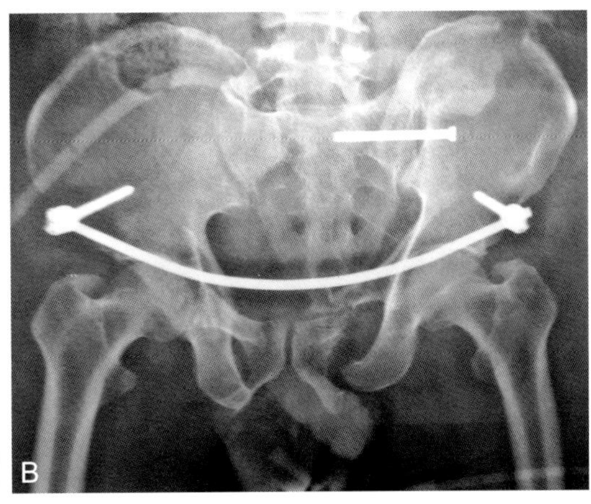

图 7-5　应用 INFIX 技术固定骨盆前环骨折

A. 术前 X 线片；B. 术后 X 线片

三、“骨盆桥”技术

围绕着外固定相关并发症及患者满意度等问题，最近更多的研究集中在找到一种代替治疗方法来治疗骨盆前环骨折。2012 年，Cole 等首先报道该手术技术，其主要用来固定骨盆前环。它是将固定装置从患侧髂骨翼经皮下插入，直到同侧或对侧的耻骨上支内侧骨面，形成横跨骨盆前环的“弓形桥”结构，髂骨翼和耻骨上支附着点为“桥”的两“柱”。固定装置既可以是已塑形的重建接骨板，也可以是棒 - 板结合的装置。骨盆桥的适应证和 INFIX 技术相同，都是为了固定不稳定的骨盆前环骨折，同样也是一种皮内固定架系统(图 7-6)。对于单纯的耻骨联合骨折，我们仍推荐切开复位内固定治疗。

手术技巧：对于单侧骨盆前环损伤的患者，在患侧髂嵴的前方（3 ～ 4cm）和耻骨联合上方（6 ～ 8cm）各做一长切口，应用骨膜剥离器于腹外斜肌筋膜、腹股沟韧带和腹直肌鞘浅层做一皮下隧道，连接两侧切口。将已预弯的内置物（重建钢板或者钢板棒状结构）从髂嵴切口沿隧道插入，直到对侧耻骨结节，将内固定物的两端分别固定在髂嵴和耻骨结节。对于双侧骨盆前环损伤的患者，需要做 3 个切口：经两侧髂前上棘的两个斜切口和以耻骨联合为中心的一个横切口。两个固定装置分别从两侧髂骨翼插入，在耻骨联合处重叠固定。术中 C 形臂透视及螺钉导航有利于术者准确定位相关骨性标志，并查看钢板的预弯曲率，从而避免腹股沟韧带区域的挤压。6 周后根据骨折愈合情况开始负重，6 ～ 12 周拆除固定装置。

微创骨盆桥技术减少了出血量、软组织并发症、感染及手术创伤，相对于外固定架改善了患者舒适度，易于护理而且降低了围手术期并发症的发生率。但该方法会引起患者腹股沟区域不适，对移位的骨折也无复位的作用，不适用于闭合复位效果差的耻骨支骨折，而且需要二次手术取出固定装置。由于软组织长入空的螺孔内，常难以采用微创方法将其取出。将钢板安全地通过腹股沟区域是该技术的一大挑战。重叠钢板固定双侧骨盆前环损伤，如何使得螺钉通过两个钢板的孔是值得注意的问题。该技术需要特殊形状的杆或重建钢板，而且对于瘦弱的患者不是很适用。另外，迄今没有关于该技术生物力学研究的正式报道。

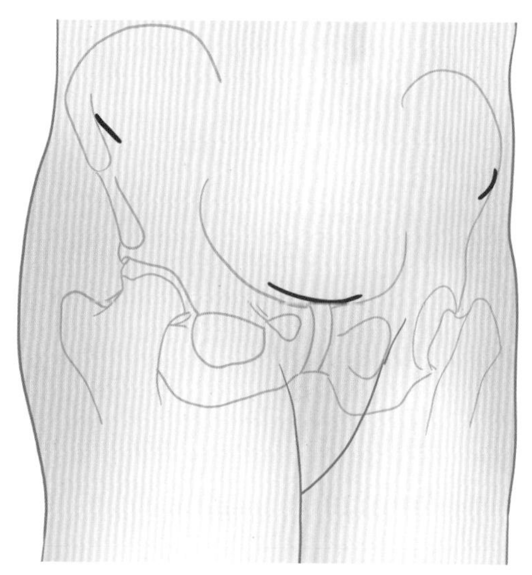
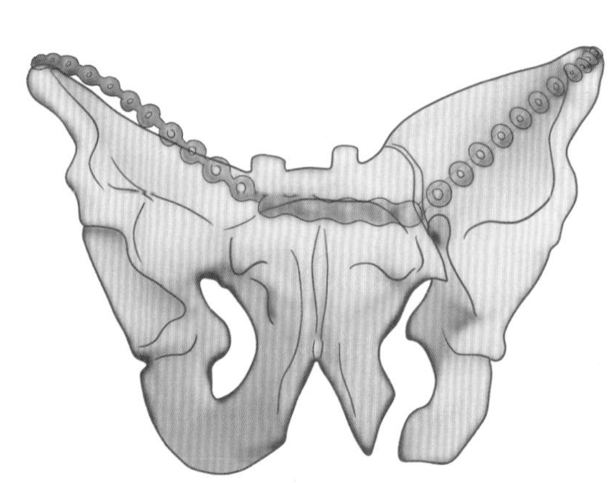

图 7-6 应用"骨盆桥"技术固定骨盆前环骨折

引自：Hiesterman TG, Hill BW, Cole PA. Surgical technique: a percutaneous method of subcutaneous fixation for the anterior pelvic ring: the pelvic bridge. Clin Orthop Relat Res, 2012, 470(8): 2116-2123.

四、接骨板固定（改良 Stoppa 入路）

Stoppa 入路最初由 Stoppa 和 Rives 提出，主要是用于普外科治疗腹股沟疝。1994 年，Cole 和 Bolhofner 将其改良用于治疗髋臼、骨盆骨折，称为改良 Stoppa 入路。改良 Stoppa 入路能很好地显露从耻骨联合到骶髂关节的双侧真骨盆环、髋臼方形区、坐骨大切迹、髋臼后柱内侧、坐骨大切迹前侧等部位（图 7-7）。其适用于移位的前壁骨折、前柱骨折、横行骨折、T 形骨折、双柱骨折、伴有后半横断的前柱或前壁骨折。并可以同期治疗合并的尿道损伤。

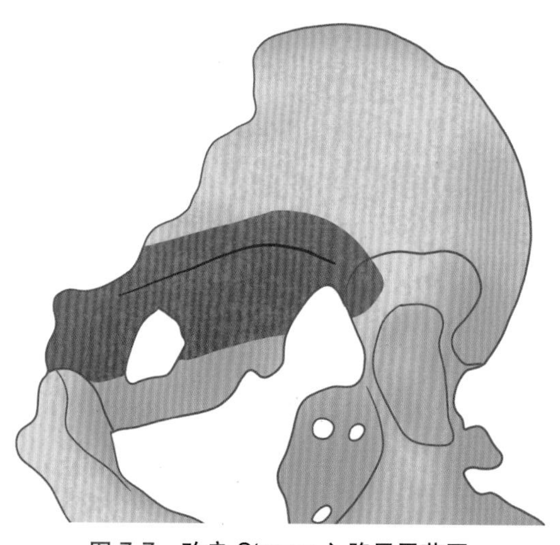

图 7-7 改良 Stoppa 入路暴露范围

改良 Stoppa 入路操作技巧：患者仰卧于手术台上，保持髋、膝关节微屈位。于耻骨联合上 2cm 处行一长约 8cm 的横行或纵行切口，依次切开皮肤、浅筋膜等软组织。纵行劈开双侧腹直肌交界 - 腹白线，向两侧拉开腹直肌，尽量保留腹直肌在耻骨结节的止点。将下腹壁肌、髂外血管束、股神经、髂腰肌拉向前外侧，用纱布保护腹膜及膀胱组织，将盆腔脏器推向后内侧，即可暴露耻骨联合至骶髂关节的真骨盆边缘，注意防止过度牵拉腹壁前组织，避免股血管束的紧张性损伤。对方形区做骨膜下剥离，骨折复位后沿真骨盆内下方放置钢板，跨髋臼固定高位耻骨支骨折或髋臼骨折。该入路除注意切勿损伤腹膜外，还需小心所谓的“死亡冠”，其常由髂外动、静脉或其发出的腹壁浅动脉与闭孔动、静脉吻合而成，位于耻骨上支的后侧表面，距离耻骨联合约 6cm，在分离耻骨支后侧的过程中，注意保护，或将其直接结扎，以免其损伤引起大出血。对于合并的髂骨翼新月形骨折、S_1 脱位等后环损伤，或者髋臼前柱高位骨折，可以合并髂腹股沟入路的外侧窗（或称髂窝入路，暴露髂窝内侧面和骶髂关节前面）从近端到远端来依次复位骨盆前后环的骨折。

与传统的髂腹股沟入路相比，改良 Stoppa 入路避免了对中间窗的暴露，创伤小，操作相对简单，不需要解剖髂外血管束、精索及子宫圆韧带、髂腰肌和股神经等组织，没有损伤股外侧皮神经的危险，异位骨化发生概率降低，同一切口可行双侧骨盆环和髋臼骨折的复位固定，尤其适合累及双侧髋臼、高位耻骨支的骨折（图 7-8）。可以直视整个前柱尤其是方形区，应用重建板或者方形区钢板置于髋关节内侧，用以支撑方形区。此外，该入路可以直视下结扎死亡冠，并处理后柱骨折。通过 Stoppa 入路可以经骨盆内操作将移位的骨折快速复位，且与外固定架及 INFIX 技术相比，钢板固定骨盆前环有明显的生物力学优势。通过该入路能够置入方形区解剖钢板，实现了髋臼盆壁固定方式向盆底固定理念的转变。但是对于关节腔游离骨块的处理，需要选择其他入路联合治疗。

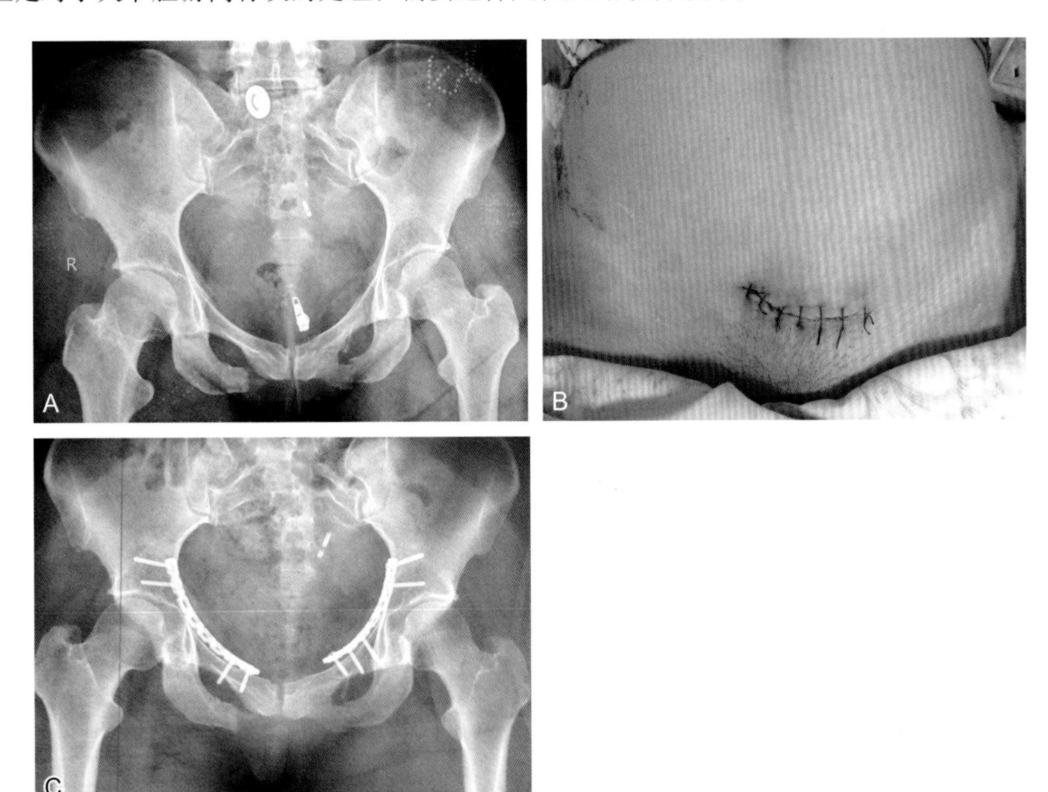

图 7-8 **通过改良 Stoppa 入路应用接骨板固定骨盆前环骨折**

A. 骨盆正位 X 线片可见双侧耻骨上、下支骨折；B. 改良 Stoppa 入路切口像；C. 术后 X 线片

五、前柱经皮螺钉固定技术

泪滴通道螺钉也称 LC- Ⅱ螺钉。

LC- Ⅱ螺钉的名称来源于骨盆骨折的 Young-Burgess 分型。骨盆的微创治疗理念催生了 LC- Ⅱ型骨盆骨折的经皮螺钉内固定术式，所置入的螺钉即 LC- Ⅱ螺钉。这个通道用途非常广泛，可作为外固定架和 INFIX 的骨盆螺钉由前向后的固定通道，也可作为腰盆固定由后向前的骨盆固定通道。该通道起自髂前下棘（AIIS），终于髂后上棘（PSIS），两者均在皮下可以触及，固定方向可以从前到后，也可从后到前。LC- Ⅱ通道正位（又称为骨盆 Teepee 像，泪滴位）所示的“水滴样”或“圆锥形帐篷”（即 Teepee 样）区域为完全的骨性结构，即为该区域。AIIS 入钉点位于髋关节囊附着点。闭孔出口位像可观察髂骨内板和外板之间导针的方向，LC- Ⅱ长轴像（图 7-9）显示螺钉在坐骨大切迹上方安全通过，其长度可以在髂骨斜位（显示髋臼和坐骨大切迹）或侧位像上测量，髂骨入口位可以更好地显示位于关节外的后柱，也可辅助该螺钉的置入。由于该通道较长，一般不需要采用全长的螺钉，如果髂后上棘不能清楚显示，可以通过骨盆侧位像判断螺钉的出点（图 7-10）。

LC- Ⅱ螺钉的置钉区域为前后贯穿髂骨的完全骨性结构，而且通过上述置钉技术可将 LC- Ⅱ螺钉贯通置钉通道的全程，可以用于治疗：LC- Ⅱ型骨盆骨折（即 OTA-61B2.3）、髋臼的高位前柱骨折（即 OTA-62A3.2）、髋臼双柱骨折（即 OTA-62C）的高位前柱骨折部。此技术的优势在于微创而利于加快康复进程、降低并发症、减轻患者负担等。另外，LC- Ⅱ螺钉位于骨内的行程与躯干至髋关节的力量传导路线相一致（类似于髓内钉位于长管状骨内所实现的中心性固定），进而使得其具有良好的生物力学效应。

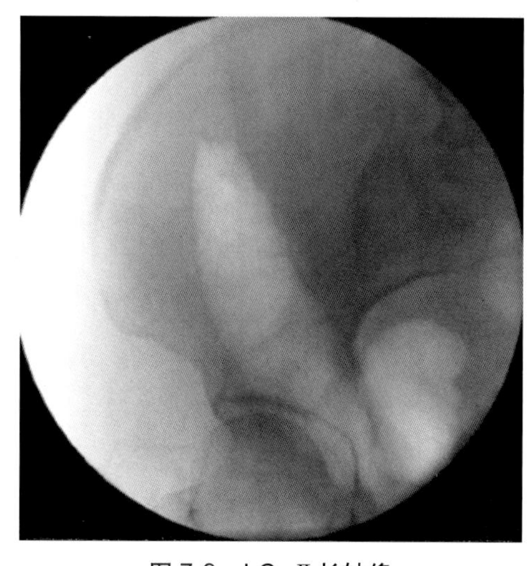

图 7-9　LC- Ⅱ长轴像

首先将透视机摆放于髂骨斜位，显示髂前下棘后，再向出口位方向倾斜少许，直至髂后上棘与骶 1 的椎体重叠

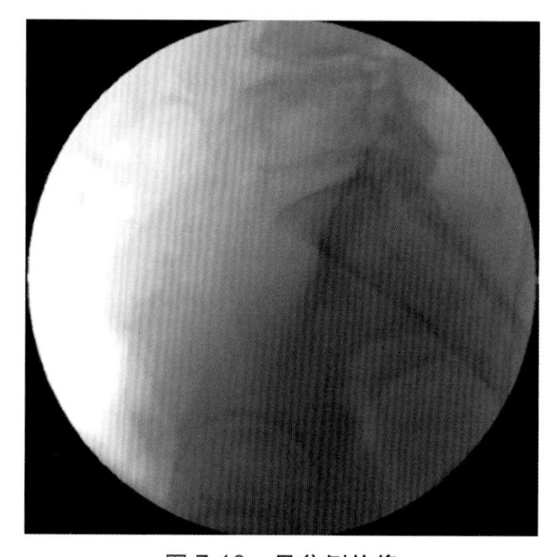

图 7-10　骨盆侧位像

保证双侧坐骨大切迹重叠，骶骨翼斜坡是骶髂螺钉的置钉位置的前界

第三节　骨盆后环骨折的微创治疗

一、骨盆后环骨折的分型

按照骨折的部位，骨盆后环骨折可分为髂骨骨折、骶髂关节脱位和骶骨骨折。本节重点介绍骶髂关节脱位和骶骨骨折。

1. 骶髂关节脱位分型　骶髂关节脱位可分为：①骶髂关节与骶 1、2 侧块骨折发生脱位；②单纯骶髂关节脱位；③骶髂关节与髂骨翼后部斜骨折发生脱位。

2. 骶骨骨折分型　骶骨骨折目前有很多种分型方法。其中最为广泛应用的是 1988 年 Denis 等根据骨折线位置提出的分型方法，将骶骨骨折分为三型：

Denis Ⅰ型：骶骨翼骨折，骨折线未经过骶孔区和骶管区。

Denis Ⅱ型：骶孔区骨折，骨折线累及骶孔，但不可累及骶管区。

Denis Ⅲ型：骶管区骨折，骨折线累及骶管，骨折线可同时累及骶骨翼与骶孔区，骶骨的横行骨折就属于这一类。

1990 年，Gibbons 等在 Denis Ⅲ型的基础上将其进一步划分为两型：纵行骨折与横行骨折。前者常见于交通伤，往往伴有严重的神经损伤；后者多由高处坠落伤造成，有学者称其为自杀骨折，常伴有严重的神经损伤。

Sabiston 等将骶骨骨折分为低位单独骶骨骨折、高位单独骶骨骨折和伴有骨盆骨折的骶骨骨折。其中伴有骨盆骨折最为多见，骨折线常累及骶孔；低位单独的骶骨骨折，多由外力直接作用于骶骨末端引起，伴有神经损伤的病例较少；高位单独的骶骨骨折往往由外力间接引起，引发骶丛神经损伤的可能性较大。

Hannover 将骶骨骨折分成 4 种骨折类型，9 种骨折线。

0 型：撕脱骨折。

Ⅰ型：经骶骨翼骨折，Ⅰa 为撕脱骨折，Ⅰb 为骶骨翼完全骨折。

Ⅱ型：经神经孔骨折，Ⅱa 为 S_2 水平以上骨折，Ⅱb 为 S_2 水平以下骨折。

Ⅲ型：骶管区中央型骨折，Ⅲa 为垂直骨折，Ⅲb 为横行骨折，Ⅲc 为斜行骨折。

Ⅳ型：为双侧骶骨骨折。

二、骨盆后环骨折的微创治疗

骨盆的前环结构和后环结构对骨盆的稳定性分别起到了 40% 和 60% 的作用，因此有学者提出了以骶骨为中心的骨盆后环对骨盆稳定性更为重要。治疗的原则是应先稳定骨盆后环，再稳定骨盆前环，在发生骶骨骨折或骶髂关节分离的病例更应如此。

目前，临床对骨盆后环损伤进行手术复位和固定的适应证如下：

（1）髂骨骨折涉及髂嵴、坐骨大切迹和骶髂关节。

（2）后骶髂关节韧带撕裂导致骶髂关节多向不稳定。

（3）非压缩性、粉碎性、移位性骶骨骨折。

（4）任何可能发生的垂直移位骨盆后环骨折。

（5）U 形骶骨骨折伴骶骨骨盆分离。

对于骨盆后环骨折的治疗包括非手术治疗、内固定治疗和外固定治疗。

（一）非手术治疗

掌握恰当的手术适应证非常重要，近年来有手术适应证扩大的趋势，因此准确恰当的非手术治疗也是微创治疗的重要组成部分。骨盆后环骨折尤其是无移位的骶骨骨折尽量采用非手术治疗。1988 年，Denis 等主张，骶骨 I 区骨折是稳定的，采取卧床静养即可，并建议早期下床无负重活动。骶骨骨折合并骶神经损伤是否需要手术减压存在争议，没有定论。Sabiston 等认为骶骨骨折合并神经损伤的患者应非手术治疗，大部分的骶神经症状可以自行缓解，只有在受伤后神经症状长时间未能缓解或反而进行性加重时才应行手术减压治疗。对于诊治的 39 例骶骨骨折患者，仅有 2 例进行手术治疗，其余患者行非手术治疗，患者均获得良好的恢复效果，他认为只要骨盆骨折获得复位，并且能够确保其稳定性，非手术治疗往往可以获得满意的预后。对骨盆骨折合并骶神经损伤的 38 例患者采取不同的治疗方法，发现减压松解 + 内固定术能更好地改善骶神经功能并且可获得良好的骨盆环稳定性（骨盆后环不稳定伴骶丛损伤的诊断和治疗）。我们的经验是，对于骶骨骨折合并骶神经损伤的患者，早期不建议进行积极的开放减压，最好能进行微创的间接减压，这有利于骶神经症状的自行恢复。

（二）常用手术内固定系统

目前，临床用于治疗骨盆后环骨折的内固定系统主要包括接骨板、骶骨棒、骶髂螺钉、腰盆固定和新型骶骨及骶髂关节三维复位固定器。Mattata 曾对骶骨棒、前路接骨板和骶髂螺钉进行了生物力学研究，认为骶骨棒固定效果最差，前路接骨板固定效果优于骶骨棒，而骶髂螺钉固定最符合生物力学特点，它可以提供强有力的固定效果，在骶髂关节间提供压力，负重时骨盆后环所承受的垂直剪力可被进入骶骨的骶髂螺钉所对抗，因此应尽可能使用骶髂螺钉固定骶髂关节以取得最大的生物力学稳定性。

1. 接骨板　目前，采用前路接骨板治疗骶髂关节脱位仍是临床常用的治疗方法。单侧骶髂关节骨折脱位经前路复位内固定可减少后部软组织的破坏，降低术后压疮的发生率，且有利于经一个切口对髋臼骨折和耻骨骨折复位内固定。前路接骨板安全、牢固、简单，能够减少骶髂关节后部软组织的破坏，提高手术效果（图 7-11）。

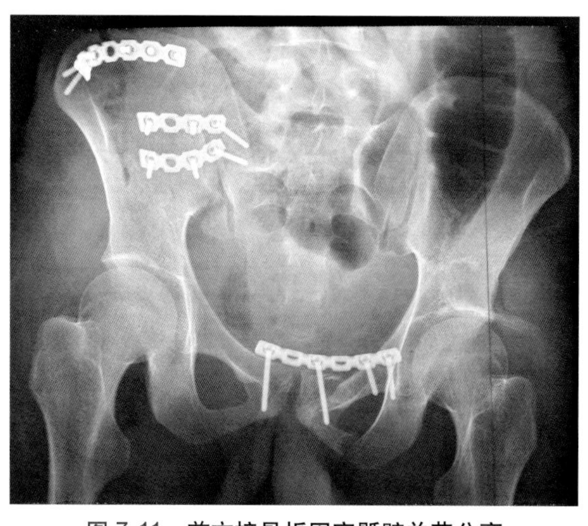

图 7-11　前方接骨板固定骶髂关节分离

锁定加压钢板（LCP）固定在临床中也有使用。Takashi 研究表明，经后路髂骨钢板固定对于垂直不稳定型的骶骨骨折具有很好的固定作用，对维持骨盆稳定性也有很大帮助（图 7-12）。Culemann 等研究发现，锁定加压钢板的固定效果从生物力学角度来看，性能优于骶髂螺钉。

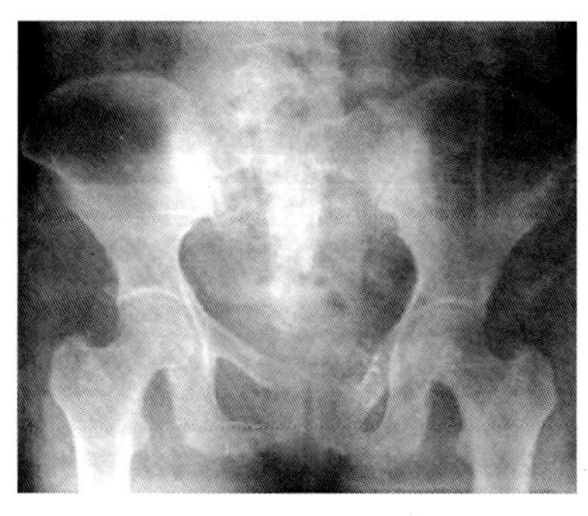
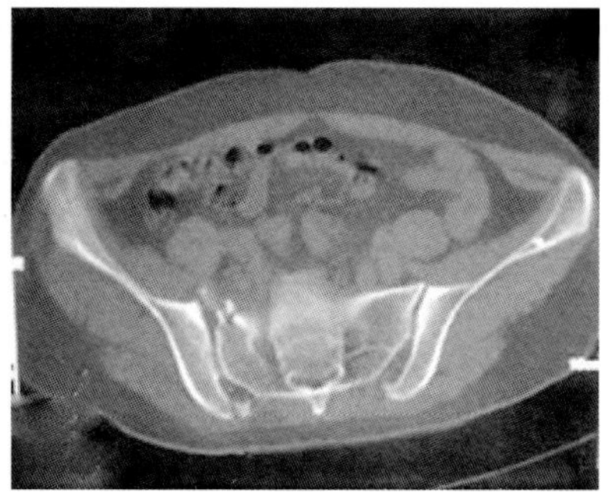
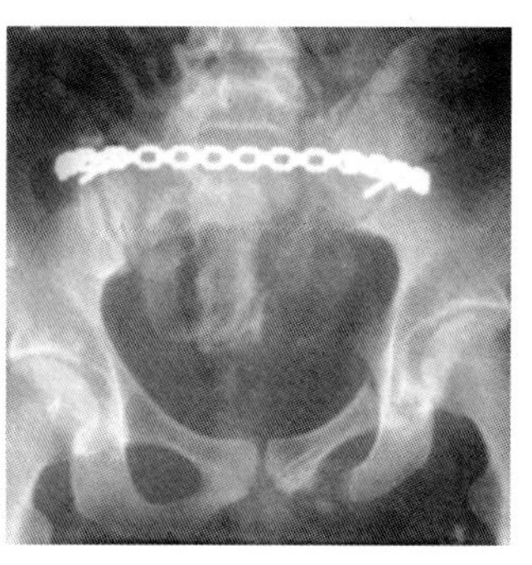

图 7-12　后方锁定接骨板固定骶髂关节分离

2. 骶骨棒　骶骨棒固定术操作简单，可缩短整个手术的时间。同时整个手术是微创操作，具有创伤小的优势（图 7-13）。π 棒是 CD 棒和骶骨棒组合形成的，CD 棒有较好的纵向支撑作用，可针对纵向移位使用，同时由于对骨折断端无加压作用，也不会损伤骶神经（图 7-14）。

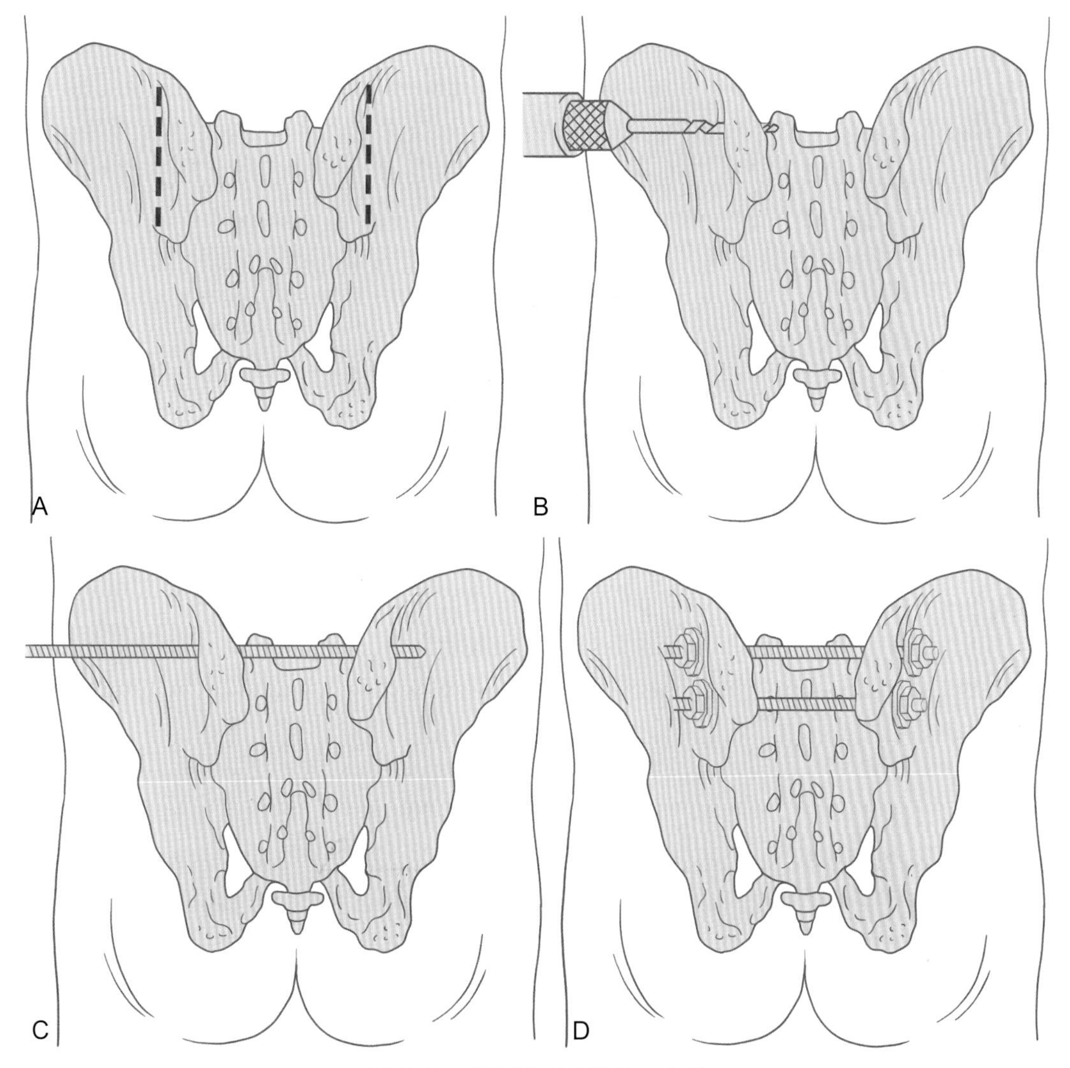

图 7-13　骶骨棒手术操作示意图

A. 手术切口；B. 钻入第 1 枚导针；C. 置入第 1 枚骶骨棒；D. 置入 2 枚骶骨棒后的固定效果

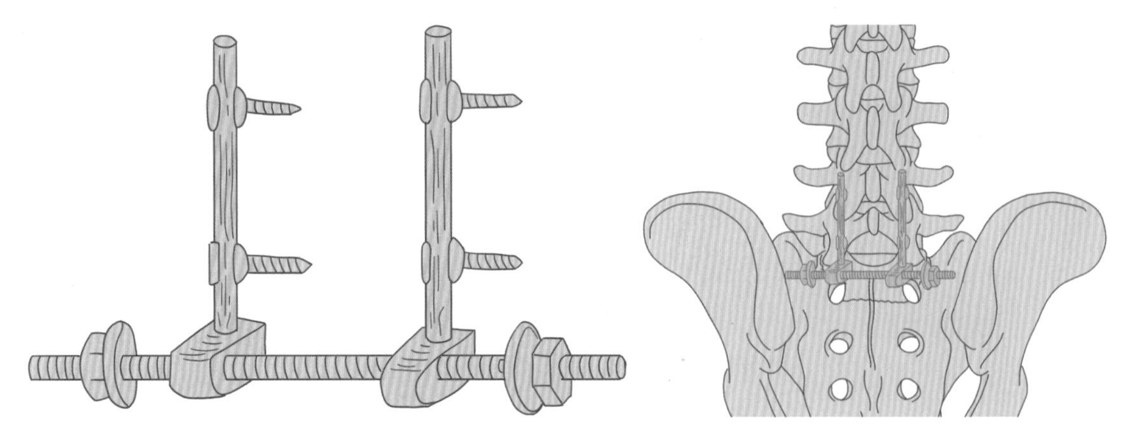

图 7-14 **此系统尤其适用于双侧骶髂关节脱位，骶骨粉碎性骨折等复杂骨盆骨折，因该系统与髂骨及腰椎连为一体，增加了骨盆稳定性，但创伤大，剥离面积广泛**

3. 骶髂螺钉

（1）单侧骶髂关节螺钉（unilateral sacro-iliac screw）：解剖要点如下。

◆ 骶骨岬在 S_1 椎弓根块的前方，而骶骨翼是骶骨岬与骶髂关节前面之间的凹陷，传向骶骨岬的螺钉容易损伤前方结构；髂骨增厚处和 S_1 椎体是骶髂螺钉铆合的固定点。

◆ S_1 骶孔的一半以上由 S_1 椎体形成，S_1 神经根管从 S_1 骶孔的下方、前方和外侧穿过，如果螺钉位于 S_1 椎体的下半部，则必须指向 S_1 神经根管的前方，否则偏后会横断 S_1 神经根。

◆ S_1 节段周围的结构有 S_1 神经根管和 S_1 骶孔。在 S_1 椎弓根块的下缘，S_1 椎体后方是马尾神经，骶骨翼前方是髂内血管、L_5 神经根、输尿管；膀胱在 S_1 椎体的前方，S_1 椎体的上方是椎间盘，以上结构都不能损伤。

◆ 骶髂螺钉必须沿着 S_1 椎弓根块（其横断截面 1 ～ 1.5cm，它的方向是从外下方斜向内上方）进入椎体，在螺钉置入时必须保持全程在骨质内；理想位置是第 1 枚螺钉在上方，骨盆正位上螺钉位于椎体的中部靠近上终板，第 2 枚螺钉位于椎体前半部的下方。

◆ 解剖变异：约 40% 患者有骶骨发育畸形，术前影像学资料仔细辨认，骨盆入口、出口位可以很好地显示畸形。

◆ 许多术者喜欢将骶髂螺钉垂直于骶髂关节面置入，在骶髂关节解剖闭合复位后，该操作可以避免螺钉斜行通过分离的骶髂关节而导致继发移位。因此，对于骶髂关节分离患者，我们建议首先使用骨盆后环复位架复位骶髂关节；此时骶髂螺钉置入的安全性加大，且具有较好的生物力学稳定性。

◆ 文献报道后环垂直方向的不稳定，经 S_1 椎体单侧骶髂关节螺钉固定有一定的失败率。

（2）螺钉通道：骶髂关节螺钉穿过骶髂关节、骶骨翼进入 S_1 椎体，螺钉需要避开骶神经、骶管、髂内血管等，并且不穿透骶骨翼斜坡的皮质，螺钉走行的安全通道就形成了安全区的概念，骶髂螺钉经过此安全区进入 S_1 椎体。骶骨形态和放射学变异很大，将影响骶髂关节螺钉的正常置入，骶骨翼斜坡在骶骨发育异常时更为倾斜，使螺钉经过的安全通道变窄，容易损伤神经、血管结构。因此，术前必须对骶骨上部形态进行全面评估，确保骶髂关节螺钉有充分的安全通道。

（3）骶骨翼斜坡（slope of the sacral ala）：是指正常骶骨翼前上方的、向前下倾斜的平面，由近端后上向远端前下倾斜（图 7-15A），在其表面走行的是腰骶干和髂血管。骶骨翼斜坡皮质就是“安全区”的前界，“安全区”的后缘是 S_1 神经根孔和骶管（图 7-15C、D）。

（4）髂骨皮质重叠密度增高影：在骶骨侧位 X 线片上，通过辨认髂骨皮质重叠密度增高影（iliac cortical density，ICD）估计骶骨翼的斜坡，ICD 显示骶髂关节髂骨部分前方皮质的增厚部分（图 7-15B）。Routt 研究 94% 非发育异常的骶骨上段，ICD 与术前 CT 扫描所见的骶骨翼斜坡一致，这一特征使 ICD 成为一个界定安全区前缘的有用的放射线检查标志。但 6% 的骶骨翼发育异常者在轴位像上表现为骶骨前方凹陷或隐窝，在侧位像上 ICD 投影于骶骨翼斜坡的前方。术前 CT 扫描对确定安全区的大小和辨认骶骨翼的凹陷非常重要。凹陷的骶骨翼使螺钉在“进—出—进”过程中容易损伤腰骶干及髂血管。Routt 强调必须准确复位骨盆后部，使坐骨大切迹和双侧 ICD 于真实的侧位像上重叠投影，以此作为螺钉通过的必要标准，用 ICD 作为安全区的前方标志，并了解骶骨前凹陷的情况，能有效避免螺钉置入错误。

（5）骶髂关节螺钉固定方向：固定脱位骶髂关节时，螺钉应垂直关节；固定骶骨骨折时，螺钉应垂直骨折线横行进入，使螺钉进入对侧骶骨翼（图 7-16）。

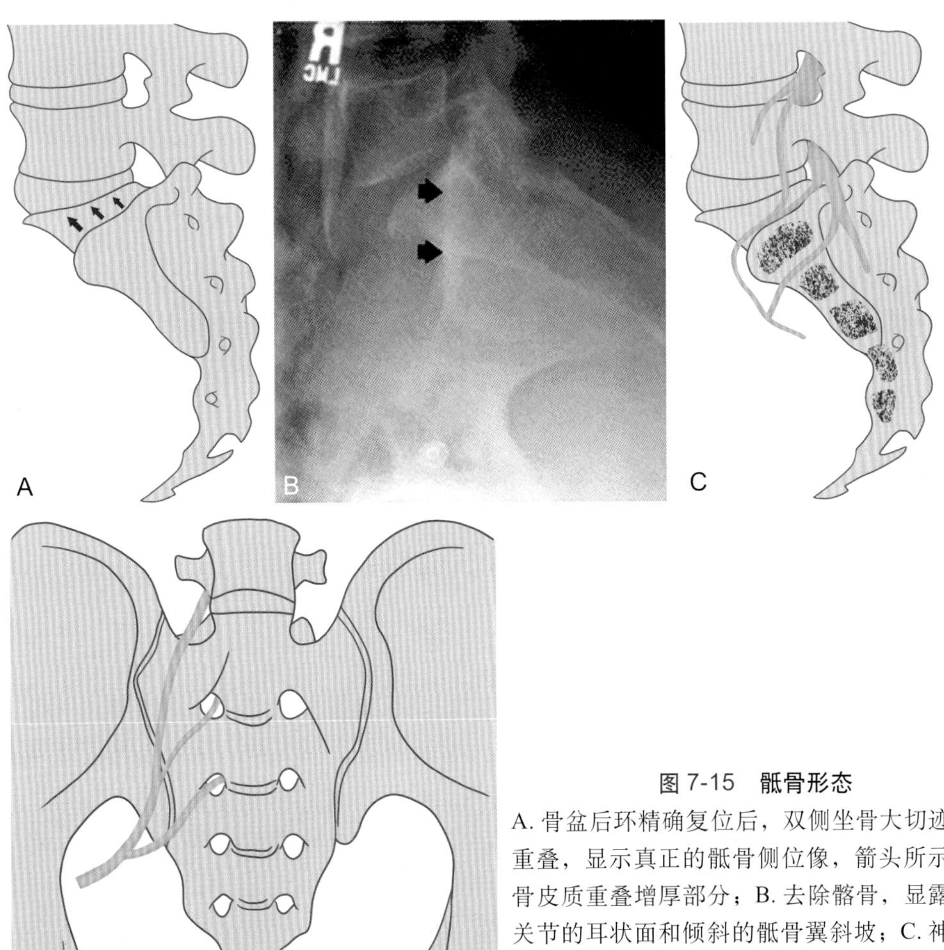

图 7-15　骶骨形态

A. 骨盆后环精确复位后，双侧坐骨大切迹轮廓重叠，显示真正的骶骨侧位像，箭头所示为髂骨皮质重叠增厚部分；B. 去除髂骨，显露骶髂关节的耳状面和倾斜的骶骨翼斜坡；C. 神经根和骶骨翼斜坡的关系；D. 骶骨 Ⅱ 区矢状位切面显示骶骨翼区结构变化及其与 L_5 或 S_1 神经根的位置关系

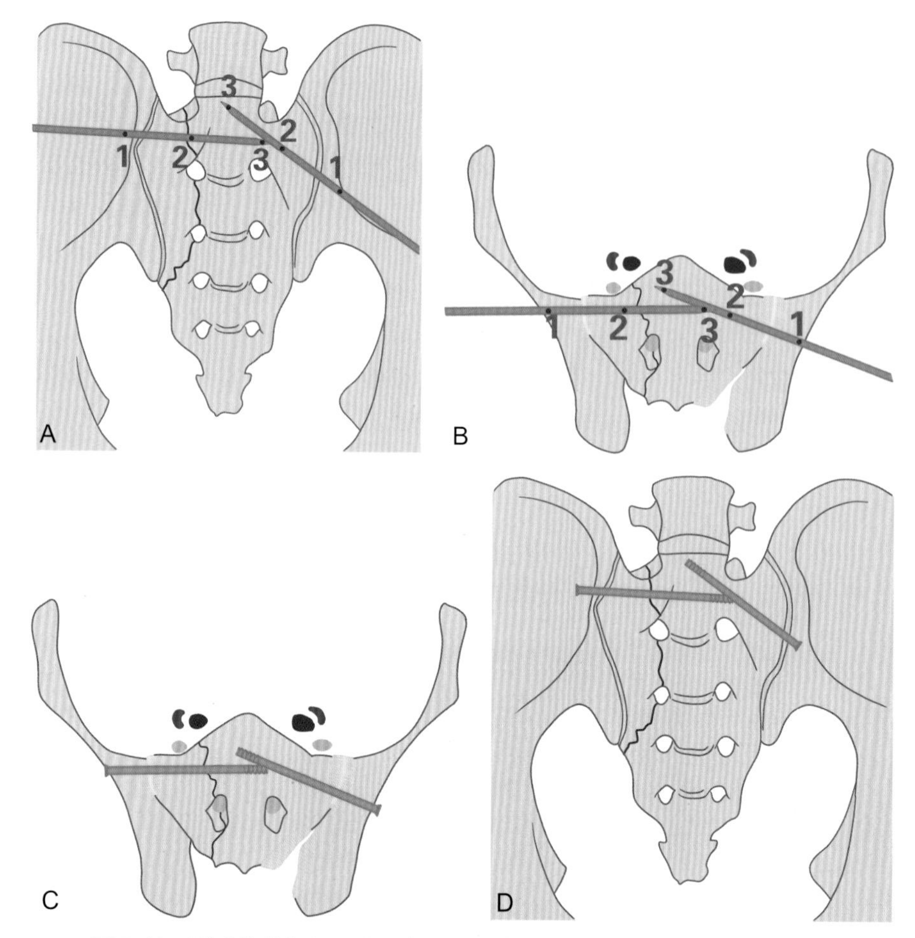

图 7-16　骶髂关节螺钉固定方向；利用空心钉固定骶骨骨折的手术步骤

A. 横行和斜形骶髂螺钉的导针位置图；B. 横行和斜形骶髂螺钉的导针轴位位置图；C. 横行和斜形骶髂螺钉的轴位位置图；D. 横行和斜形骶髂螺钉的位置图

1. 骶髂螺钉入针点；2. 骶髂螺钉过骶骨翼峡部；3. 骶髂螺钉末端的位置

（6）适应证

◆ 主要结构完整的骶髂关节脱位或骨折脱位。

◆ 不稳定的移位骶骨骨折，特别是合并骶孔或其侧方的骨折，可对关节实现加压。

◆ 骶骨畸形、过于肥胖是相对禁忌证。

（7）术前准备

◆ 根据 CT 和 X 线检查确定骨盆后方的解剖和变异情况，确定安全区范围，判断是否存在骶骨上部发育畸形、骶骨斜坡不典型，辨认髂骨翼是否有凹陷（凹陷的骶骨翼可能出现导针“进—出—进”皮质过程中容易损伤 L_5 神经根）。

◆ 保证术中获得高质量的骨盆影像（体位、C 形臂、透视技术、术前灌肠）。

◆ 对损伤进行准确分型，熟悉骨盆三维解剖结构。

◆ 手术医师应该接受过骨折闭合复位和切开复位的培训，并能完成该手术。

◆ 术前灌肠可以消除肠胀气对骶孔透视显示的影响。

（8）手术技术

◆ 患者仰卧于可透视手术台上，腰骶部垫一软枕，使患者骶尾部稍抬离手术台。

◆ C 形臂透视机置于损伤侧骨盆的对面。

◆ 拍骶骨正位、侧位（识别 ICD）、骨盆出口位和入口位 X 线片（用胶布或记号笔在地面记录出口位、入口位拍摄时透视机轮子的位置），以便术中快速变换透视位置，减少透视次数。

◆ 首先复位骨盆后环。复位的方法包括下肢牵引，以及在髂骨翼打入 Schanz 钉、前方外固定架固定骨盆前环。

骨盆后环复位的标志：坐骨大切迹和双侧髂骨皮质影重叠（ICD），用克氏针临时固定。

◆ 在骶骨侧位片上确认第 1 骶椎的前后缘。进针点的选择取决于损伤的类型和计划打入螺钉的数目。骶骨骨折时螺钉横向打入（螺钉与骨折线垂直）；骶髂关节脱位时螺钉方向则由后下方打向前上方（螺钉与骶髂关节垂直）（图 7-17B、D）。

◆ 在皮肤上标记入针点、做 1cm 切口，插入导向套筒直达髂骨。

◆ 侧位像上确认套筒尖端放置在理想入针点，然后将尖端锤入皮质，防止套筒滑动。

◆ 通过相互垂直的双平面透视（骨盆入口位 / 出口位），调整导向角度保证导针安全打入第 1 骶椎。侧位像再次确认导针在骶骨椎体内。测量螺钉长度，通过导针空心钻钻孔。通过导针拧入螺钉，再次在骨盆正位、入口位、出口位和侧位片上验证螺钉位置（图 7-17）。

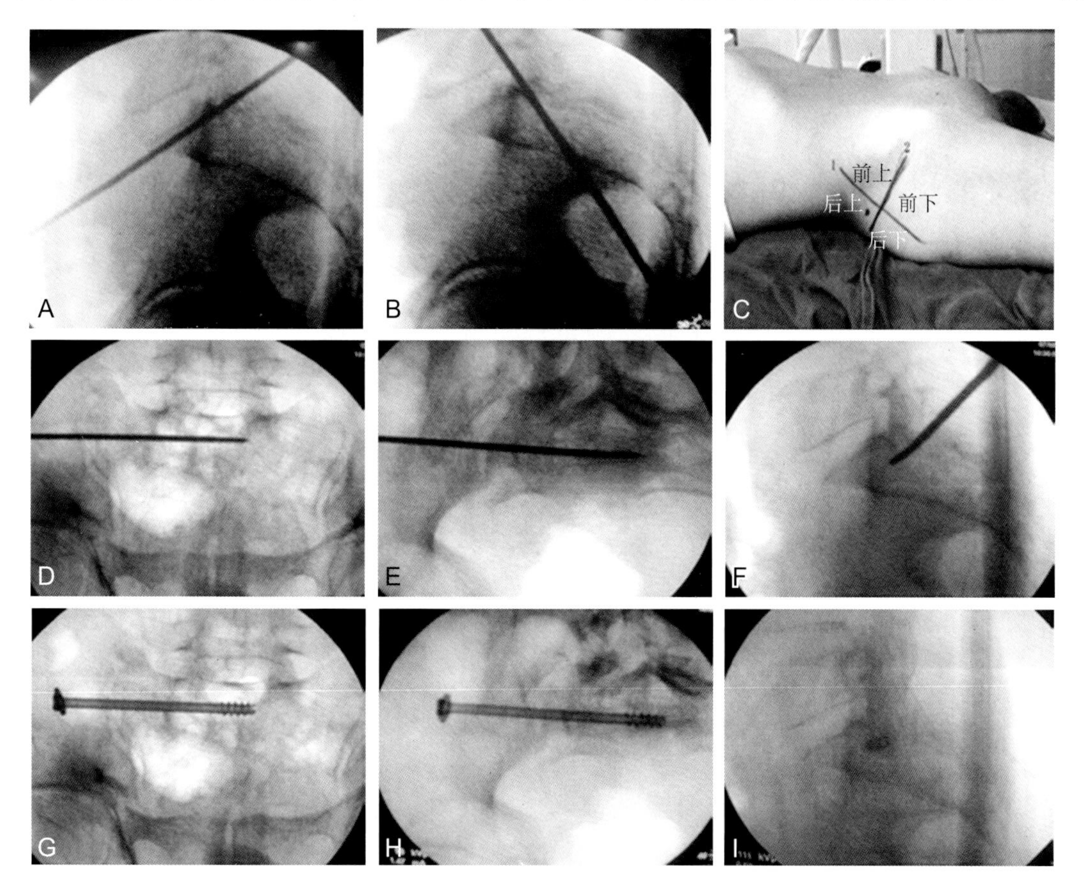

图 7-17　**单侧骶髂关节螺钉技术**

A. 克氏针透视体表定位出 S_1 椎体的上表面方向和位置；B. 与之垂直的骶椎轴向方向；C. 用记号笔标记，这两条线反映了骨盆出口位和入口位的投照方向（1 代表入口位投照方向；2 代表出口位投照方向），导针的进针点位于后下象限内；D. 出口位；E. 入口位；F. 侧位确定导针位于骨性通道内，旋入合适长度后用空心螺钉固定；G. 置入螺钉后的出口位；H. 置入螺钉后的入口位；I. 侧位像。检查螺钉位置

（三）穿骶骨骶髂关节固定螺钉

1. trans-sacral 螺钉介绍

（1）trans-sacral 螺钉是指空心螺钉穿过双侧髂骨翼和骶骨椎体的固定，螺钉固定了双侧髂骨外板和两侧的骶髂关节及中央骶椎（图 7-18）。

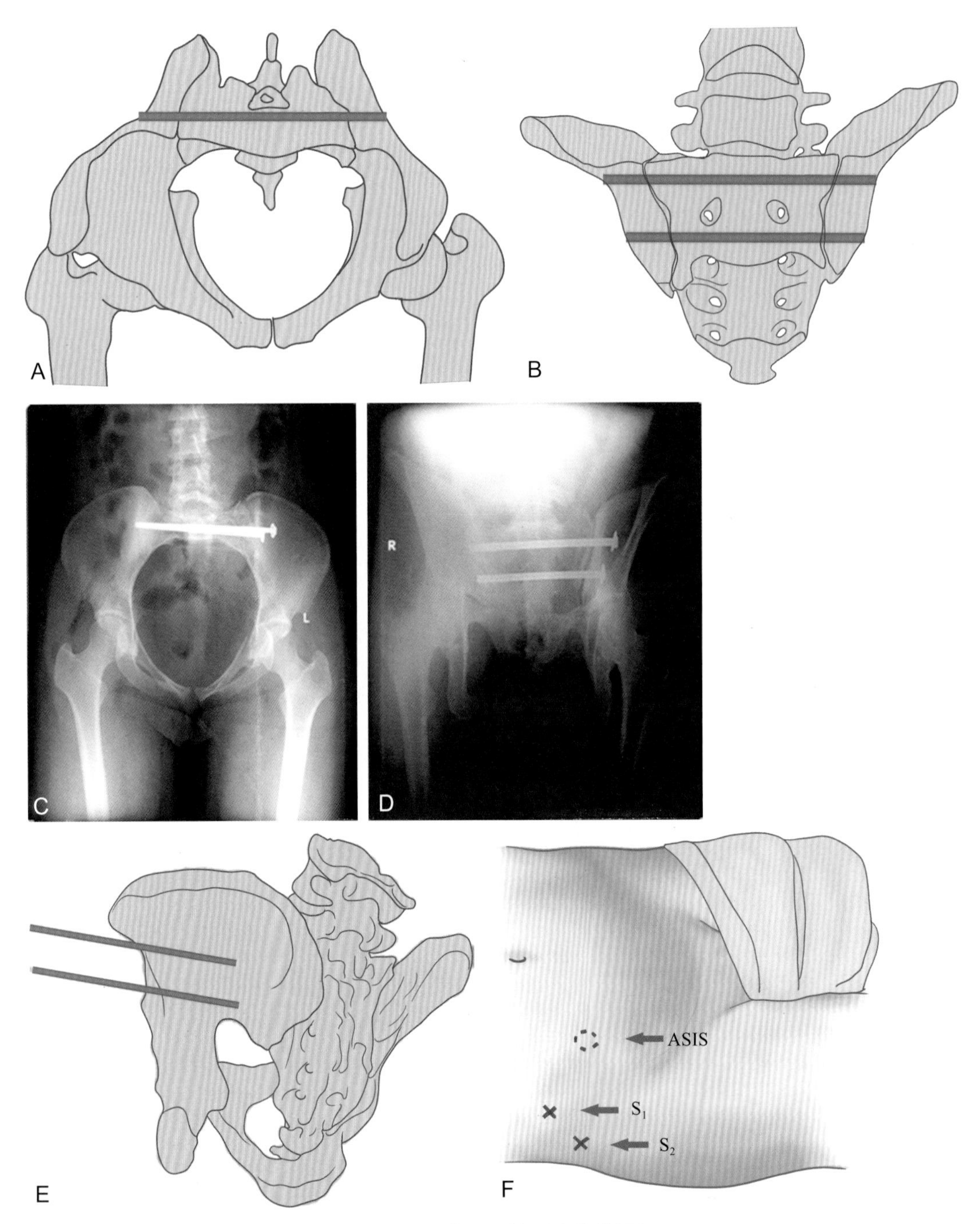

图 7-18　贯穿骶骨的骶髂关节螺钉

A. 入口位螺钉剖面图；B. 出口位剖面图；C. 骨盆入口位 X 线片；D. 骨盆出口位 X 线片；E. 螺钉入钉点骨骼表面的体表标志；F. 螺钉入钉点的体表定位

ASIS. 髂前上棘；S_1. 骶 1 椎体通道体表定位；S_2. 骶 2 椎体通道体表定位

（2）由于构成骶髂关节的髂骨部分位于 S_2 椎体水平以上，因此只有 S_1 或 S_2 椎体才能成为可能的固定通道。文献报道这种固定方式在 S_1 和 S_2 都有强有力的“咬合”，固定失败率显著降低。

（3）对于双侧损伤，通过使用短长度螺纹的空心钉、仅抓持对侧髂骨，对双侧骶髂关节可产生拉力螺钉作用。这一技术对一侧骶髂关节垂直方向不稳定、对侧水平方向不稳定的 LC- Ⅲ型骨折非常有用，仅一枚螺钉产生双侧骶髂关节加压作用，避免了双侧使用螺钉固定。

（4）骶骨标准侧位像（图 7-19）对于发育正常的骶骨来说，安全置入骶髂关节螺钉没有太大的必要，但是对发育畸形的骶骨来说则非常重要，因为这类患者 S_1 固定螺钉通道非常狭窄，必须选择准确的进针点才能安全置入螺钉。骶骨标准侧位能够很好地显示骶骨斜坡、骶骨翼的皮质和骨盆缘。

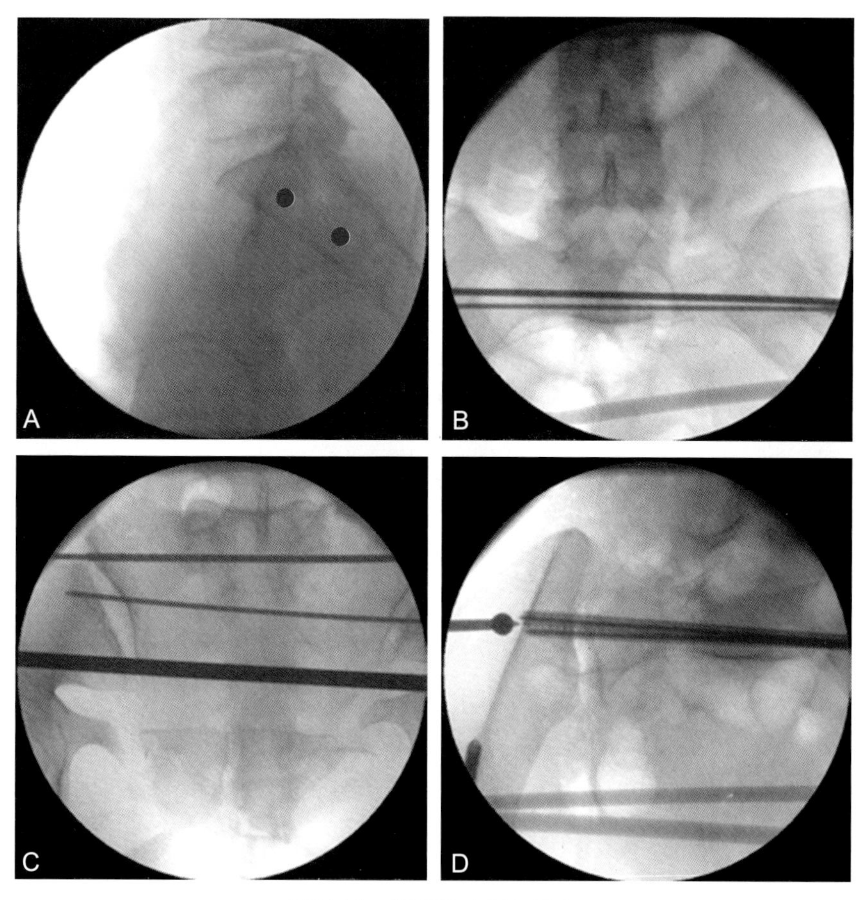

图 7-19　骶骨贯穿螺钉置入

A. 骶骨侧位：经 S_1 螺钉最佳入点在骶骨侧位像上的体表投影在髂骨翼斜坡皮质（安全线）的下方，从前到后的中心线上和 S_1、S_2 椎间隙的上方；经 S_2 螺钉则位于 S_2 椎体中心稍偏下。红点代表螺钉在椎体的最佳位置。B. 入口位：由于骶骨翼斜坡前上方凹陷，因此螺钉不能太贴近 S_1 椎体的前侧皮质，有穿出的风险。理想的位置应该在 S_1 椎体前侧皮质和骶管前壁的中间位置。C. 出口位：理想的位置应该是螺钉穿过 S_1 椎体中心的稍下方，贴近骶神经管的上缘，而不是下缘，因为骶神经走行在骶神经根管的下半部分。因此，出口位上螺钉低一点比高一点更加安全。D. 髂骨翼正位像入口位：能够显示螺钉在对侧髂骨皮质的出点便于测量使用螺钉的长度；临床操作导针穿透对侧髂骨皮质时往往有个落空感，也方便长度的测量，但是通过这个位置的影像能够得到进一步的验证

（5）穿骶骨骶髂关节固定螺钉置入的关键在于入钉点在出口位上不能太高、入口位上不能太偏前，特别是经 S_1 固定的螺钉（图 7-20）。尽管出口位和入口位上均显示螺钉位于骨性通道内，但是当螺钉在入口位上置入太偏前而出口位上太偏上，这时螺钉切出前侧骶骨皮质损伤血管、神经的风险就大大增大。

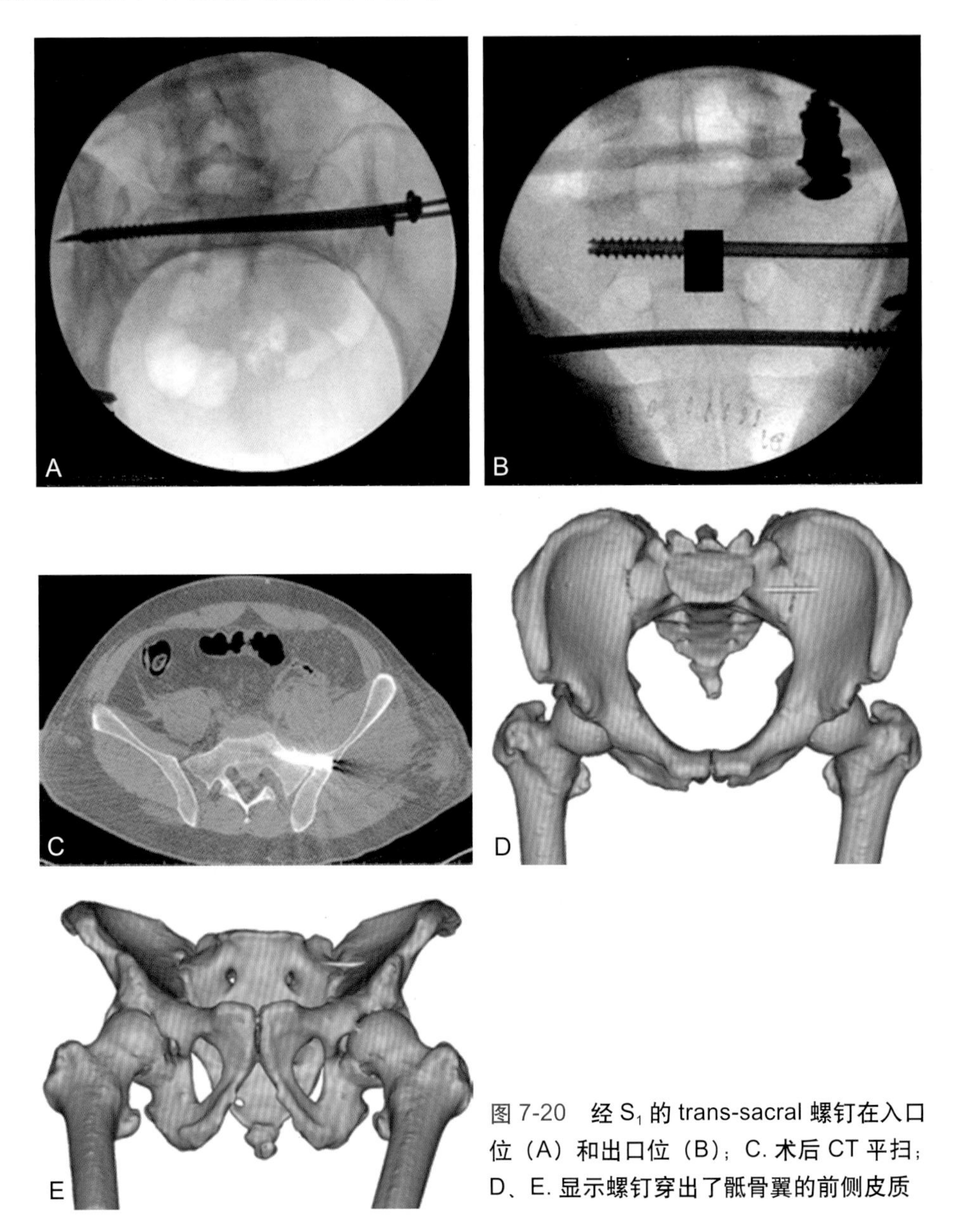

图 7-20　经 S_1 的 trans-sacral 螺钉在入口位（A）和出口位（B）；C. 术后 CT 平扫；D、E. 显示螺钉穿出了骶骨翼的前侧皮质

（6）需要注意的是，在正常发育的骨盆，螺钉即使在多个角度透视都显示在骨内，但是也有可能已经切出皮质。出口位上，螺钉尽量在椎体内低位、贴近下位骶神经孔的上缘；S_1 椎体入口位给螺钉在前方留出足够的空间，避免螺钉切出前侧的皮质。

2. 骨盆畸形

（1）正常人腰骶椎解剖存在很大的变异，准确的理解对骶髂关节螺钉置入有着重要的意义。20% ～ 44% 的人存在先天性畸形，因此对于骨盆损伤而言必须仔细检查，找出是否存在骶骨发育畸形和变异。常见的畸形类型有三种。

◆ 腰椎骶化：L_5 椎体与骶椎融合在一起，可以将其看作骶骨的一部分，腰 5- 骶 1 椎间盘发育差导致。Bertolotti 病变即 L_5 一侧或两侧横突与骶骨融合（该畸形可能是下腰痛产生的一个来源），骶骨上半翼状部分看起来像 S_1，实际是 L_5，L_5 的横突可能不够大，难以容纳穿骶骨的骶髂关节固定螺钉。

◆ 骶椎腰化：非常常见，骶骨像 L_5，后面的乳突明显，骶骨翼斜坡垂直向下。存在的问题是骶骨翼消失，前上侧缺如，这意味着通过骶骨固定存在技术上的困难，通常是不可能实现的。

◆ 骶骨先天性畸形：Routt 描述了骶骨畸形的影像特点。骨盆出口位 X 线特征性表现有乳状突过度突起；骶骨翼斜坡倾斜过大；S_1 和 S_2 之间残留退化间盘间隙；髂嵴平腰骶间盘间隙（正常位于 $L_{4、5}$ 水平）；S_1 前神经出口通道呈非圆形、不规则形。CT 扫描显示骶骨岬呈峰形 / 船形；骶髂关节面呈舌和凹槽对接型咬合；S_1 斜坡是倾斜的、狭窄的，只能允许单侧螺钉通过；S_2 通常有一个宽的螺钉通道，能允许 trans-sacral 螺钉通过（图 7-21 ～图 7-24）。

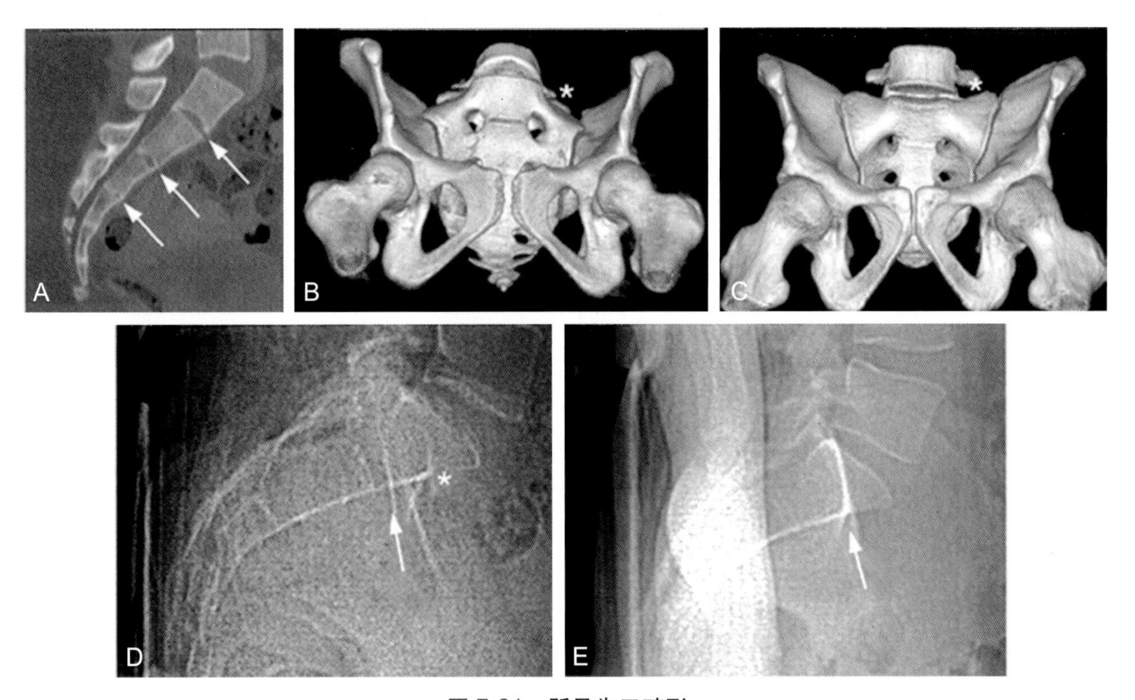

图 7-21　骶骨先天畸形

A. 发育畸形骶骨矢状位 CT 扫描像证明了残余的椎间盘（箭头所示）；B. 发育畸形骶骨出口位三维 CT 重建显示骶骨翼表面陡峭的斜坡（星号所示）；C. 正常发育骶骨出口位三维 CT 重建显示骶骨翼斜坡平坦（星号所示）；D. 发育畸形骶骨 CT 定位的骶骨侧位像显示陡峭的斜坡（箭头所示）与髂骨前侧皮质密度（ICD）（星号所示）不重叠；E. 正常发育骶骨 CT 定位的骶骨侧位像显示骶骨翼斜坡与髂骨前侧皮质密度（ICD）重叠成一条线（箭头所示）［摘自 Variations in sacral morphology and implications for iliosacral screw fixation.J Am Acad Orthop Surg，2012，20（1）：8-16.doi :10.5435/JAAOS-20-01-008.］

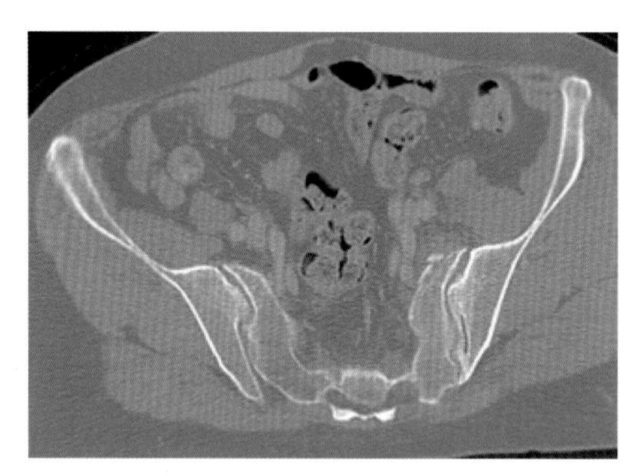

图 7-22 轴位 CT 扫描提示骶骨发育畸形患者骶髂关节呈舌与凹槽对接型咬合

[摘自 Variations in sacral morphology and implications for iliosacral screw fixation. J Am Acad Orthop Surg, 2012, 20 (1) :8-16.doi :10.5435/ JAAOS-20-01-008.]

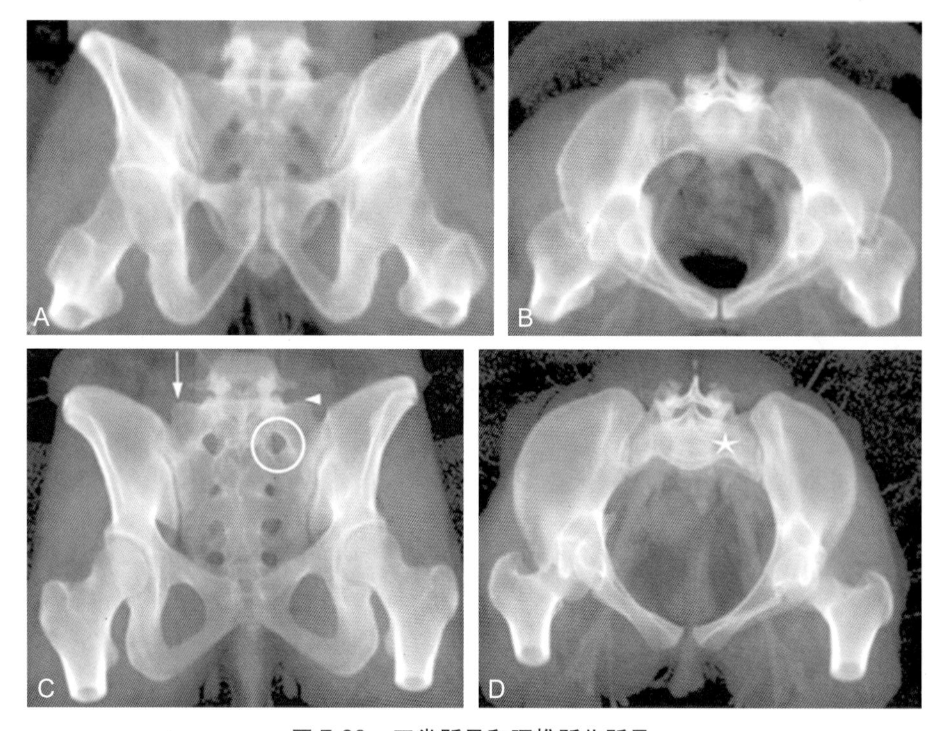

图 7-23 正常骶骨和腰椎骶化骶骨

A. 正常骶骨骨盆出口位；B. 正常骶骨入口位；C. 腰椎骶化骨盆出口位；D. 腰椎骶化入口位

图 C 中箭头所示骶骨突起的乳状突，正常骶骨发育较小，看不见；三角所示骶骨高度与髂嵴平齐，圆圈显示了不规则的骶神经管出口，呈不规则圆形，比正常骶骨的神经孔大。图 D 中骶骨翼切迹后缘的星号显示骶骨翼的前缘皮质

（2）术前对骶骨发育畸形的识别非常重要。骶骨翼斜坡过度倾斜，骶髂关节螺钉通道就很狭窄，螺钉穿破前侧皮质的风险将加大，可能引起 L_5 神经根和闭孔神经的损伤(图 7-25 和图 7-26)。而 S_2 椎体较大，允许骶骨贯穿螺钉的置入。对于骶骨发育畸形的骨盆不稳定骨折的患者，我们一般采用单侧固定 S_1 椎体的骶髂关节螺钉和经 S_2 椎体的骶骨贯穿螺钉固定。Anna 研究中，对骨盆发育畸形患者应用骶髂关节螺钉固定骶髂关节，固定 S_1 椎体的骶髂关节螺钉允许直径 6.5mm 的空心螺钉固定，方向从下向上、从后向前斜行；

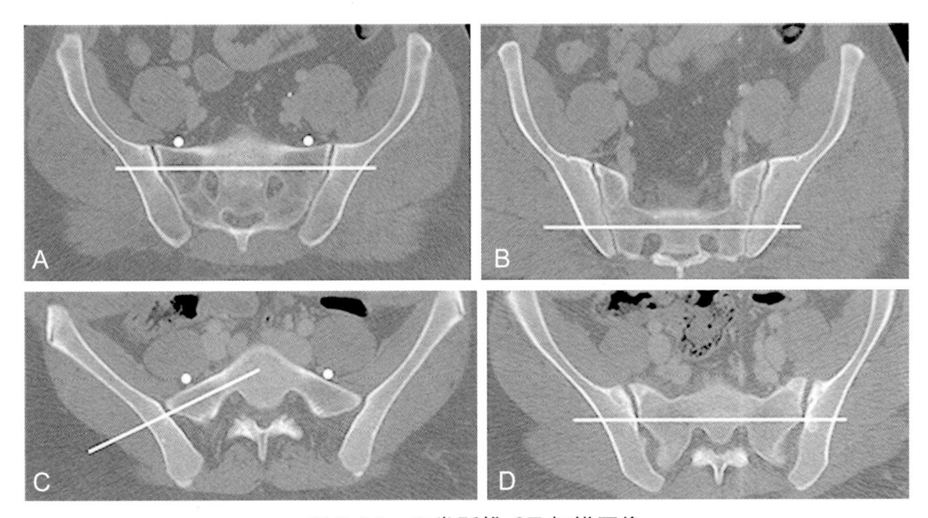

图 7-24　正常骶椎 CT 扫描图像

A. 正常骶椎在 S_1 水平的轴位扫描图；B. 正常骶椎在 S_2 水平的轴位扫描图；C. 发育畸形骶椎在 S_1 水平的轴位扫描图；D. 发育畸形骶椎在 S_2 水平的轴位扫描图。图 A 和图 C 中实心的圆点代表神经根的大致位置

跨骶骨的骶髂关节螺钉不建议在 S_1 水平使用，建议选择在 S_2 水平使用，因其通道足够宽大，足以安全容纳螺钉置入（图 7-27）。

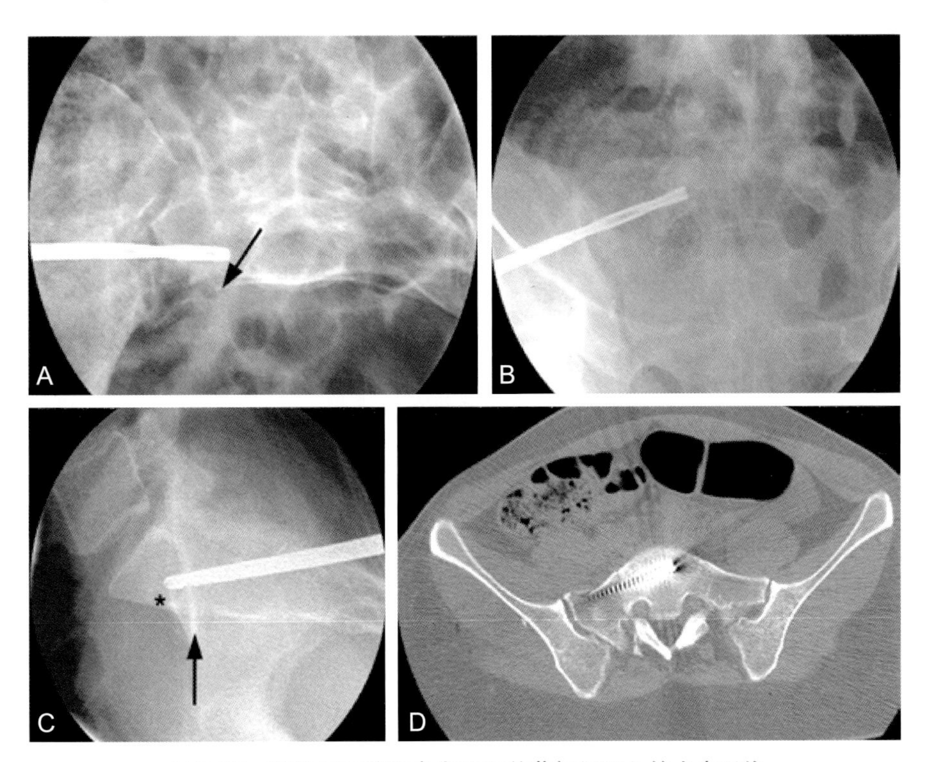

图 7-25　骶骨发育畸形患者骶髂关节螺钉置入的术中影像

A. 入口位显示螺钉位于骶骨翼内，箭头为骶骨翼；B. 出口位显示螺钉位于骶骨翼内，紧贴 S_1 神经孔；C. 侧位像显示螺钉位于骶骨斜坡内，L_5 神经根的后侧，钻头尖朝向头侧，位于髂骨皮质影像的前方，但始终位于骶骨斜坡内；星号为 L_5 神经根走行处，箭头为髂骨皮质高密度线；D. 轴向 CT 显示螺钉的钉道位置 [摘自 Variations in sacral morphology and implications for iliosacral screw fixation. J Am Acad Orthop Surg，2012，20（1）:8-16.doi :10.5435/JAAOS-20-01-008.]

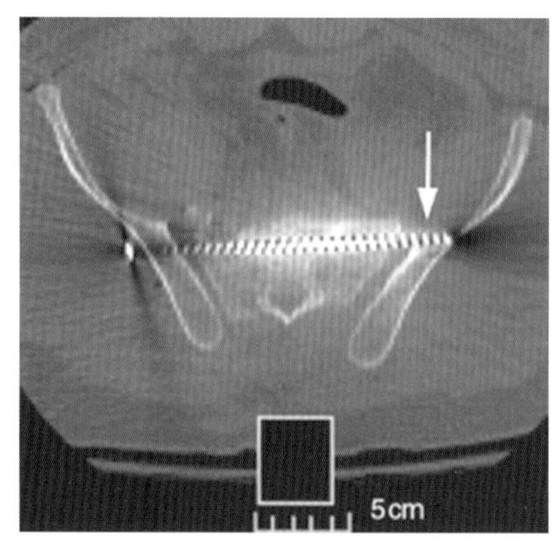

图 7-26 **CT 扫描像提示骶髂关节损伤复位不良导致螺钉置钉位置错误，穿透骶骨皮质，损伤髂骨前方的软组织**

图中箭头所示螺钉位于髂骨皮质的外面

[摘自 Variations in sacral morphology and implications for iliosacral screw fixation. J Am Acad Orthop Surg, 2012, 20(1):8-16.doi:10.5435/JAAOS-20-01-008.]

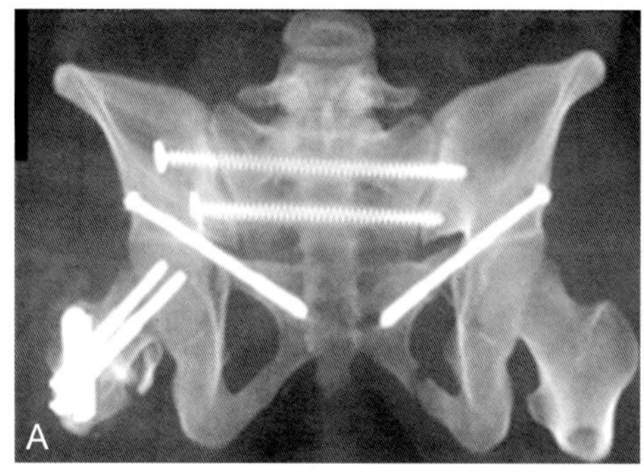

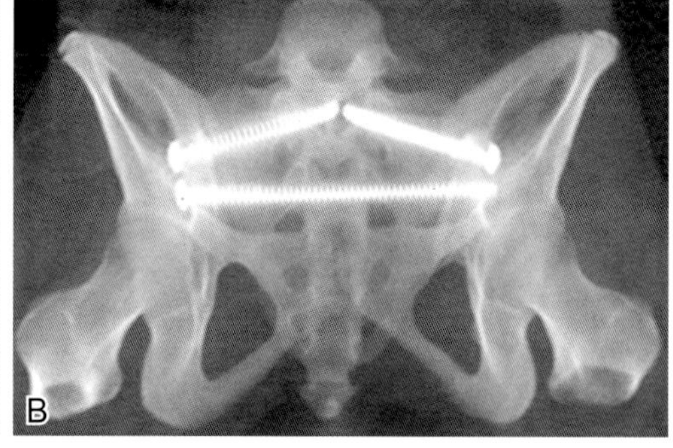

图 7-27 **骨盆二维重建模型**

A. 正常骶骨的骨盆二维重建模型，显示骶髂关节螺钉固定的位置图，允许经 S_1 和 S_2 置入骶骨贯穿螺钉，同时经皮固定双侧耻骨支骨折；B. 发育畸形骶骨的骨盆二维重建模型，S_1 仅允许行单侧骶髂关节螺钉固定，而在 S_2 水平可行骶骨贯穿螺钉置入

[摘自 Variations in sacral morphology and implications for iliosacral screw fixation. J Am Acad Orthop Surg, 2012, 20(1):8-16.doi:10. 5435/JAAOS-20-01-008.]

Matta 和 Saucedo 通过长期临床研究发现，使用骶髂螺钉固定骶髂关节脱位和骶骨骨折能够获得较好的临床效果；并通过生物力学测试比较，证实骶髂螺钉固定效果要优于钢板螺钉内固定。Tile 等的生物力学研究表明，骶髂螺钉固定能得到最大的生物力学稳定性。

骶髂螺钉是治疗骶骨骨折与骶髂关节分离的重要手段。通常推荐使用长螺纹螺钉，两枚骶髂螺钉才能起到固定骨折、稳定骨盆的作用。但由于螺钉直径较大而安全通道较小，因此手术难度及风险较大，螺钉有误入骶管、损伤骶神经及髂血管的风险，对医师的手术技术要求较高。有报道称，经皮骶髂螺钉固定手术失败率达到 10%。Routt 报道称在骶骨骨折手术中骶髂螺钉的失败率达到了 13%。随着骶髂螺钉的广泛应用，其局限性和失败案例会逐步显露出来。因此，应用骶髂螺钉治疗骶骨骨折需要医师具有精湛的技术，熟知解剖结构，手术中关注周围重要结构的安全。

目前微创治疗骶髂关节脱位的方法主要是 X 线引导下的经皮螺钉固定术，其主要缺点为术中患者与术者要接受大量的 X 线辐射；肥胖、肠胀气、解剖结构变异是手术的相对禁忌证，应用范围窄；螺钉安全通道狭窄，置入位置不准确，易伤及周围血管神经，造成致命性出血或终身性残疾。另外，即使经正位、入口位和出口位确认螺钉在骶骨骨质内，仍存在已穿出皮质、伤及周围神经血管的可能。Behrendt 等研究发现，经三维成像引导的骶髂螺钉置入术能够提高 S_1、S_2 水平置钉的准确性，而且进行三维成像引导操作时，可以避免手术操作者暴露在放射区域，但该技术对硬件要求较高，难以在基层医院推广和普及。为解决这一难题，侯志勇教授等对 30 具成人防腐尸体标本进行了骶髂关节解剖学研究和放射学测量，在国内外首次发现 S_1 椎弓根轴位这一通道，即调整 C 形臂球管的位置和方向，当 X 线在水平面上与腹侧约呈 38.3°、在冠状面上与头侧约呈 29.6° 投照骶髂关节，可确定 S_1 椎弓根轴位所形成的清晰的椭圆形图像（图 7-28，图 7-29）。他们应用该技术治疗骶髂关节脱位患者 100 余例，均取得良好效果。和传统方法相比，其平均透视时间缩短 72%，出血量减少 20%，且无一例出现神经损伤的症状。相对于术中 CT 等昂贵的医疗设备，该方法操作简单，更适合在基层医院推广。

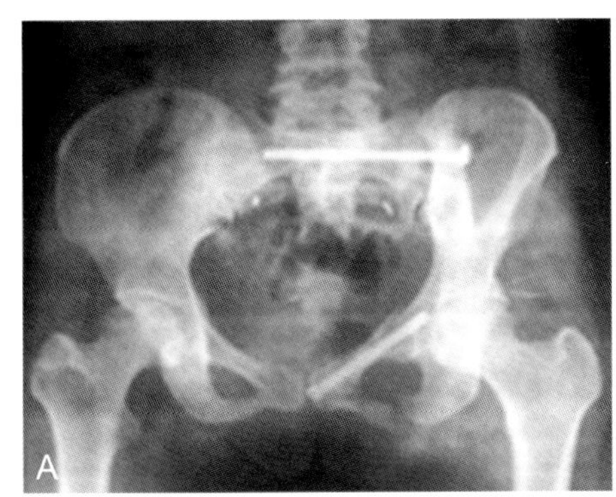

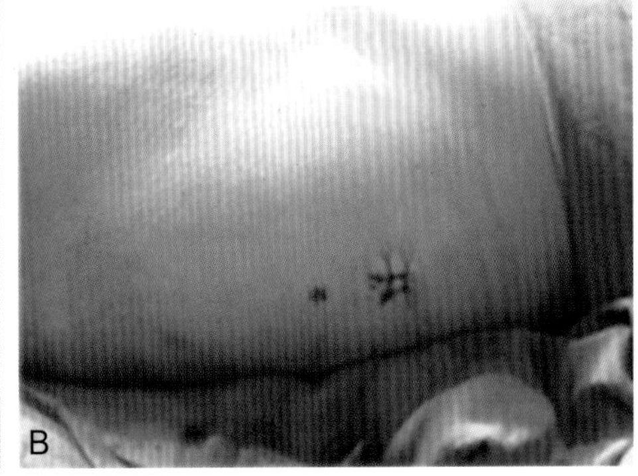

图 7-28　S_1 椎弓根轴位引导下椎弓根螺钉置入治疗骶髂关节脱位

A. 在 C 形臂 S_1 椎弓根轴位的引导下置入骶髂螺钉，术后 X 线片；B. 患者髋部手术切口照片

侯志勇教授创新性地提出了椎弓根轴位投照技术，获得了更为安全的进钉通道，大幅度地降低了螺钉进入骶管的风险，极大地优化了手术方案。应用 S_1 椎弓根投照技术投照，

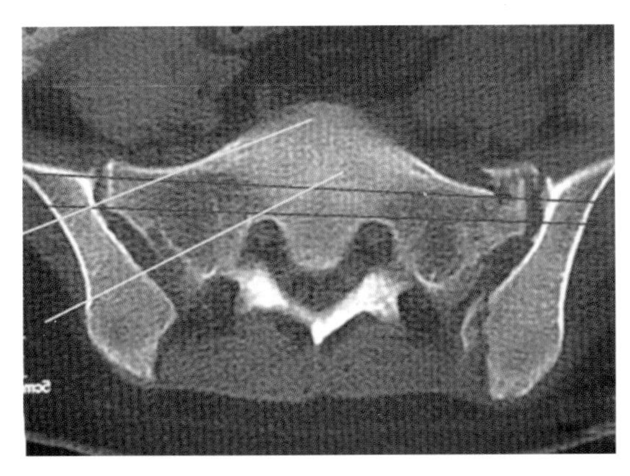

图 7-29　S_1 椎弓根轴位 X 线投照方向示意图

红线为临床上常用的骶髂螺钉骨性通道之一，黄线为 S_1 椎弓根轴位骶髂螺钉通道

X 线方向自后外侧经骶髂关节向前内方穿过 S_1 椎体最宽的骨性通道。

在影像学试验中，将尸体标本取俯卧位摆放（图 7-30），将 C 形臂球管调整为骶骨侧位投照角度，即 X 线方向与骶骨矢状轴面垂直，拍摄骶骨侧位图像，观察 S_1 椎体图像（图 7-31A）；将球管在水平面上向腹侧旋转，在冠状面上向头侧旋转，不断透视，可见 S_1 椎体侧位图像逐渐清晰，边缘骨皮质影像逐渐明显，图像中心的 X 线透过的低密度区逐渐明显，呈一规则的椭圆形（图 7-31B ～ D）。当在 C 形臂上观察到清晰的近椭圆形的 S_1 椎体周围 X 线像时，固定球管，调整克氏针方向，当克氏针呈现为一个圆点时，克氏针进针方向与 X 线方向一致（图 7-32）。

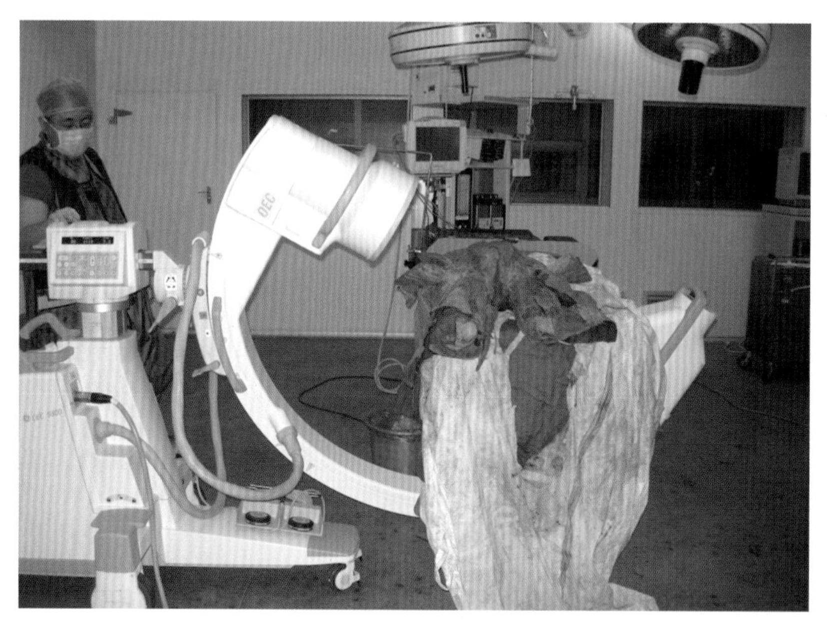

图 7-30　尸体标本位置，C 形臂球管旋转方向和位置

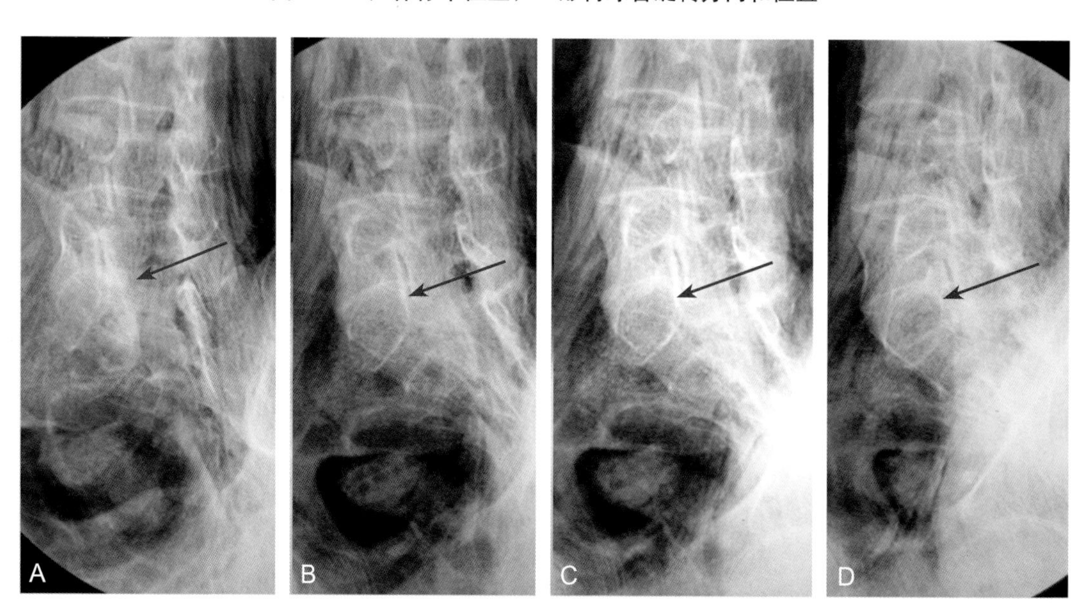

图 7-31　旋转球管，观察不同角度 S_1 椎弓根轴位图像

箭头：在调整 C 形臂球管的过程中，S_1 椎弓根轴位逐步变成一个椭圆形通道

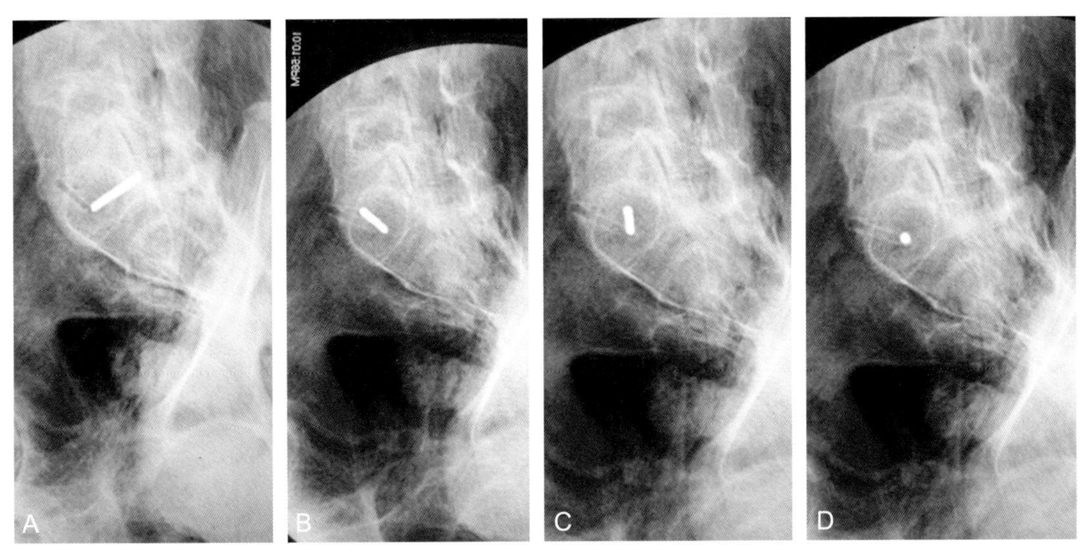

图 7-32　固定球管，调整克氏针方向，当克氏针呈现为一个圆点时，克氏针进针方向与 X 线方向一致

置入克氏针后行 CT 扫描，可见克氏针位于 S_1 椎体骨性安全通道内（图 7-33）。

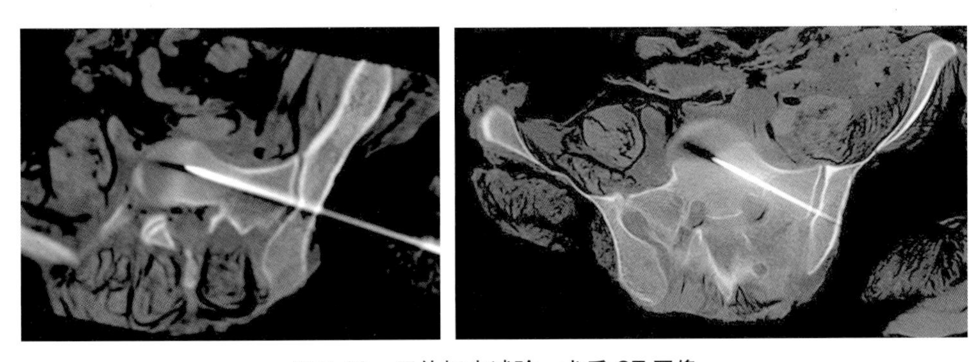

图 7-33　尸体标本试验，术后 CT 图像

人体标本实验影像学研究证实当 X 线在水平面上与腹侧呈 38.3°、在冠状面上与头侧呈 29.6° 投照骶髂关节（图 7-34），可找到 S_1 椎弓根轴位所形成的影像学标志。

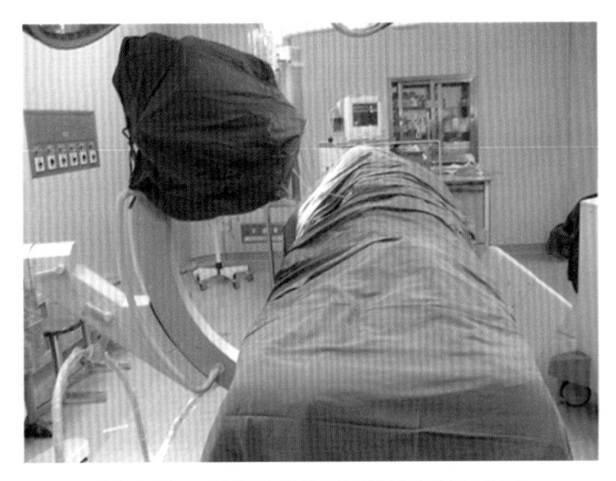

图 7-34　患者体位和 C 形臂球管的位置

通过 S_1 椎弓根轴位的特殊投照体位，可以获得骶髂螺钉置入的重要观察角度，该技术可以在医患双方低放射暴露情况下将骶髂螺钉放置到最佳位置，是经皮置入骶髂螺钉的最佳透视技术之一。此技术成功应用于临床治疗骶髂关节骨折 / 脱位的患者，术后 X 线和 CT 图像显示患者复位满意，螺钉位置恰当（图 7-35）。

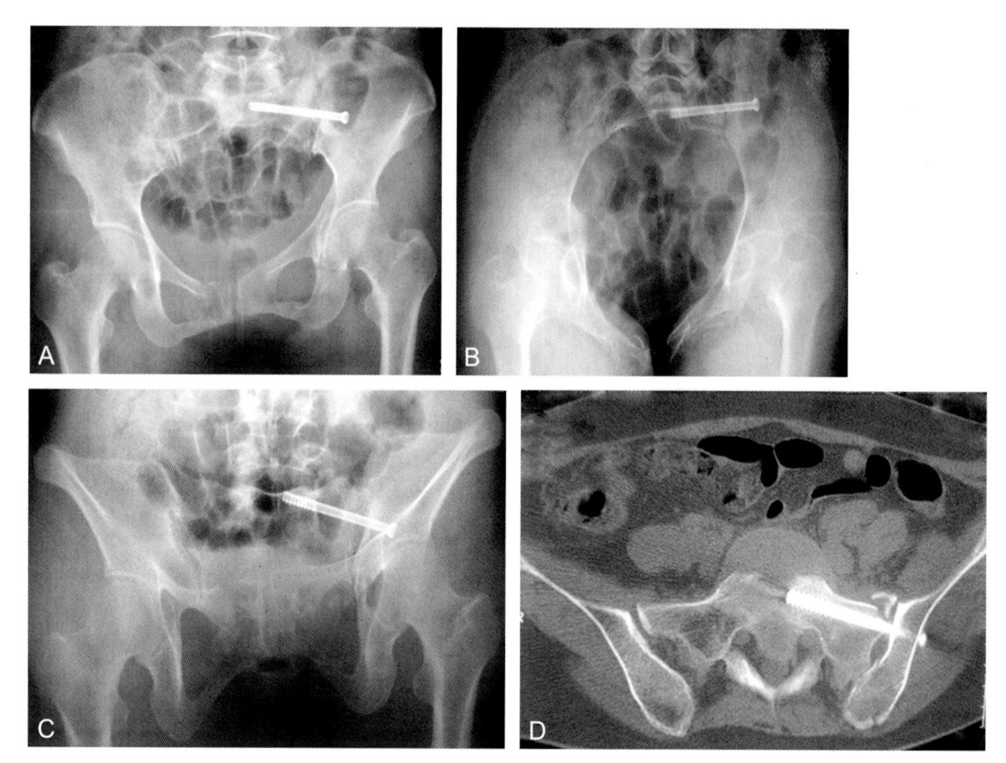

图 7-35　**术后 X 线和 CT 图像显示患者复位满意，螺钉位置恰当**
A. 前后位 X 线片；B. 入口位 X 线片；C. 出口位 X 线片；D. CT 横断面扫描

Griffin 等也认同了骶骨棒或骶髂螺钉在治疗以骨松质为主的骶骨骨折中的积极作用。骶骨棒和骶髂螺钉仅适用于骶骨Ⅰ区骨折，在骶骨Ⅱ区或Ⅲ区骨折中，则由于骶髂螺钉的横向回牵作用，骶骨Ⅱ区压力继续增高，引发或者加重骶神经损伤。在术中 X 线投照引导下，可降低规避骶髂螺钉可能遇到的风险，但并不是所有患者都适用经皮骶髂螺钉固定。肥胖、肠气及腹腔造影剂等因素会影响 X 线影像。在进行内固定前先行对骶骨进行复位是避免加重神经损伤的重要手段。

（3）应用可调式微创骨盆后环接骨板固定骨盆后环损伤：骶髂关节骨折 / 脱位和骶骨纵行骨折常常需要手术撑开或合拢骨盆后环以恢复骨盆的正常解剖结构。

常规张力带接骨板内固定是治疗骶髂关节骨折 / 脱位和骶骨纵向骨折常规的手术方法，它的不足之处如下：

◆ 骨盆后方张力带接骨板只有固定骨折的作用，而无复位骨折的作用。

◆ 该技术需要术中预弯接骨板使其与髂骨翼后方相适形，预弯接骨板可使螺孔变形，再锁定加压接骨板则会损坏螺纹，降低接骨板强度，而且预弯形状不易控制，无法与骨盆结构完全适形，从而增加手术时间。

◆ 手术创伤大，失血量多（150 ～ 400ml），加压效果差，不能有效复位并固定骨盆后环骨折。为了提高骶髂关节骨折 / 脱位和骶骨纵行骨折治疗效果、减少创伤，张英泽院士团队经过 8 年多的研究发明了可调式微创骨盆后环接骨板，此研究获得三项国家发明专利。

可调式微创骨盆后环接骨板技术原理：可调式微创骨盆后环接骨板由两侧的 Z 形装置和中间连接杆组成。Z 形装置由上方板、下方板和侧板构成。连接杆由套筒和两侧螺杆组成，螺杆内侧有螺纹，与套筒内螺纹匹配；螺杆外侧环形结构与下方板的立柱连接。该接骨板与骨盆后环结构适形，无须预弯，术中直接使用即可。

该接骨板具有复位作用，具体如下：

◆ 通过调节连接杆长度可复位骨盆后环骨折压缩或分离移位。

◆ 经 Z 形板下方螺孔植入拉力螺钉可复位前后移位。

◆ 通过牵引及配套复位器械撬拨复位垂直移位。

国内外未见相同研究报道。其优势有组织创伤小，无须预弯塑形，操作简单，手术时间短，以及复位效果好，有加压固定作用（图 7-36）。

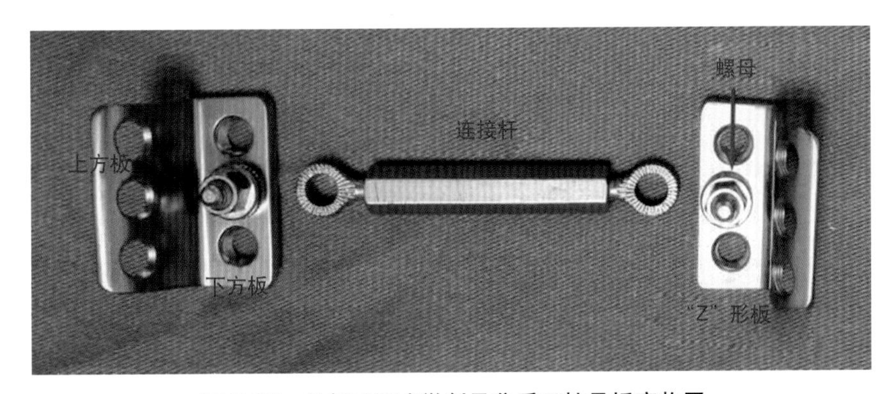

图 7-36　**最新可调式微创骨盆后环接骨板实物图**

临床应用中，该接骨板可通过两侧以髂后上棘为中心的纵行小切口及两者之间的皮下隧道微创置入，无须广泛暴露骨盆环后方结构（图 7-37）。固定骨盆后环时，通过旋转套筒调节连接杆的长度，使两侧 Z 形装置的侧板与髂嵴内侧面贴合；新型接骨板与骨盆后环解剖相适应，置放于骨盆环后方，无须预弯。将上方板置于髂后上棘，下方板紧邻骶骨背侧，上方板和下方板各有 3 个螺孔，可分别向一侧的髂嵴和骶骨置入螺钉，使连接杆紧靠骶髂复合体和骶骨背侧固定骨盆后环；其结构与骶髂复合体"吊桥样"特点相似，该器械与张力带接骨板相比更符合骨盆后环生物力学特点，有助于恢复骶髂复合体的力学传导。该接骨板具有横向伸缩功能，通过调节连接杆长度可复位骨盆后环骨折压缩或分离移位。如果患者残留明显的纵向移位，可以通过向髂后上棘置入两枚粗的螺钉（图 7-38），利用杠杆撬拨辅助复位骨盆后环的纵向移位（图 7-39）。对骨盆后环损伤的患者应用可调式微创骨盆后环接骨板治疗的手术前、手术后影像学检查见图 7-40 ～图 7-43。

（4）髂腰固定装置（脊柱 - 骨盆固定装置）治疗骶骨骨折：髂腰固定装置（图 7-44）主要用于治疗粉碎性的导致脊柱和骨盆分离的骶骨骨折（垂直不稳定双侧 Denis Ⅱ、Ⅲ型骶骨骨折），包括骶骨 U 形、H 形骨折。

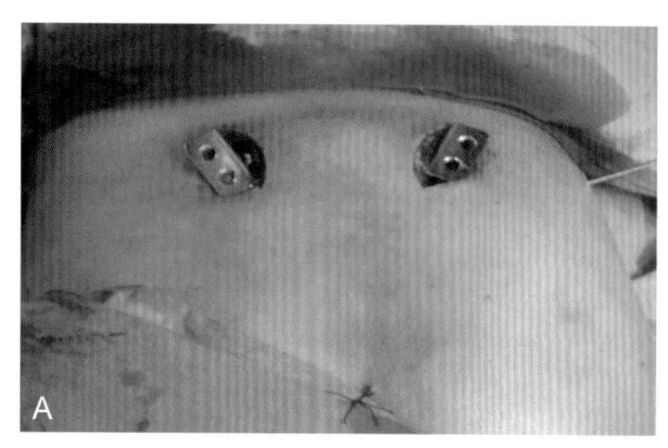

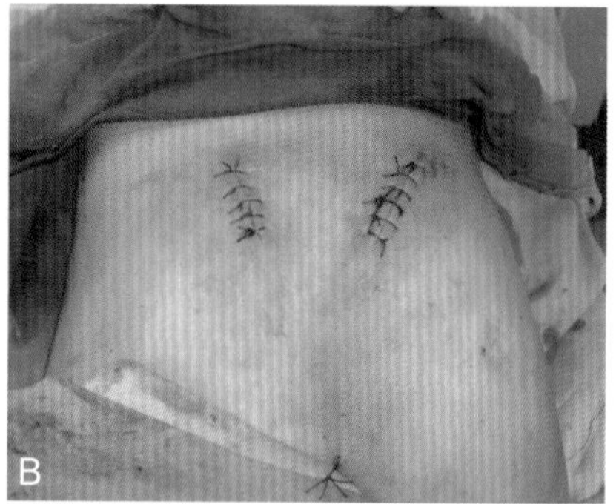

图 7-37　术中切口大体像（A）和术后切口大体像（B）

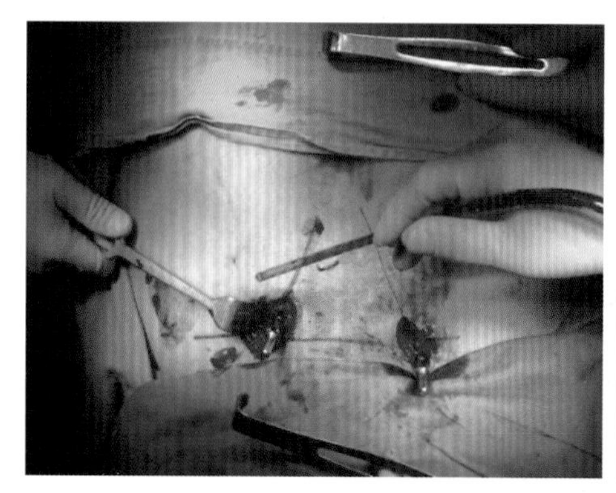
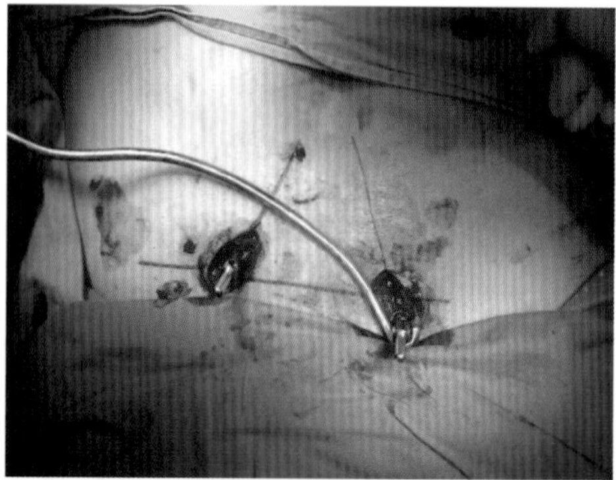

图 7-38　向双侧髂后上棘置入螺钉，连接撬拨杠杆

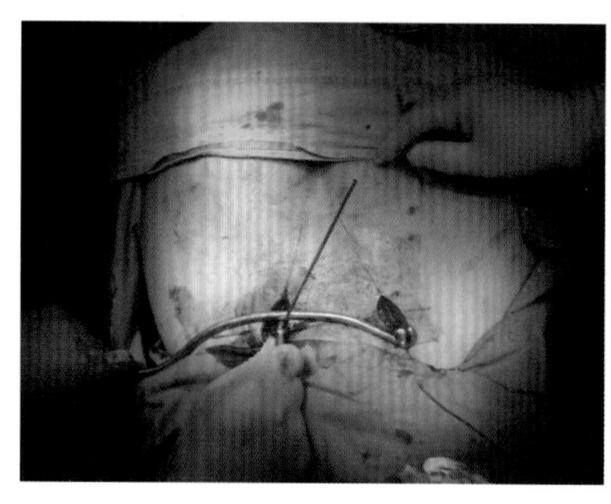
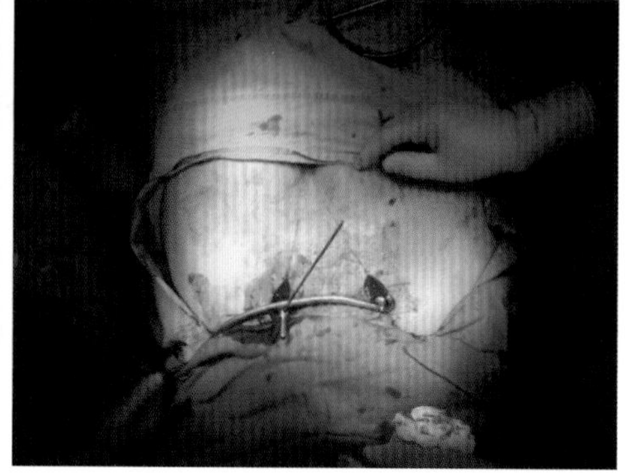

图 7-39　术中撬拨复位骨盆骨折垂直移位

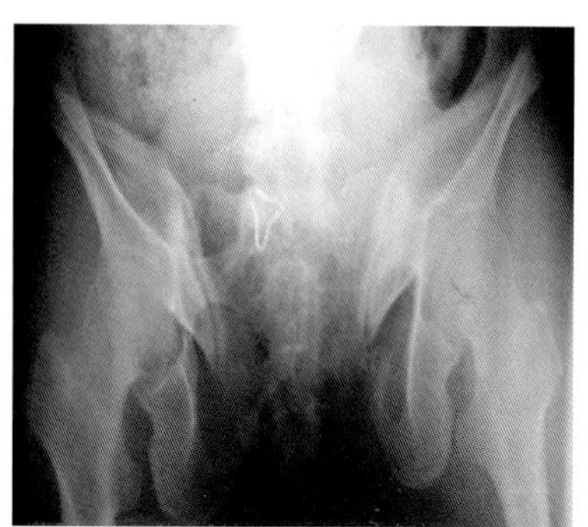
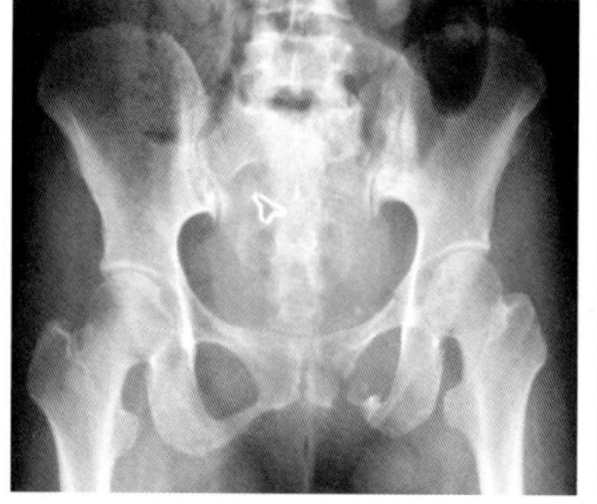
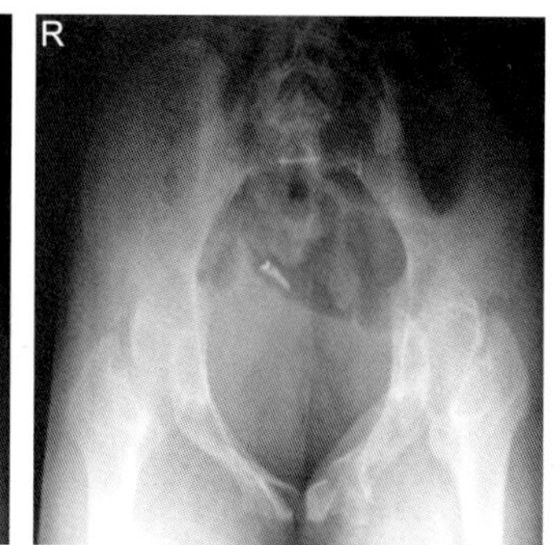

图 7-40　术前 X 线检查

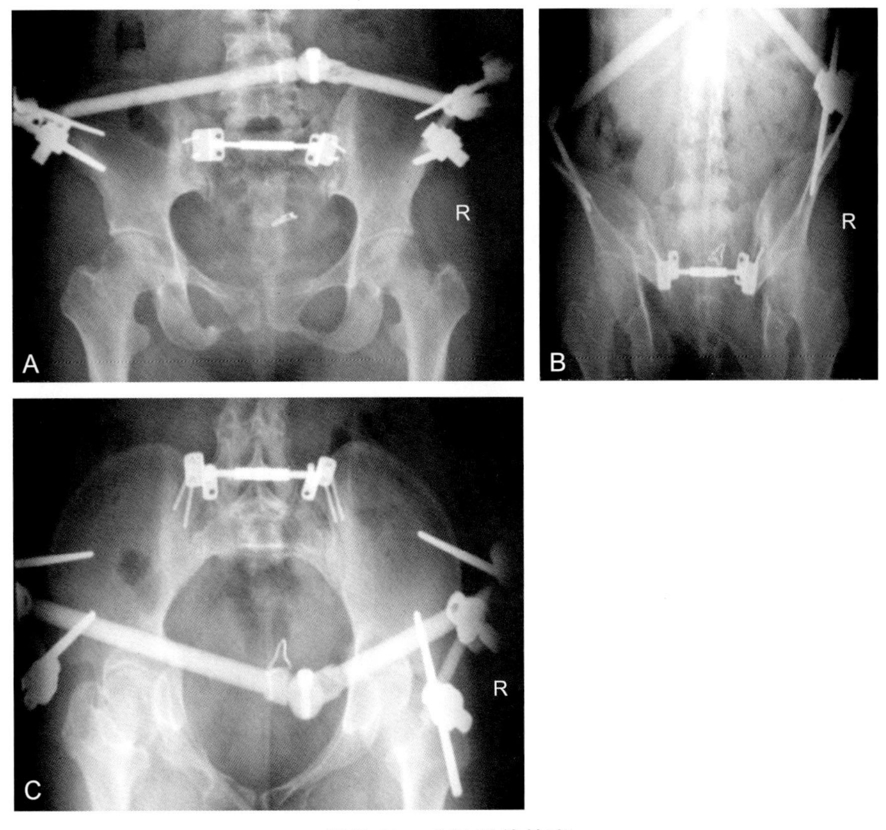

图 7-41　术后 X 线检查

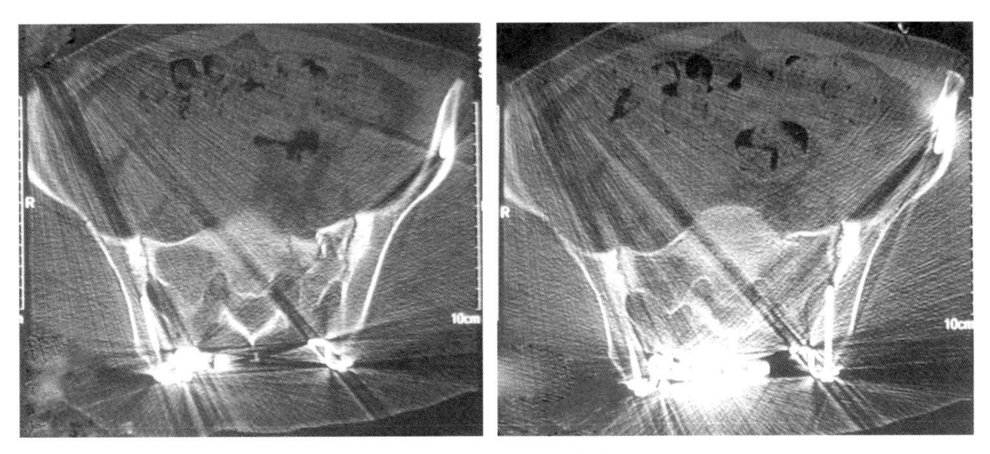

图 7-42　术后 CT 扫描

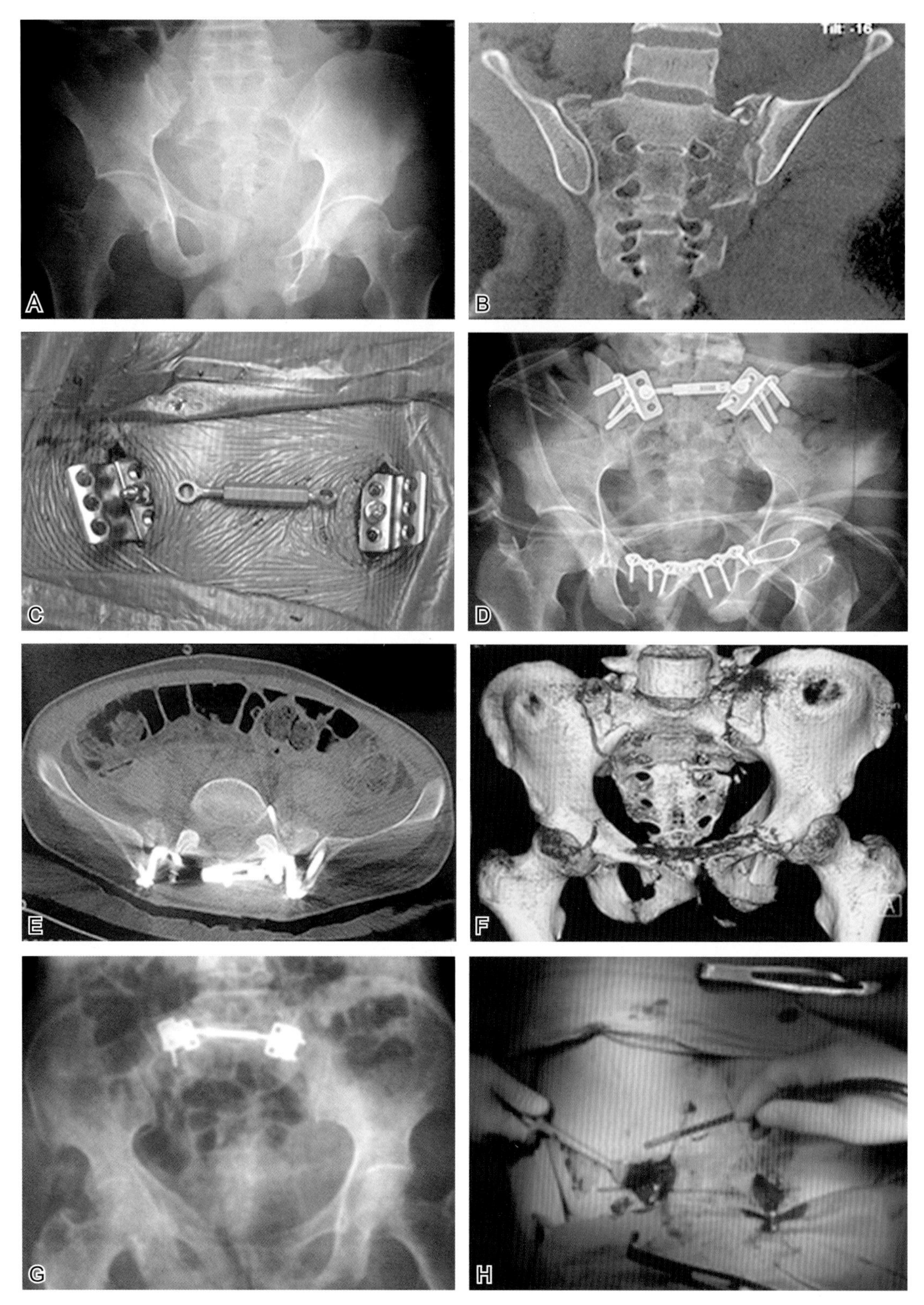

图 7-43 **应用实例**

A. 骶骨骨折患者 X 线片；B. CT 冠状面影像学资料；C. 骶骨撑开器置入前结构照片；D. 骶骨撑开器置入后 X 线片；E. 骶骨撑开器置入后 CT 轴位片；F. 术后 CT 三维成像；G. 术后 6 个月复查，耻骨联合钢板已取出；H. 取出内固定物

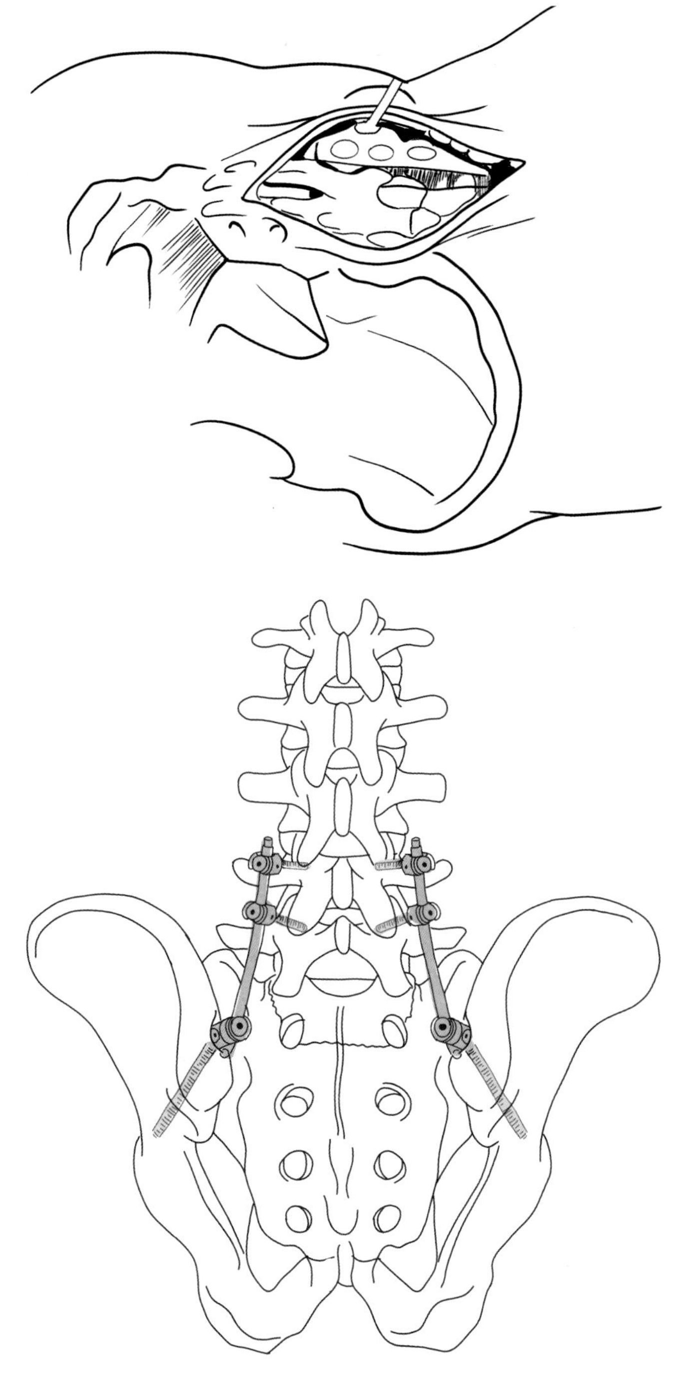

图 7-44　髂腰固定装置示意图

最初由 Roy-Camille 首先提出，并且经 Strange-Vognsen 和 Lebech 完善，将其分为 4 个类型。

◆ 屈曲性骨折，上方骨折块向前方脱位。

◆ 屈曲性骨折，上方骨折块向后方移位。

◆ 上方骨折块垂直地向前下方移位。

◆ 上方骨折块粉碎，无移位。

但是骶骨骨折常合并多发伤，容易漏诊，故应该明确掌握患者的受伤机制，而腰部挫伤、神经功能障碍等提示骶骨骨折的可能，应进一步检查明确骨折类型。影像学中如果标准正位像上显示出了骨盆入口位时的上方骶骨骨块的特征（矛盾影像），医师应该特别注意。此外，双侧经骶骨骨折、上部骶孔线排列不规则、L_5 横突骨折也对该骨折有提示作用。

此类损伤（脊柱骨盆分离）是骶骨 Denis Ⅲ型骨折的特殊形式，骶骨横行骨折合并双侧经骶孔的纵行骨折，导致骶骨上部中央骨折块与骨盆分离，而与腰椎相连。这种损伤导致脊柱和骶骨中上部相对于远侧骶骨和骨盆分离，极度不稳定，常常为脊柱高能量的轴向压力损伤所致，致伤原因最常见的是高处坠落伤，并导致神经根或者马尾神经的损伤。 近些年，越来越多的术者采用手术治疗来确保患者的早期活动，降低死亡率，改善患者长期预后及提高生活质量。手术固定的方式主要包括骶髂螺钉、骶骨棒、后方重建钢板等，但是为了实现横向和纵向的双重固定，或者骨折较为粉碎无法应用骶髂螺钉提供有效的固定时，髂腰固定是更好的选择。

患者取俯卧位，自 L_3 至臀沟上缘纵行切开皮肤（图 7-45），自骨膜下将臀肌从髂骨外板向外下方剥离，显露 L_3 ～ S_2 两侧椎板（根据骨折的范围和骨骼质量确定暴露范围）。向 L_4/L_5 的两侧椎弓根分别置入 2 ～ 4 枚椎弓根螺钉，适度剥离双侧髂后上棘及内外板附着的软组织，每侧自后内向前外由髂后上棘下 2cm 至髂前下棘方向平行于髂骨外板置入 1 ～ 2 枚髂骨钉，然后安装连接装置，牢固固定（图 7-46 ～图 7-48）。如有合并损伤，应先准确复位前环，纠正骨盆的前后移位，再对后环的骶骨骨折进行复位固定。要做到尽早复位，必要时进行骶神经探查，降低神经损伤并为其恢复提供较好的外部条件。

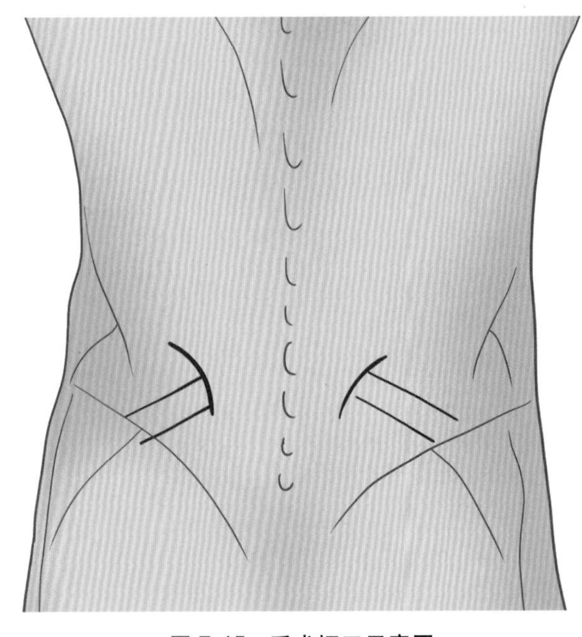

图 7-45　手术切口示意图

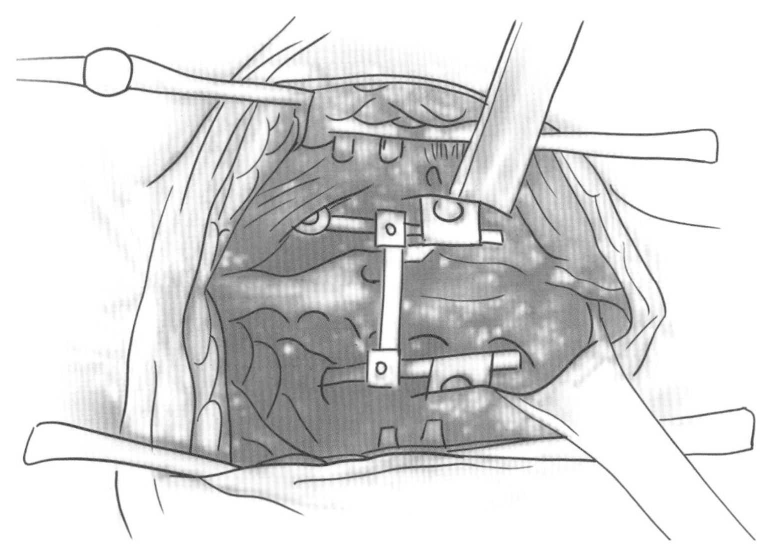

图 7-46　**术中安装完毕髂腰固定装置示意图**

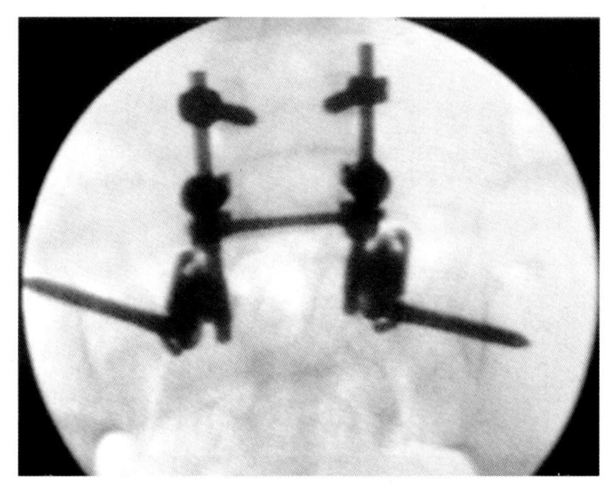

图 7-47　**术中正位 X 线片**

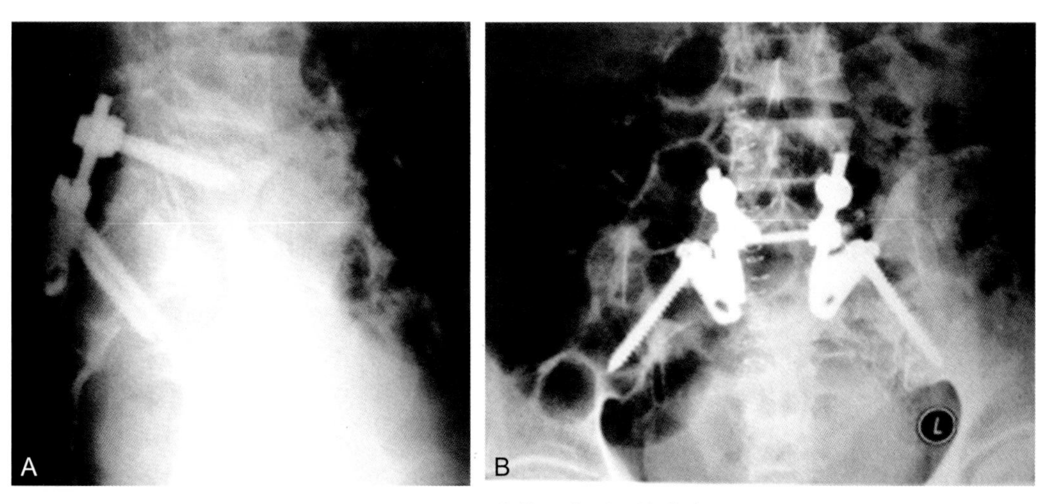

图 7-48　**髂腰固定装置术后影像学表现**

A. 术后侧位 X 线片；B. 术后正位 X 线片

髂腰固定能够实现三维固定，起到复位和固定的双重作用，重建腰椎 - 骨盆力学传导，对某些特殊类型的骶骨骨折起到良好的固定作用。术后应注意定期复查，体型瘦弱者要查看螺钉是否会引起体表不适，骨盆旋转不稳定者要给予及时处理，切开复位内固定术虽可直视下复位和固定，但有伤口感染率高、手术时间长、出血量多等缺点，多发伤患者常不耐受。近些年，经皮骶髂关节复位固定技术的报道屡见不鲜，通过牵引床间接复位，经皮置入椎弓根及骶髂螺钉，其优点是术后可立即负重、失血量少、手术时间短、避免腰椎融合等，同时也可获得满意的复位和稳定的固定（图 7-49 和图 7-50）。

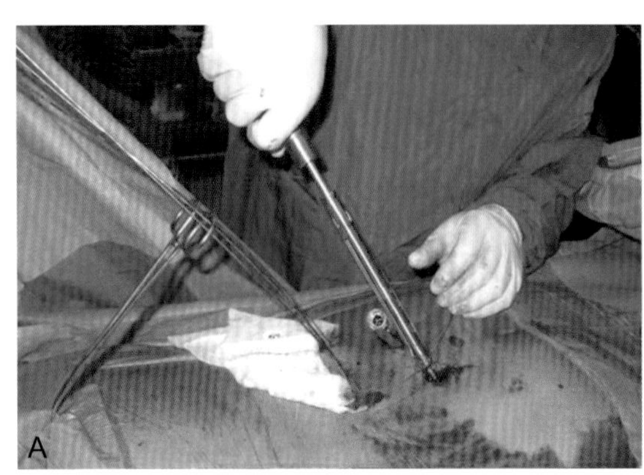

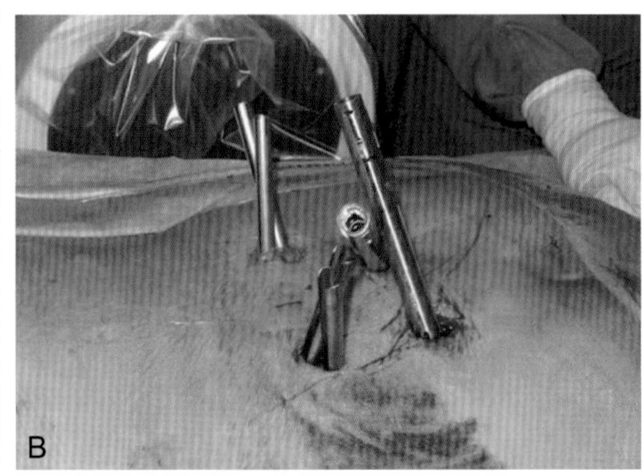

图 7-49　**准确置入髂骨螺钉和椎弓根螺钉**

图 7-49 和图 7-50 引自：Williams SK, Quinnan SM. Percutaneous lumbopelvic fixation for reduction and stabilization of sacral fractures with spinopelvic dissociation patterns. J Orthop Trauma, 2016, 30(9):e318-e324.

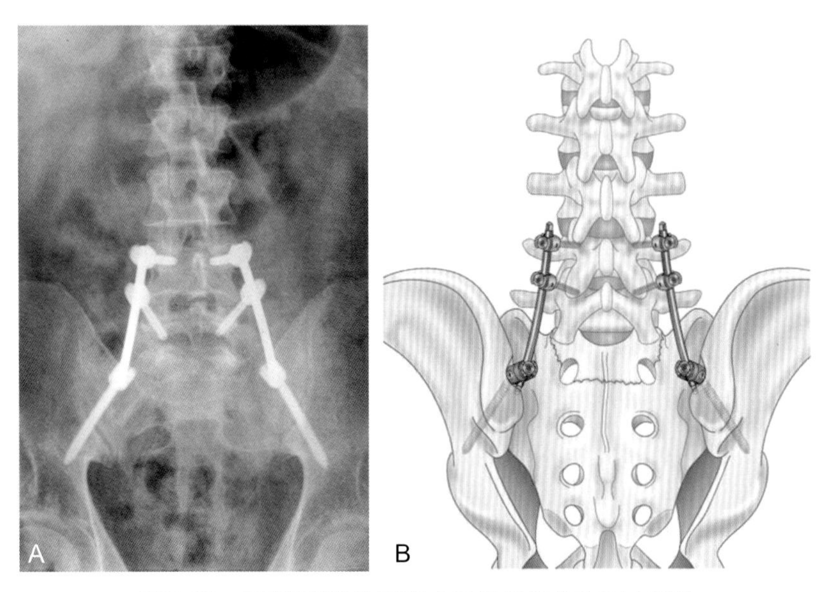

图 7-50　**经皮骶髂螺钉固定术后 X 线正位片及示意图**

第 8 章

髋臼骨折的微创治疗

髋臼骨折（acetabular fracture）多由强大暴力作用于股骨头和髋臼之间造成，约占全身骨折的 0.85%，多见于青壮年人。随着改革开放后我国交通业和建筑业的不断发展，高能量暴力所致的髋臼骨折患者日益增多。由于骨科同仁认知及技术条件的限制，过去对髋臼骨折多采用非手术治疗，导致严重创伤性关节炎发生率和致残率较高。1964 年，Judet 与 Letournel 教授基于髋臼的双柱构成理念，率先提出髋臼骨折的 Letournel-Judet 分型，将髋臼骨折分为 5 型简单骨折、5 型复杂骨折，目前该分型已被广泛应用于临床。自 Judet 教授提出切开复位治疗髋臼骨折以来，随着医学影像学和内固定技术的发展及诸多学者的进一步研究，髋臼骨折手术治疗取得了很大进展。髋臼骨折属于关节内骨折，应该严格执行关节内骨折的治疗原则，即解剖复位、坚强固定、早期功能锻炼。由于髋臼周围解剖结构复杂，重要的血管、神经集聚，这无疑增加了髋臼骨折的手术难度，手术方案选择不当、复位不良或固定不牢均会造成髋关节功能退化及创伤性关节炎等严重并发症。随着解剖学、骨折生物力学、医学影像学和计算机辅助导航技术的发展，微创手术技术越来越多地被用于治疗髋臼骨折，但同时也对术者提出了更高的技术要求。

第一节　髋臼骨折的特点及处理原则

一、简单髋臼骨折

1. *后壁骨折（三柱分型中 A2.1，图 8-1）*　可发生于髋臼后壁的任何部位，常伴有股骨头后脱位，可伴有坐骨神经损伤。闭孔斜位片可显示后壁骨折块及骨折线，如存在边缘压缩，可见近端对应移位股骨头弧度的高密度影。CT 检查可进一步明确后壁压缩情况、骨折块粉碎程度、关节面弧度变化、关节内游离骨块及股骨头与髋臼的关系。若合并股骨头脱位，应急诊复位并牵引患肢以避免再次脱位；后壁骨折后髋关节不稳定，应早期后方 K-L 入路行切开复位内固定术。

2. *后柱骨折（三柱分型中 A2.2，图 8-2）*　后柱骨折端完全分离，可伴有股骨头脱位。正位 X 线片显示髂坐线断裂，髂耻线完整，方形区内移，闭孔斜位显示髂耻线、前柱和臼顶完整，坐骨耻骨支骨折。髂骨斜位 X 线片显示后柱骨折（髂坐线断裂），断端内移。CT 检查在臼顶层面显示冠状位骨折线，自上向下显示骨折线逐渐前移。

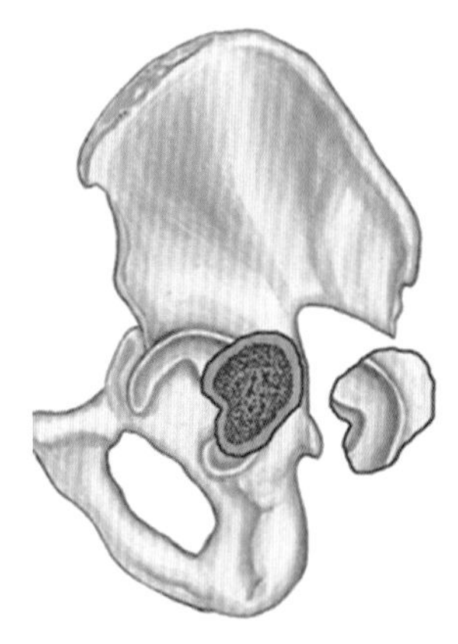
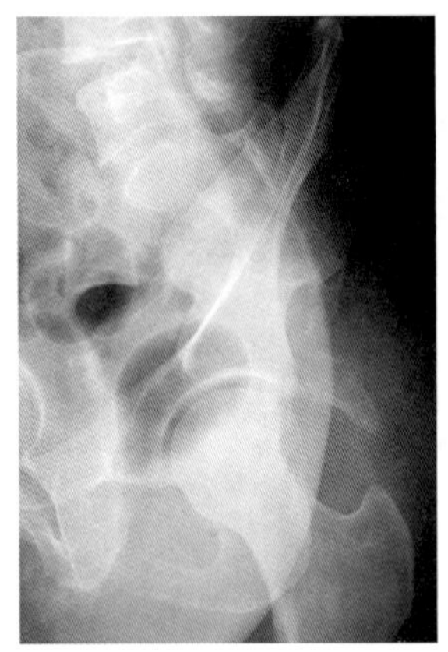
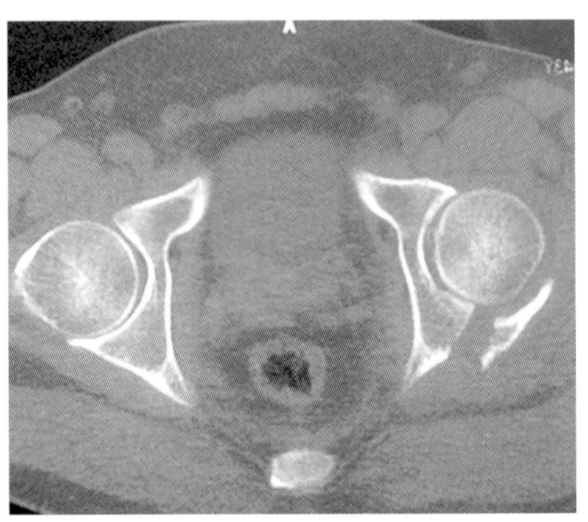

图 8-1　后壁骨折

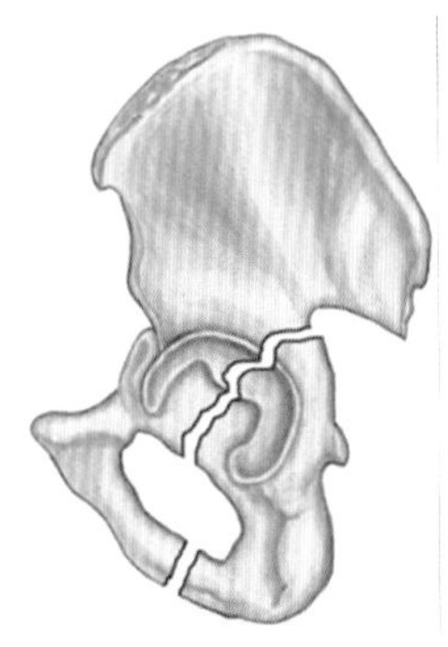
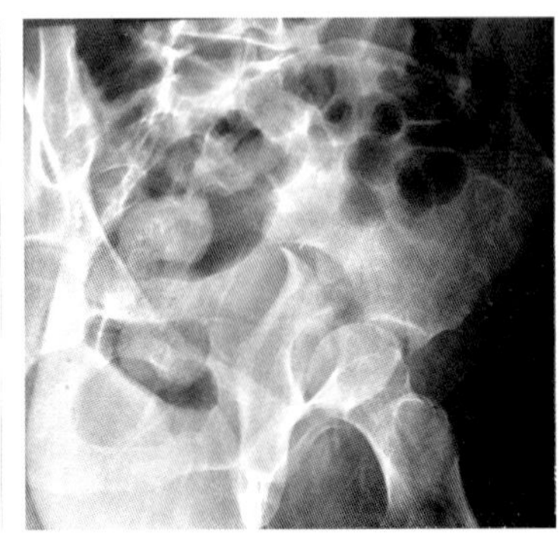
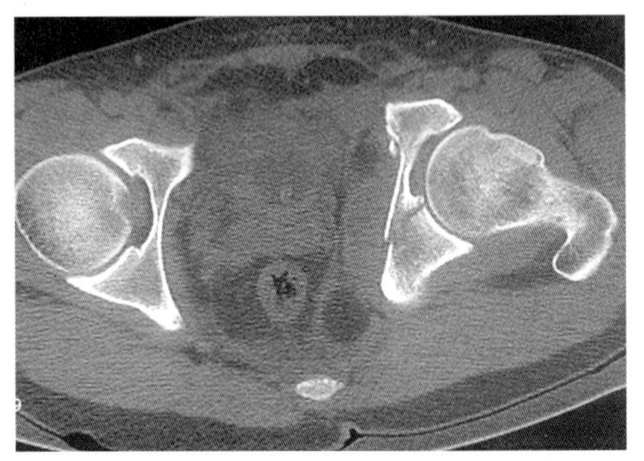

图 8-2　后柱骨折

3．前壁骨折（三柱分型中 A1.1，图 8-3）　该型损伤较为少见，骨折线很少累及髋臼顶部，股骨头常脱位于前壁及方形区之间。闭孔斜位能清晰显示骨折断端内移的斜方形阴影，髂骨斜位显示后柱完整。CT 检查可清晰显示髋臼骨折块移位的特点，该型骨块往往为较薄的骨折片，往往需要经髂腹股沟入路处理。

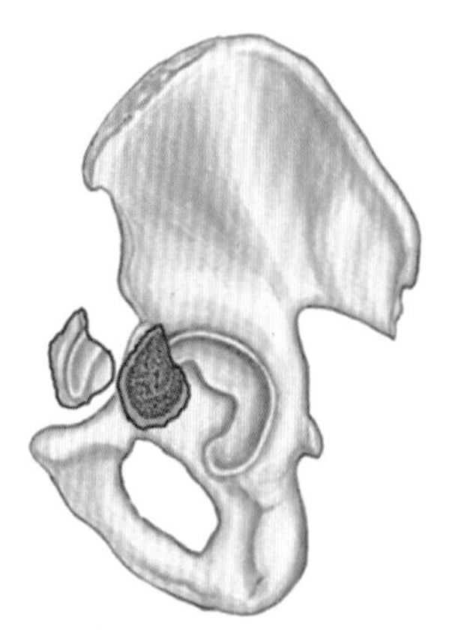
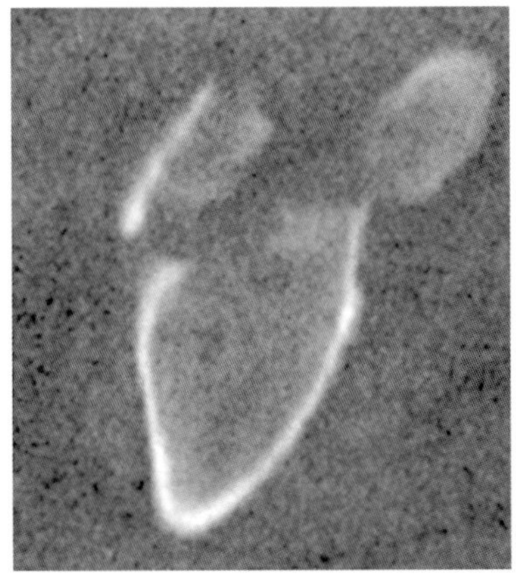
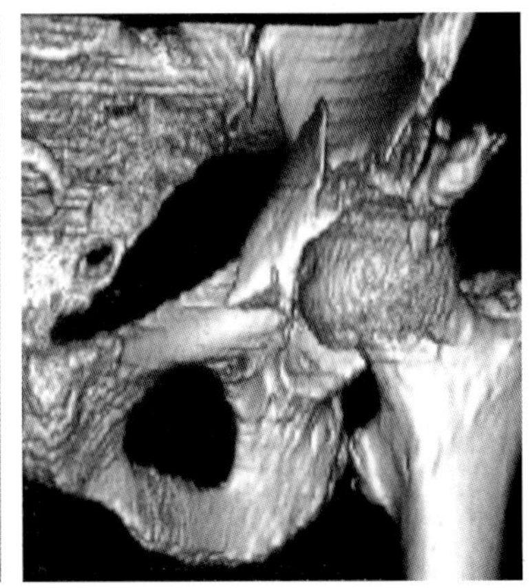

图 8-3　前壁骨折

4．前柱骨折（三柱分型中 A1.2，图 8-4）　骨折线可由耻骨下支中部到髂嵴的任何一点，骨块分离。与前壁骨折类似，但髋臼前部受力面积更大，股骨头撞击前方时形成。可采用前方入路（髂腹股沟入路或 Stoppa 入路）进行处理。

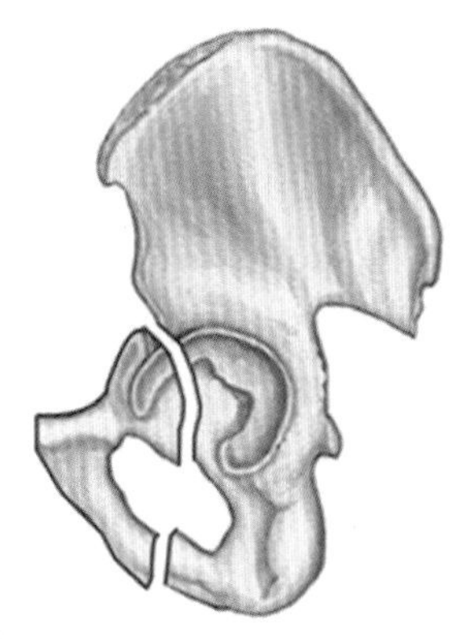
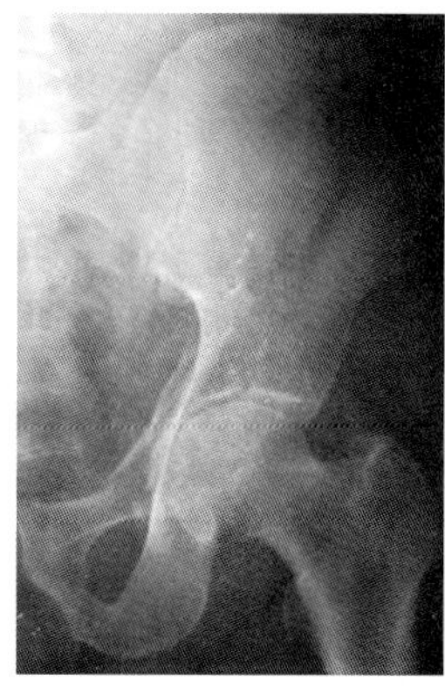
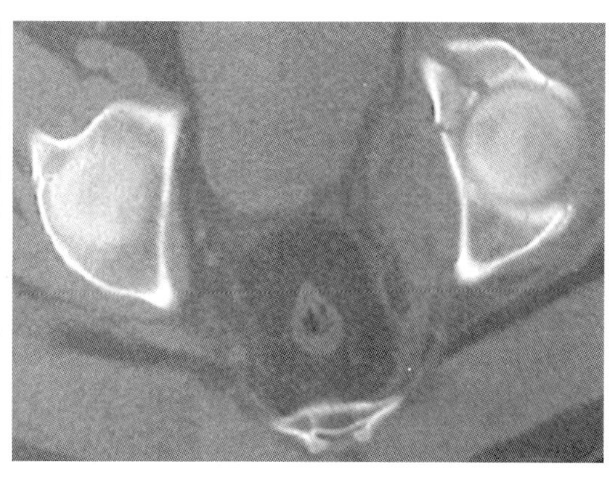

图 8-4　前柱骨折

5. 横行骨折（三柱分型中 B2.1，图 8-5）　骨折线累及髋臼前柱和后柱，但与 Letournel 分型中双柱骨折不同，该型损伤中附带部分关节面的髂骨块未与主骨分离。依据骨折线的水平又分为高位骨折、髋臼窝之上的经关节骨折和低位骨折。骨折线越高，骨折块移位越明显，其处理越具挑战性。正位 X 线片显示骨盆所有的解剖径线中断，骨折移位，但闭孔环完整。髂骨斜位 X 线片可显示方形区部位的骨折情况，CT 检查显示髋臼层面以外区域无骨折征象。对于该类骨折应优先对骨折移位较大的柱进行处理。

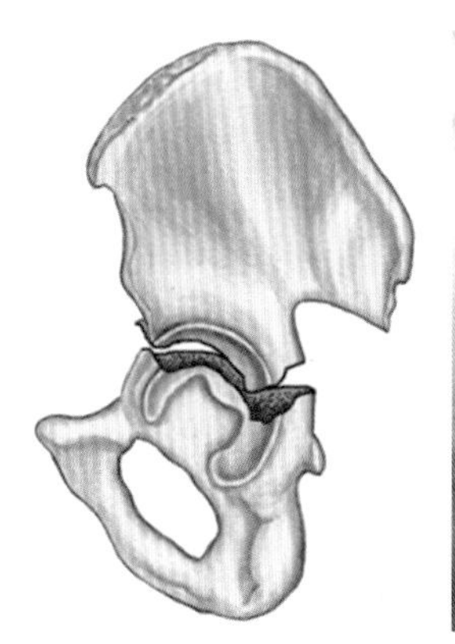
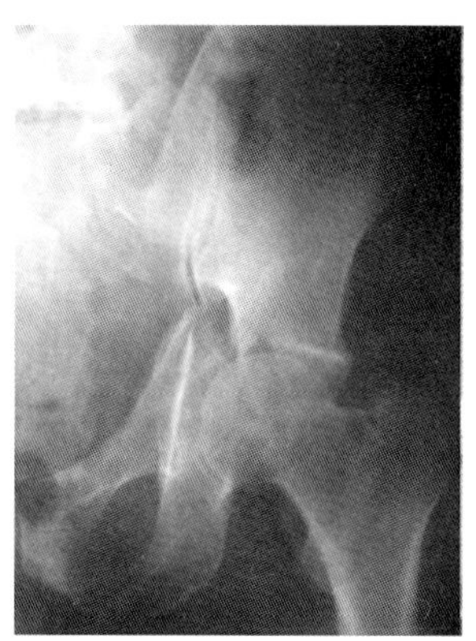
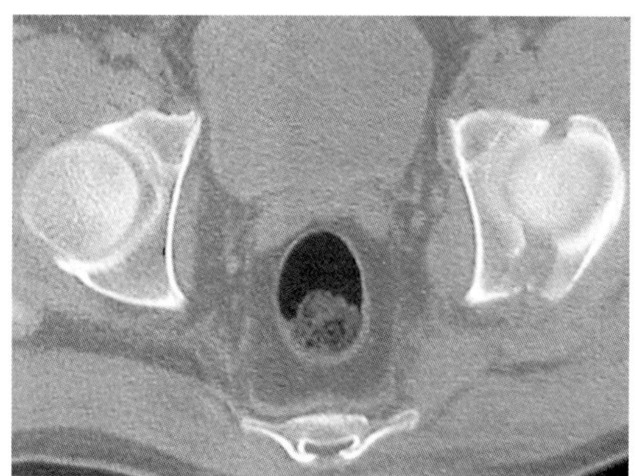

图 8-5　横行骨折

二、复杂髋臼骨折

1. 后柱 + 后壁骨折（三柱分型中 A2.3，图 8-6）　该型损伤中往往后柱骨折移位不明显，而后壁骨折块移位明显，易伴有坐骨神经损伤。正位 X 线片显示髂耻线和髋臼前部完整，髂坐线和后唇线于坐骨大切迹处断裂，闭孔斜位片显示后壁骨折块，髂骨斜位片可见后柱骨折和移位情况。CT 检查可见后壁骨折线向前外 45° ～ 60° 走行。对于该类骨折可采用 K-L 入路进行复位固定。

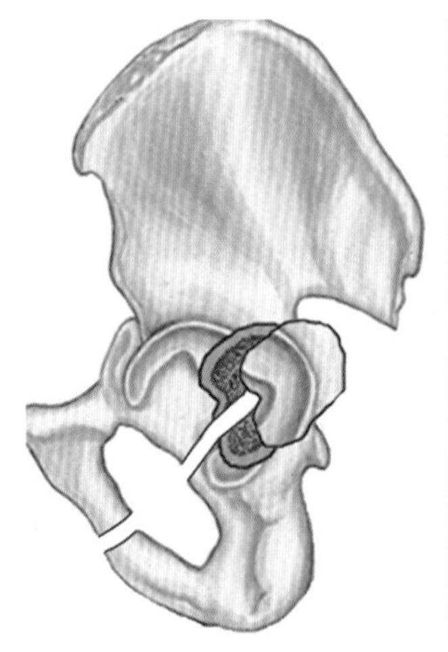
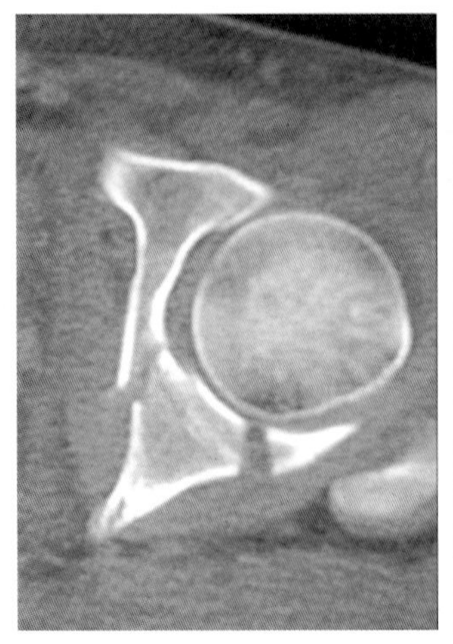
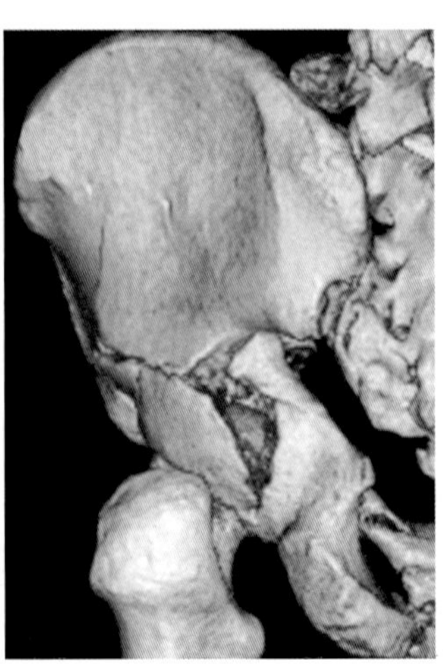

图 8-6 **后柱 + 后壁骨折**

2. 横行 + 后壁骨折（三柱分型中 B2.3，图 8-7） 此类骨折约 2/3 伴有股骨头后脱位，1/3 有股骨头中心脱位。闭孔斜位 X 线片可清晰显示后壁骨折块移位的方向和距离，并可见横行骨折线。正位 X 线片显示骨盆的解剖径线（髂坐线、髂耻线）全部中断。髂骨斜位 X 线片显示髂骨翼完整和方形区骨折征。CT 检查可明确髋臼边缘压缩骨折。对该类型骨折应优先选择后方入路。而当单一后方入路难以复位骨折时，则需要前后联合入路。

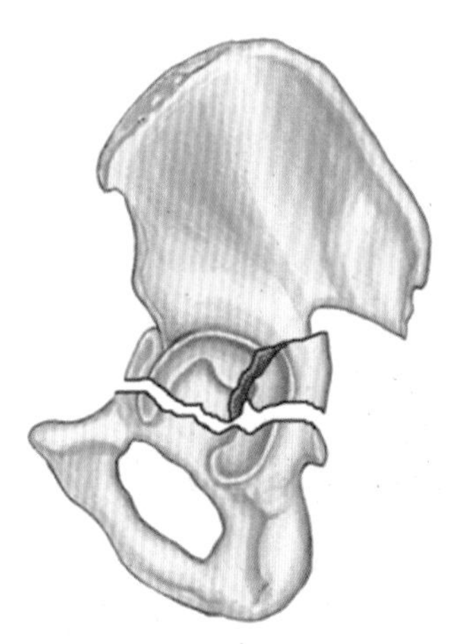
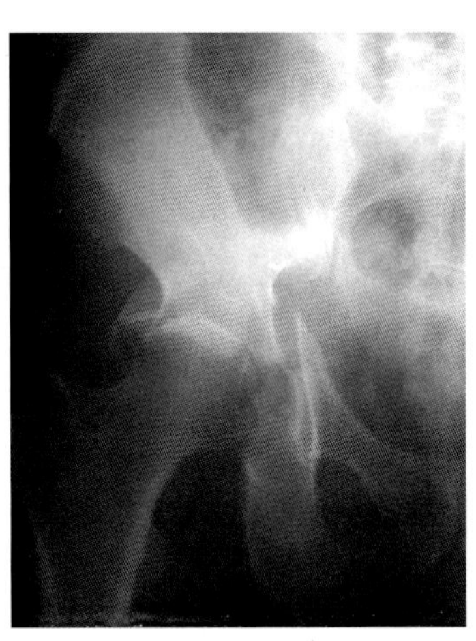
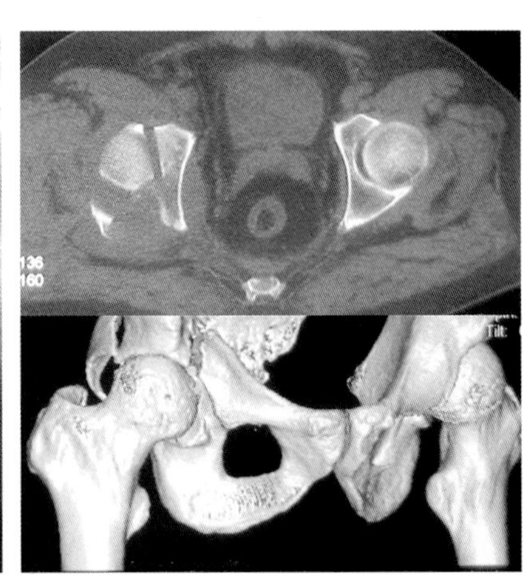

图 8-7 **横行 + 后壁骨折**

3. T 形骨折（三柱分型中 B2.2，图 8-8） 在横行骨折的基础上出现通过髋臼窝的垂直骨折线至闭孔环，后柱为游离骨块。除横行骨折表现外，闭孔斜位可见垂直骨折线通过闭孔环，闭孔环不完整。CT 检查可见横行骨折线均为矢状位方向，且纵行骨折线分离至坐骨耻骨部位。该类型骨折通常需要联合入路完成复位及固定。

4. 前方 + 后半横行骨折（三柱分型中 B2.2，图 8-9） 少见，需与 T 形骨折区分。骨折线由髂前下棘向下穿过髋臼窝止于耻骨上支连接处，后柱的下半部分为横行骨折，常无移位。与双柱骨折不同的是此型总有部分髋臼关节面与髂骨翼相连，是术中复位的关键。正位片可见后柱骨折无移位，髂耻线不连续。髂骨斜位片可见骨折通过方形区，闭孔斜位片可观察前壁或前柱的骨折块大小。CT 检查有助于区分 T 形骨折或双柱骨折。

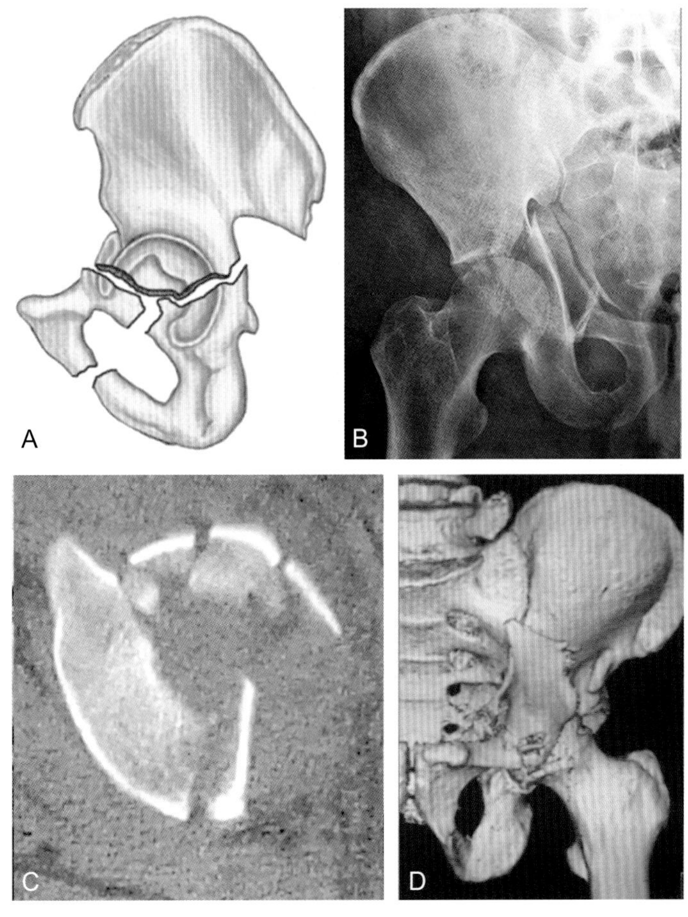

图 8-8 T 形骨折

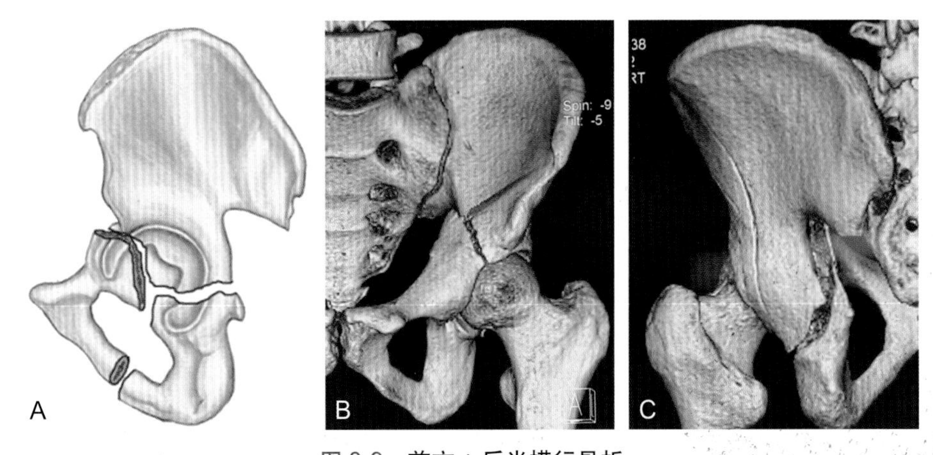

图 8-9 前方 + 后半横行骨折

5. 双柱骨折（三柱分型中 C，图 8-10） 双柱在髂骨的轴线上分离移位，髋臼与髂骨的解剖关系均丧失，即所谓的漂浮髋。X 线片多存在 4 个特征：股骨头中心性脱位、髂骨骨折线、闭孔环断裂、“马刺征”。其中“马刺征”是由于远端骨折远侧端及髋关节向内移位，骨折近侧端突出形成骨刺状。髋臼三维 CT 重建检查可以在诊断双柱骨折中发挥重要作用。

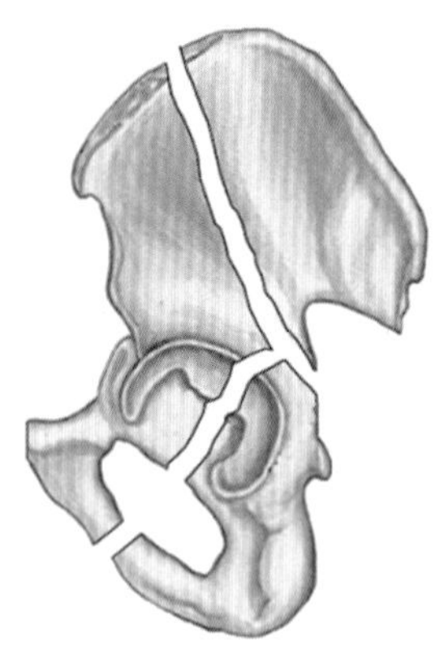
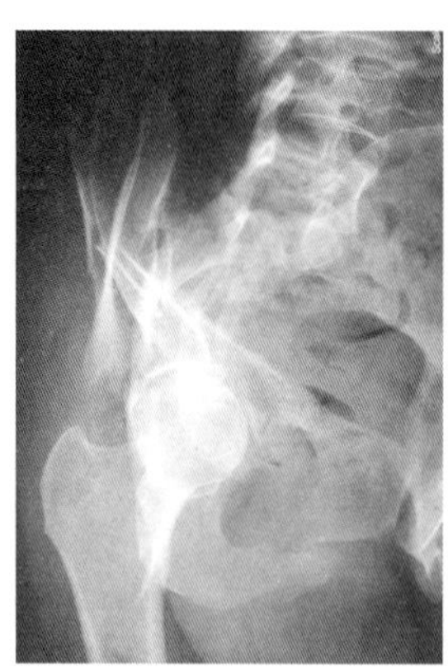
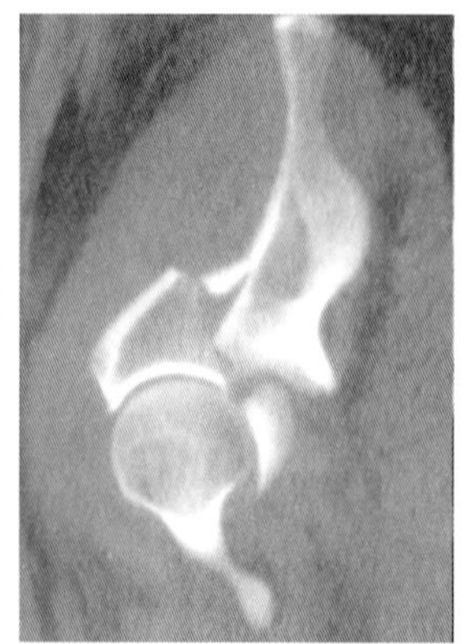
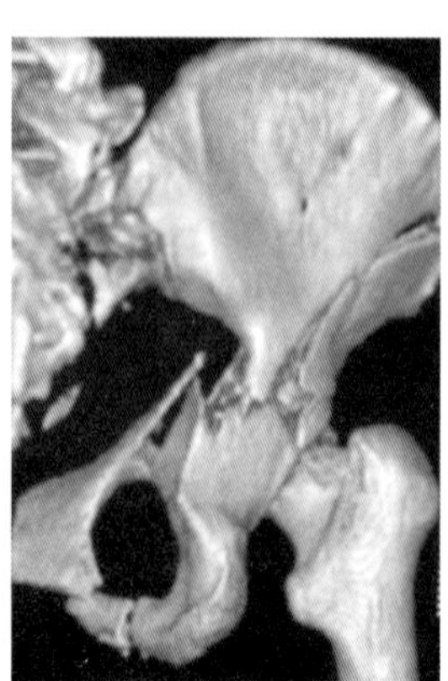

图 8-10 双柱骨折

第二节 髋臼骨折的治疗

一、临床诊断

患侧髋部疼痛、压痛、肿胀，患肢活动受限不能站立和行走，如果髋关节有明显畸形，提示有髋关节脱位，X 线及 CT 检查可清晰显示髋臼骨折类型及骨折块移位的情况。

二、新型钢板的研发

1. *W 形髋臼安全角度接骨板* 重建钢板在治疗髋臼后柱 / 后壁骨折具有一定的局限性。由于髋臼后柱及后壁形状不规则，固定髋臼后方骨折时需多次预弯塑形重建钢板以解剖贴附后柱，该预弯过程降低接骨板强度，延长手术时间，螺钉置入时易误入髋关节，并且髋臼粉碎性骨折时需多块接骨板固定以维持骨块的稳定性（图 8-11 示多块钢板重建），增加了手术的难度，影响了患者的预后。

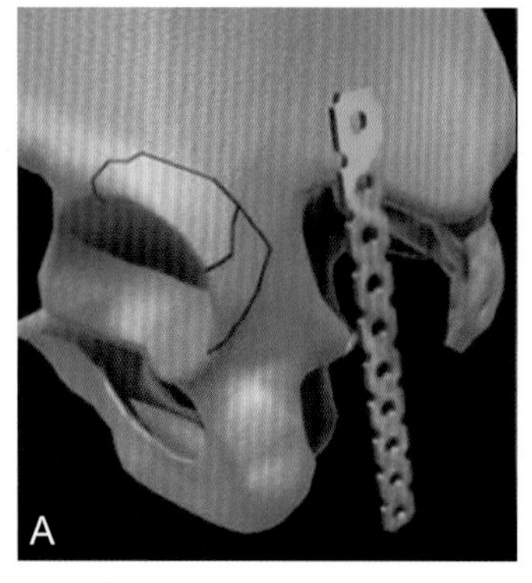

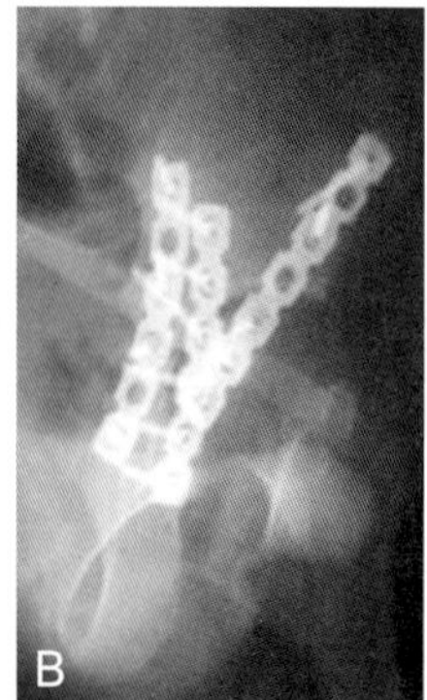

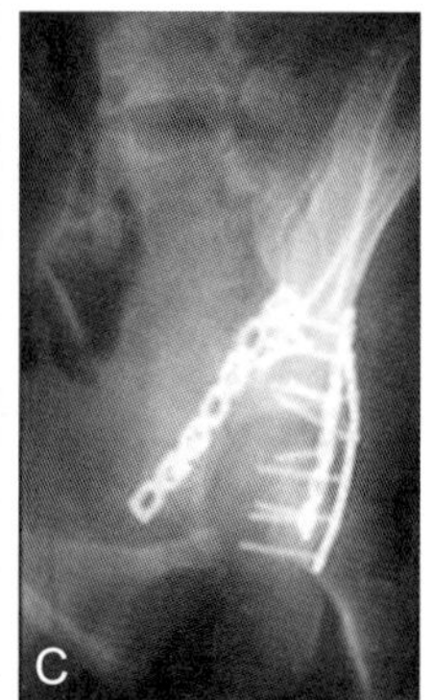

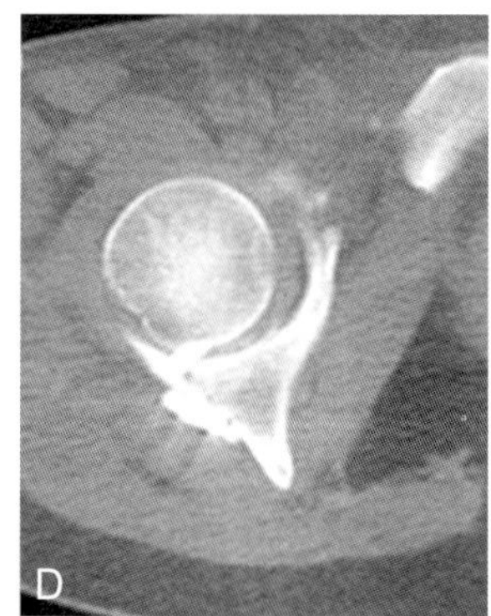

图 8-11 W 形髋臼安全角度接骨板

A. 使用传统重建钢板固定后壁骨折；B、C. 使用多块重建钢板固定后壁骨折；D. 螺钉误入髋关节

张英泽院士团队研发的 W 形髋臼安全角度接骨板解决了上述难题，双排螺孔设计，呈

W 形，加宽有效固定面积，固定更牢靠；螺钉方向与接骨板长轴垂直，易于控制螺钉方向；螺钉角度避开髋臼危险区，避免螺钉进入关节；与髋臼后柱完美伏贴，无须预弯，简化了操作。此外，使用重建钢板固定后柱或后壁，为增加固定强度，往往需要进行后方广泛的暴露，增加钢板长度和螺钉数以维持固定效果，而 W 形髋臼安全角度接骨板的多排孔且锁定螺孔的设计使得各螺钉由较小的切口进针即可实现牢固的固定（图 8-12）。

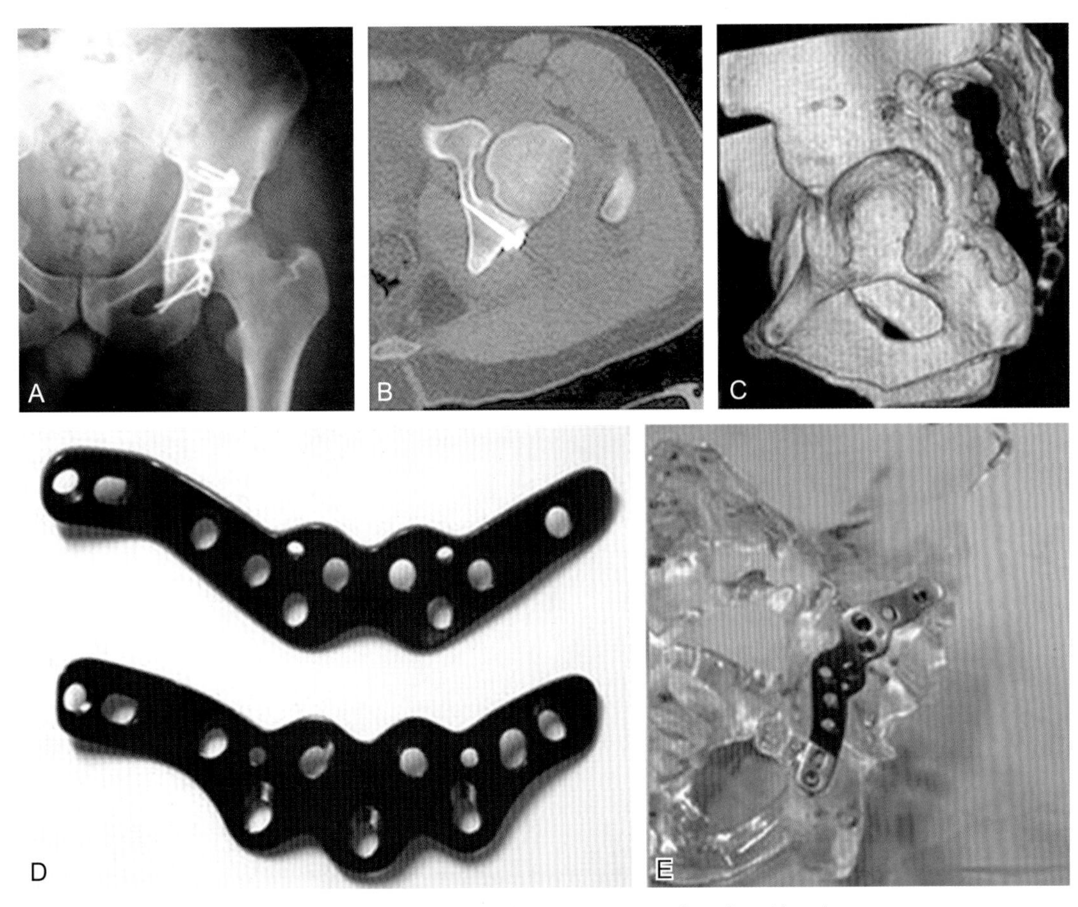

图 8-12 W 形髋臼安全角度接骨板可以实现牢固的固定

A. 使用 W 形髋臼安全角度接骨板固定后壁骨折 X 线片；B、C. 使用 W 形接骨板固定后的 CT 扫描及三维重建；D. W 形髋臼安全角度接骨板实物图；E. W 形髋臼安全角度接骨板固定后的模型

2. 经 Stoppa 入路的新型髋臼骨折接骨板　对于骨折线累及前柱及方形区的髋臼骨折患者，与髂腹股沟入路及 K-L 入路相比，Stoppa 入路更加微创且直观（图 8-13），可以通过髋臼的底面复位前柱、方形区及后柱，并获得稳定的固定。

对于方形区的粉碎性髋臼骨折，前方髂腹股沟入路联合后方的 K-L 入路可以对髋臼的前后柱的侧面形成有效的“侧壁”固定，但经此入路使用常规重建钢板难以对髋臼的“底面”进行有效的固定，故经前后联合入路使用重建钢板无法对涉及方形区的髋臼骨折进行有效的稳定（图 8-14），术后内固定失败屡见不鲜。

对于骨折线涉及前后柱的患者，传统手术入路具有手术时间长、患者创伤大、出血量多等弊端，如采用单一的前方入路手术治疗，前柱可以采用钢板坚强地固定，从前方向后柱置入螺钉固定不但要求术者技术水平较高，而且对后柱的固定也不牢固。同样，采用单一的后方入路治疗，对于前柱的固定也不牢固。此外，对于方形区粉碎性骨折，前柱和后柱的钢板都不能进行有效的固定。为解决传统钢板固定不牢的弊端，诸多学者研发了髋臼新型接骨板，郭晓东教授研发了髋臼联合钢板，侯志勇教授设计了一种方形区解剖钢板（图 8-15），可以经单一 Stoppa 入路将其放置于骨盆环及方形区，同时固定前柱、后柱和方形区骨块，形成一种“盆底”的固定，为方形区粉碎的复杂髋臼骨折的微创治疗提供了有效支撑（图 8-16）。

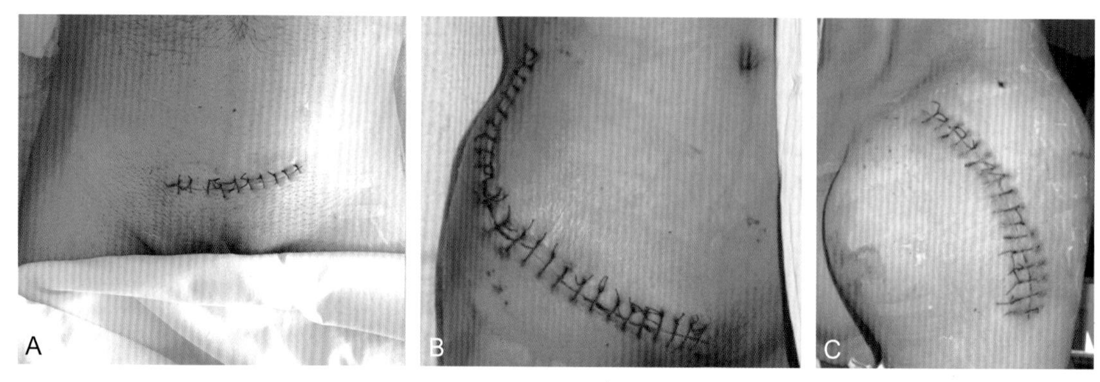

图 8-13　**不同手术入路的切口照**

A. 经 Stoppa 入路复位固定后的切口照；B. 经前方髂腹股沟入路复位固定后的切口照；C. 经后方 K-L 入路复位固定后的切口照

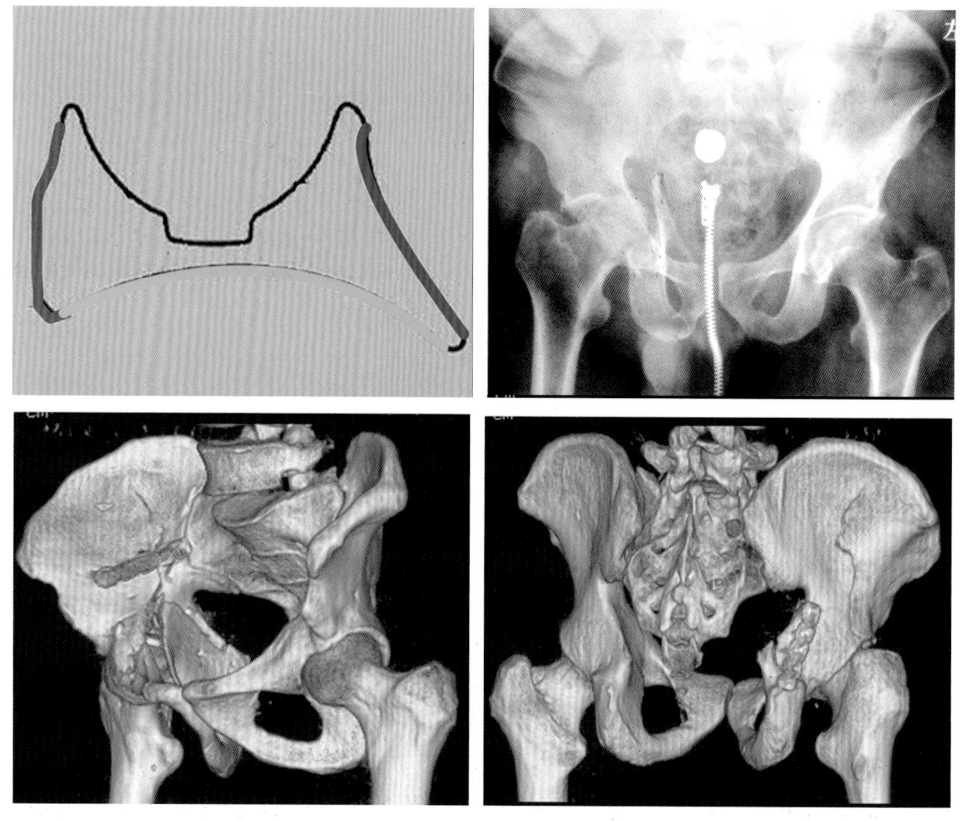

图 8-14　**接骨板对涉及方形区的髋臼骨折进行有效的稳定**

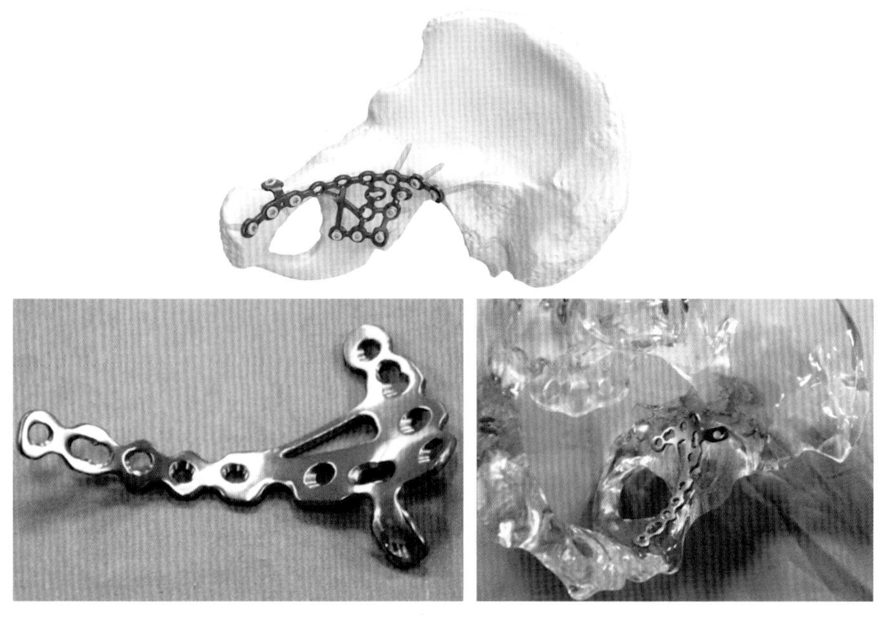

图 8-15　新型髋臼接骨板的设计研发实物图（图由郭晓东、侯志勇提供）

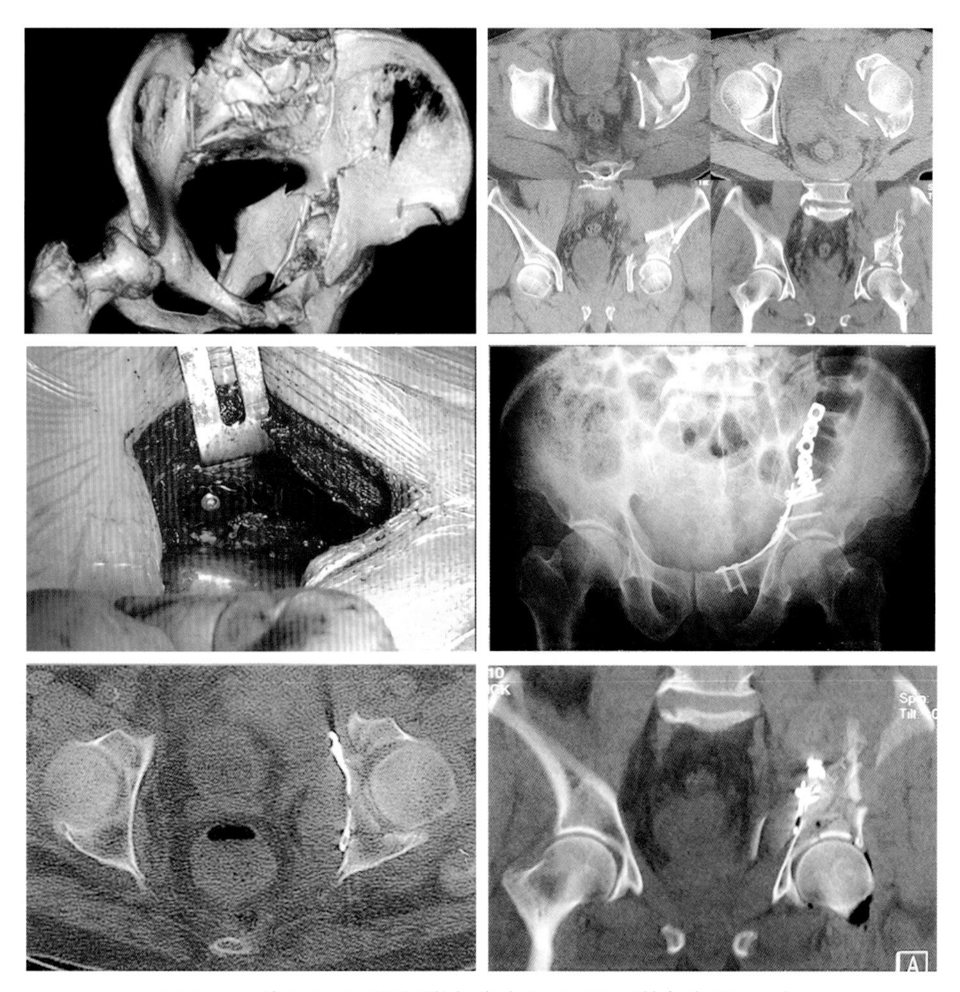

图 8-16　使用方形区钢板微创治疗方形区粉碎的复杂髋臼骨折

三、各型骨折的处理

1. *髋臼后壁骨折* 移位明显的后壁骨块，可发现有鸥翼征（gull sign），行 K-L 入路切开复位内固定术，注意保护坐骨神经；充分显露后，切忌切断与后壁骨块相连的关节囊使骨块完全游离，关节囊可以为后壁骨块的复位提供帮助。将后壁骨块掀起，牵引下肢，直视后柱关节面及股骨头，检查关节腔内是否存在游离骨块，关节面是否存在压缩（图 8-17）。复位时应以股骨头为标志将骨块复位，尽量勿破坏关节囊完整性；保证股骨头与髋臼同心圆复位，以减少负重下应力分布的变化，这是防止髋关节不稳和创伤性关节炎的关键。对于存在严重压缩骨折患者，待同心圆复位后，于骨缺损处行植骨术。合并髋臼负重顶区关节面移位的顶壁骨折（A3.1），该型损伤骨折线较传统后壁骨折更高，股骨头复位后难以维持，经典的 K-L 入路对顶壁骨折块的暴露及固定存在一定的局限性，因此，不少学者推荐使用髂股入路处理该部位骨折。

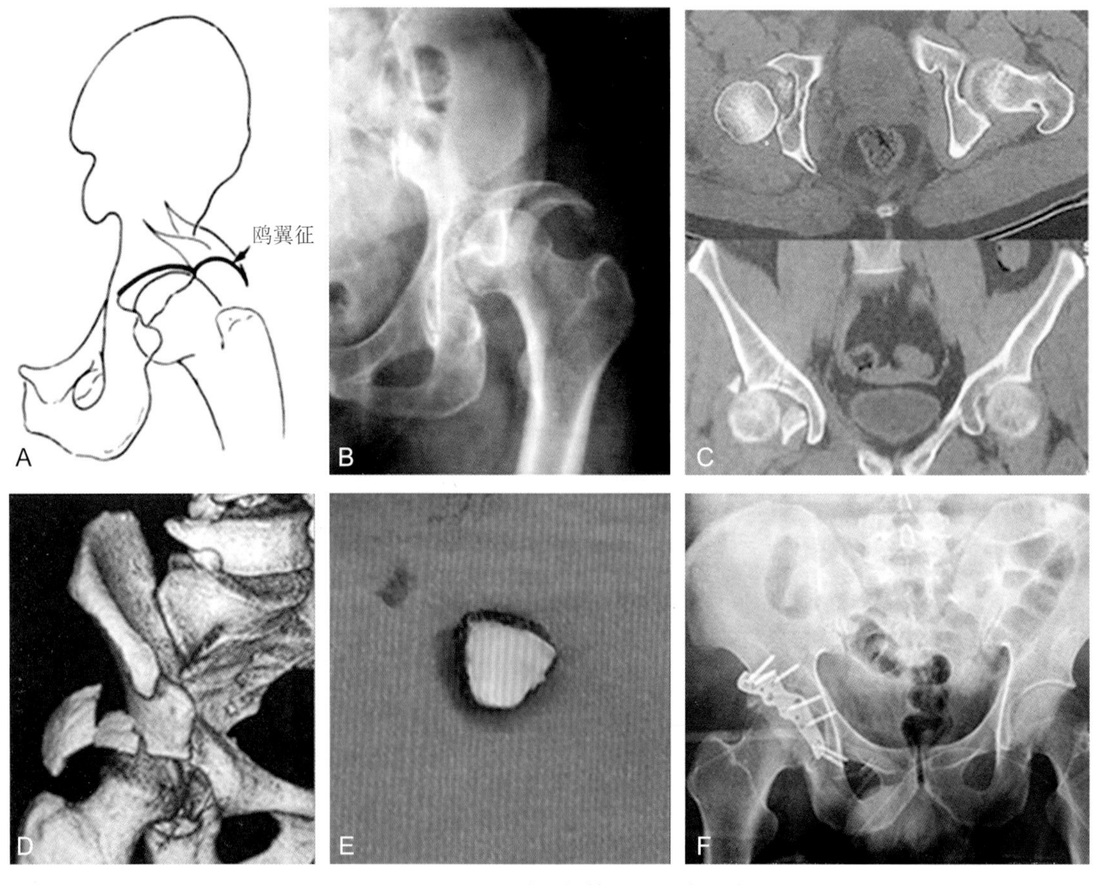

图 8-17　髋臼后壁骨折的切开手术固定

A. 鸥翼征示意图；B. 髋臼后壁骨折前后位 X 线片；C. 髋臼后壁骨折 CT 扫描（轴位和冠状位）；D. 髋臼后壁骨折三维重建；E. 髋臼后壁骨折关节腔内游离骨块；F. 髋臼后壁骨折复位固定后的前后位 X 线片

如后柱关节面有压缩，翘起塌陷关节面，在关节面下方植骨；牵引股骨头时如发现关节内有游离骨块，取出后恢复股骨头与髋臼同心圆匹配，可用巾钳或克氏针临时固定，采用重建钢板或 W 形髋臼安全角度接骨板（图 8-18）。

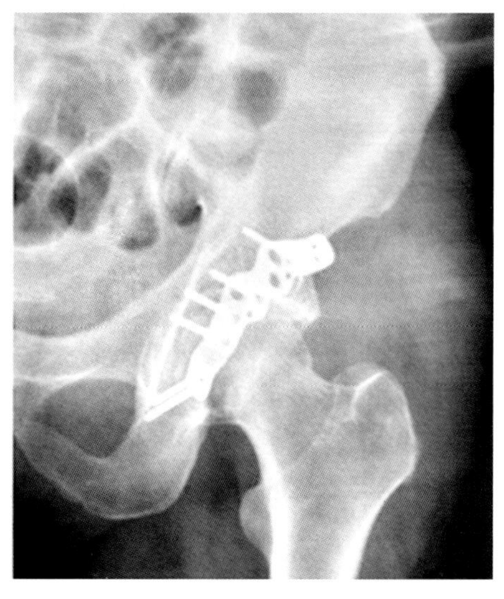

图 8-18　髋臼后壁骨折，使用 W 形髋臼安全角度接骨板固定后前后位 X 线片

对于后壁粉碎性骨折，大量文献报道表明，对于小块的后壁骨折片可应用弹簧钢板固定（图 8-19），但是以笔者的经验，由于 W 形髋臼安全角度接骨板的多孔且锁定的设计，其可以对骨折进行有效的固定。

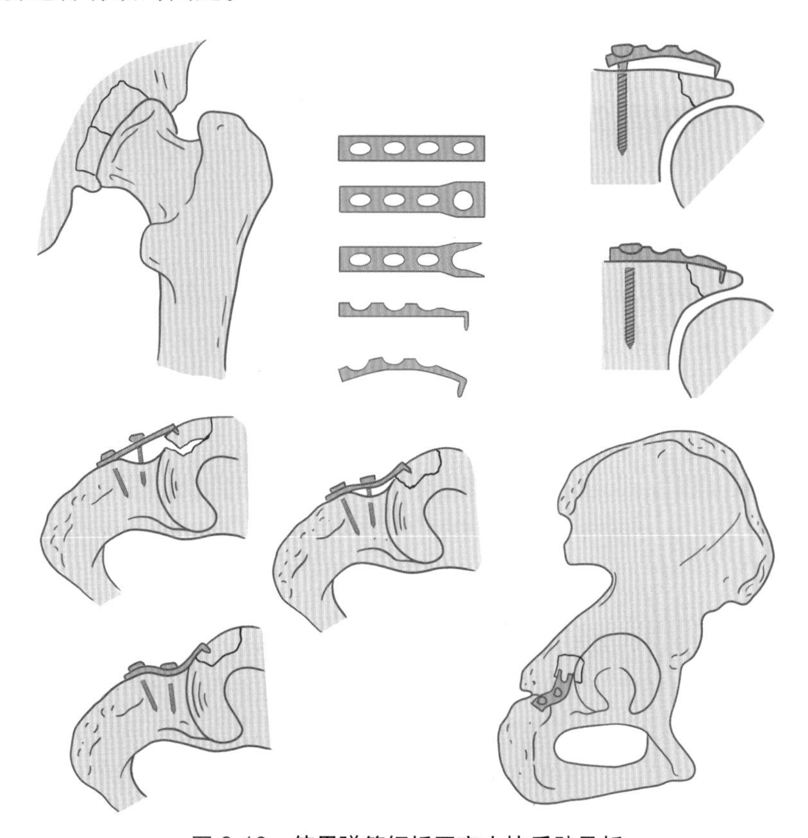

图 8-19　使用弹簧钢板固定小块后壁骨折

2. 髋臼后柱骨折　同样采用 K-L 切口，以坐骨大切迹和后缘为骨折直向移位的参照，以髋臼后表面和方形区为旋转移位的参照，直视下复位后，用骨盆复位钳维持复位，采用合适的骨盆弧形的 W 形髋臼安全角度接骨板伏贴于骨折部位，并锁定螺钉固定（图 8-20）。

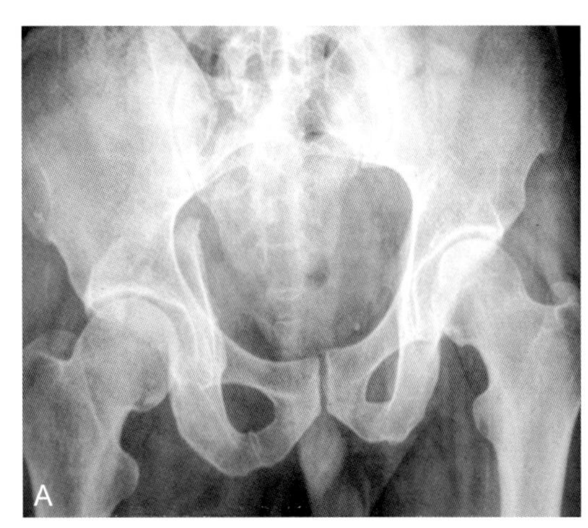

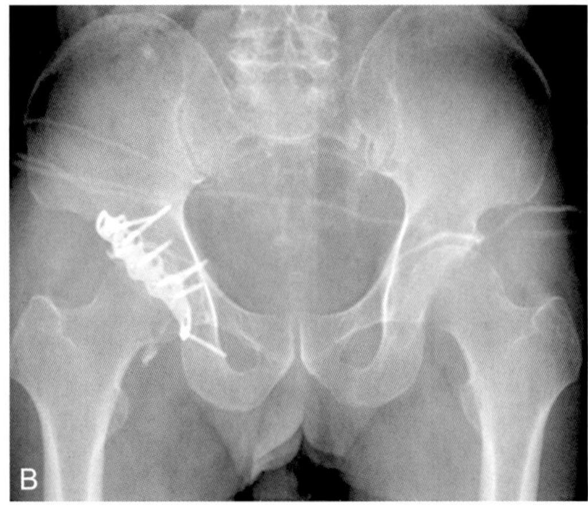

图 8-20　使用 W 形髋臼安全角度接骨板固定髋臼后柱骨折

A. 髋臼后柱骨折骨盆前后位 X 线片；B. 髋臼后柱骨折 W 形髋臼安全角度接骨板固定后的骨盆前后位 X 线片

3. 前壁骨折　较为少见，有时合并髋臼顶的压缩骨折，行髂腹股沟入路处理骨折。助手向尾端及外侧牵引复位股骨头后，在髂窝沿骨盆前缘放置骨盆弧形钢板，压住向前方移位的前壁骨折块进行固定（图 8-21）。

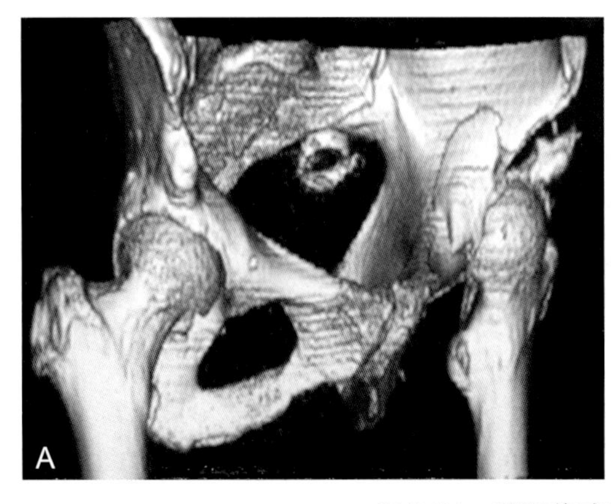

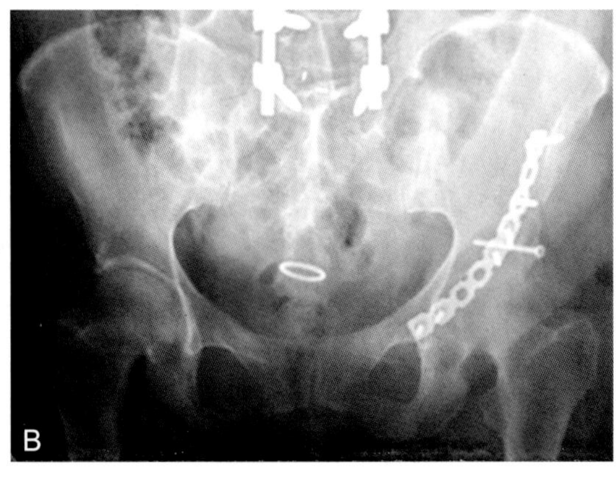

图 8-21　髋臼前壁骨折使用普通钢板固定

A. 术前 CT 三维重建；B. 术后 X 线片

4. 前柱骨折　有时合并前壁的游离骨块，可行髂腹股沟入路或 Stoppa 入路处理骨折。有粉碎性骨折块时先从骨折近端复位，前柱骨折远端的典型移位方式是外旋、屈曲、内移，复位时向尾端、外侧牵引，持骨钳夹持骨折段，逆移位方向复位。触摸髂窝、骨盆缘和方形区判断复位情况。骨盆缘放置重建钢板以加强固定，用拉力螺钉垂直骨折线固定（图 8-22）。移位明显的前柱骨折通常有方形区粉碎性骨折，另外用 1 枚拉力螺钉自髂骨翼的外表面在髋臼上缘固定支撑方形区的骨折块。如前壁骨块较小，而方形区较为粉碎，可采用 Stoppa 入路，使用重建钢板或笔者设计的方形区钢板置于骨盆环的内侧缘以固定粉碎的方形区骨折并防止脱位，采用最新的方形区固定钢板对其进行固定。如合并的前壁骨折块较大可用 1 枚拉力螺钉固定前壁（图 8-23）。

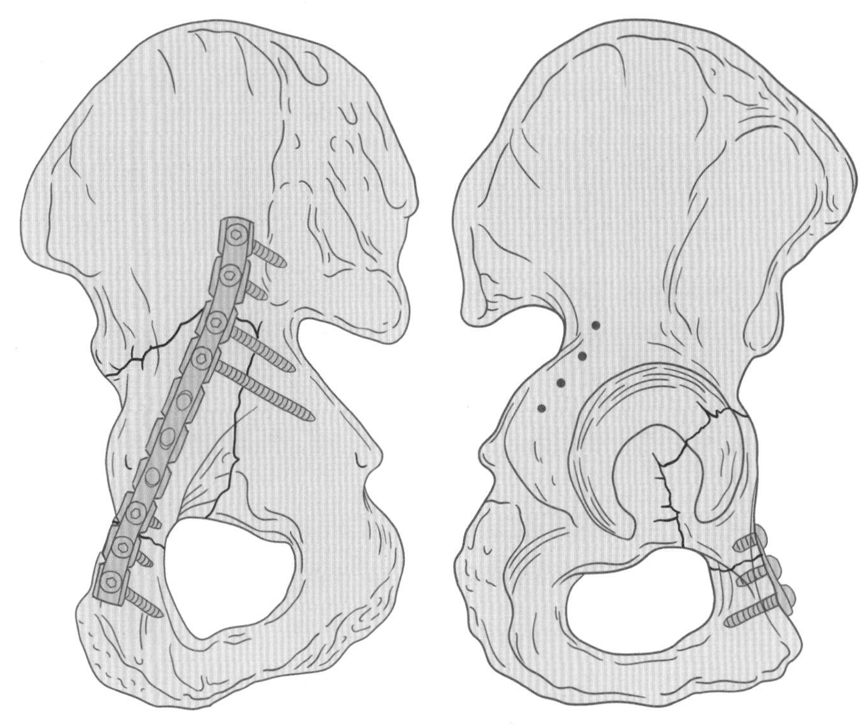

图 8-22　髋臼前柱骨折的固定

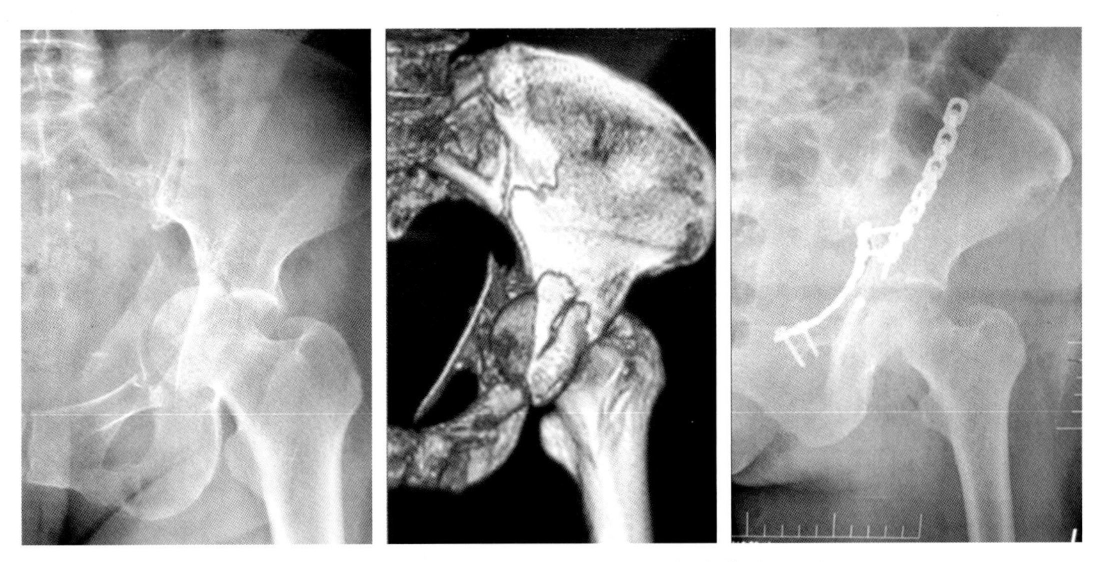

图 8-23　采用 Stoppa 入路固定髋臼前柱合并前壁骨折

5. *髋臼横行骨折*　横行骨折优先处理移位大及较为粉碎的柱，由于该型损伤后柱往往较为严重，故一般优先采用后侧 K-L 入路。向后、外侧撬动骨折坐骨 - 耻骨部分复位，于坐骨处打入 1 枚克氏针控制骨块旋转，因横行骨折面多在矢状面上，骨折端不能加压，否则骨折端将受剪力作用而移位。通过坐骨大切迹放置一个持骨钳以控制旋转。以骨盆后缘和坐骨大切迹为复位标志。触摸髋臼后面和方形区以评估是否残存旋转移位，如旋转不能纠正，应加用前方入路，纠正旋转畸形并加以固定（图 8-24）。

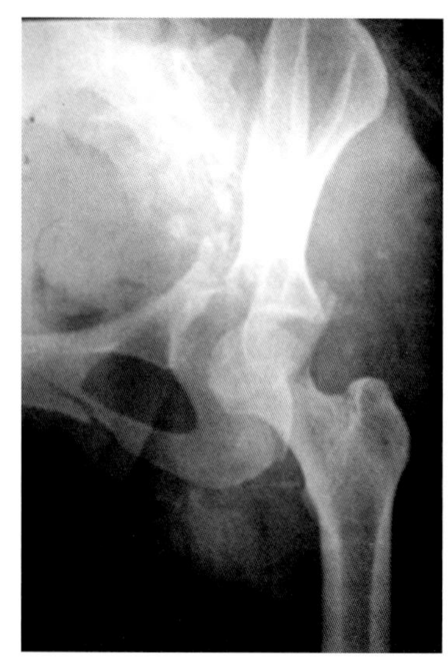

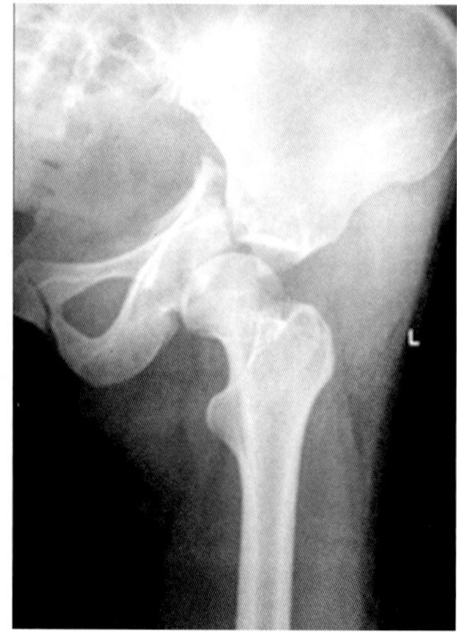

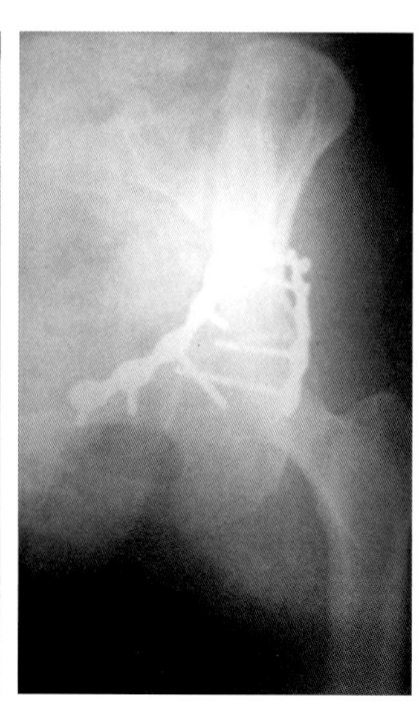

图 8-24 髋臼横行骨折前后联合入路的双钢板固定

6. *髋臼后柱 + 后壁骨折* 采用后侧 K-L 入路复位固定。应优先复位后柱，用第 1 块重建钢板固定，再复位后壁，用第 2 块骨盆弧形重建钢板固定（图 8-25）。也可用 W 形髋臼安全角度钢板同时固定后柱和后壁骨折块（同单纯后壁骨折）。

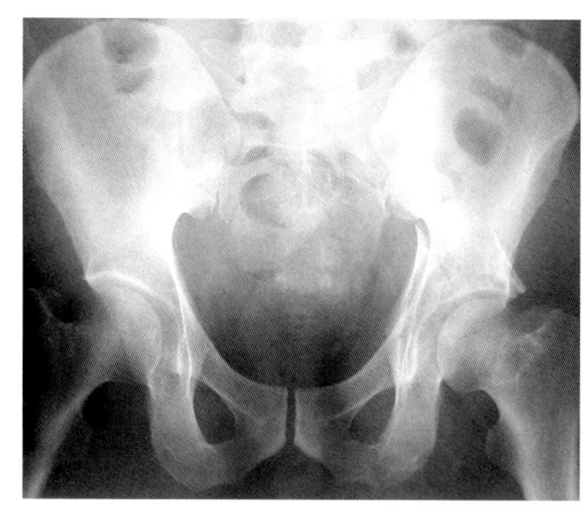

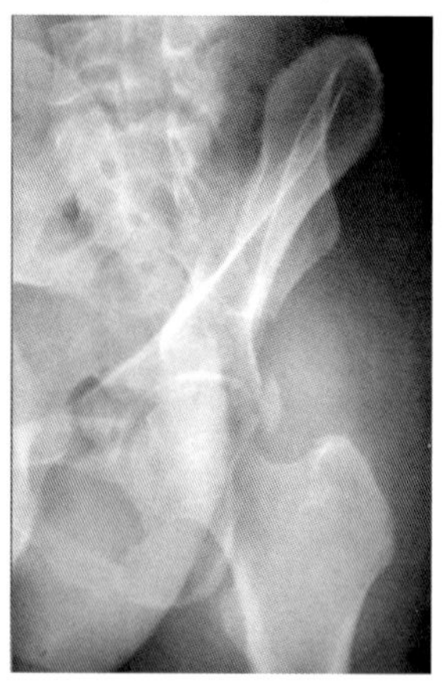

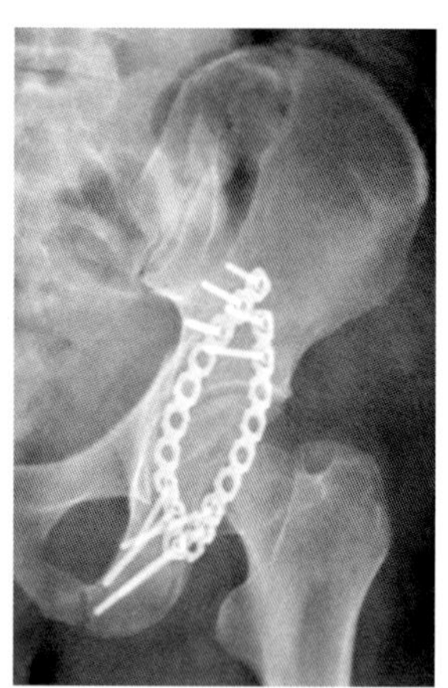

图 8-25 双钢板固定髋臼后柱 + 后壁骨折

7. *横行 + 后壁骨折* 采用后侧 K-L 入路，有股骨头脱位者应先行手法复位，以坐骨大切迹作为复位的参考标志对后柱进行复位，可用后壁骨折作为骨窗观察横行骨折的复位质量。对于后壁骨块，可在后柱复位并固定后，掀起移位的后壁骨折块，牵引股骨头，检查髋臼是否存在关节面压缩、游离骨块等（图 8-26）。将游离骨块及关节面压缩处理后，将后壁骨块复位，用 W 形髋臼安全角度接骨板固定（图 8-27）。对于横行无明显移位的患者可以使用 W 形髋臼安全角度接骨板同时对后柱及后壁进行固定（图 8-28）。此过程中切勿将后壁骨块与关节囊完全游离，否则将给术中复位带来一定的困难。

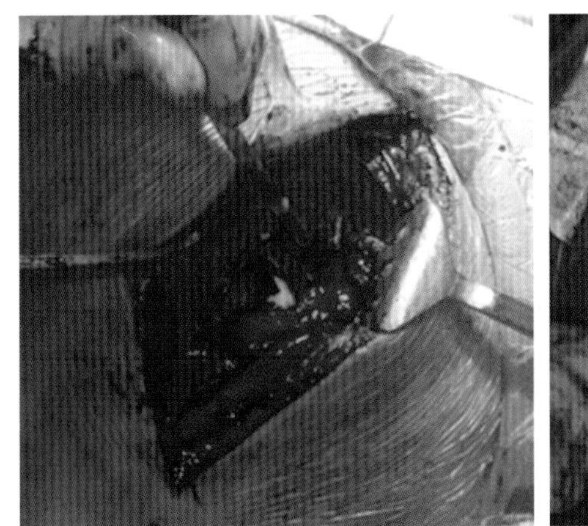
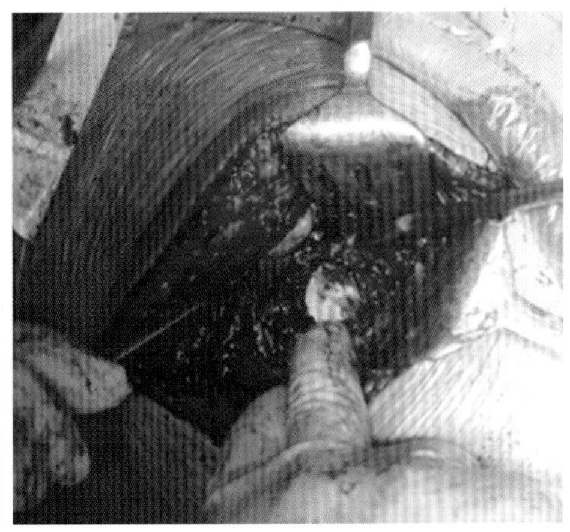

图 8-26　将后壁骨块掀起，对关节面的损伤进行处理

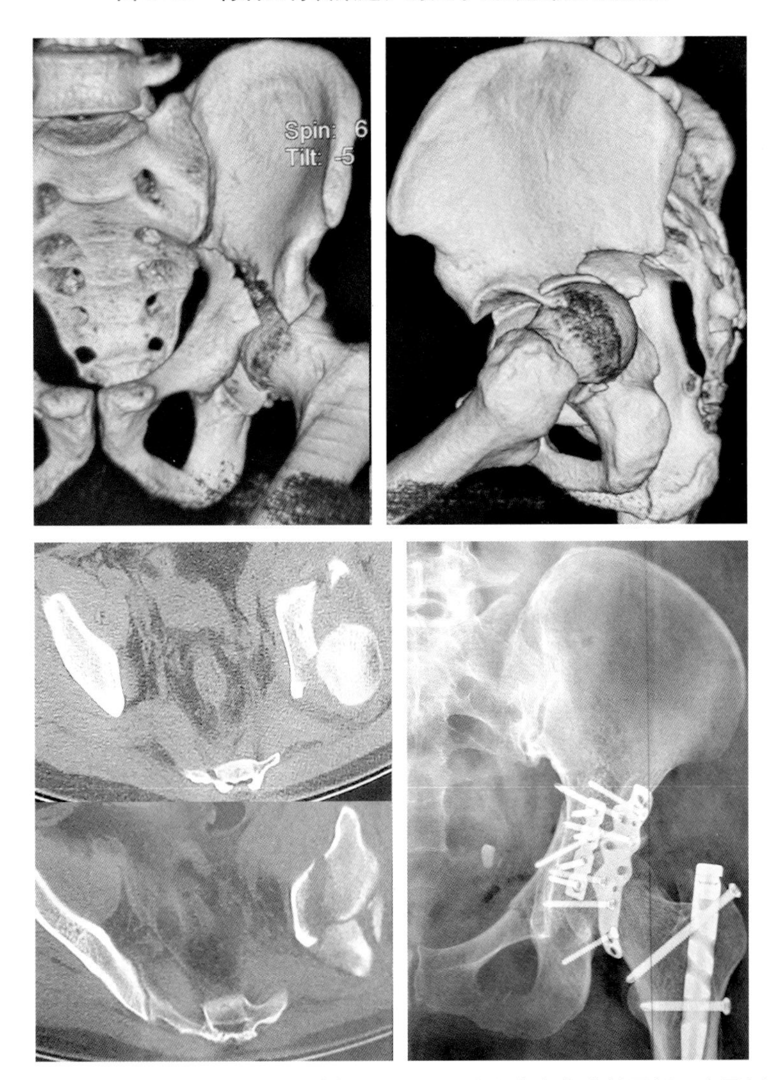

图 8-27　经 K-L 入路使用重建钢板及 W 形髋臼安全角度接骨板固定骨折

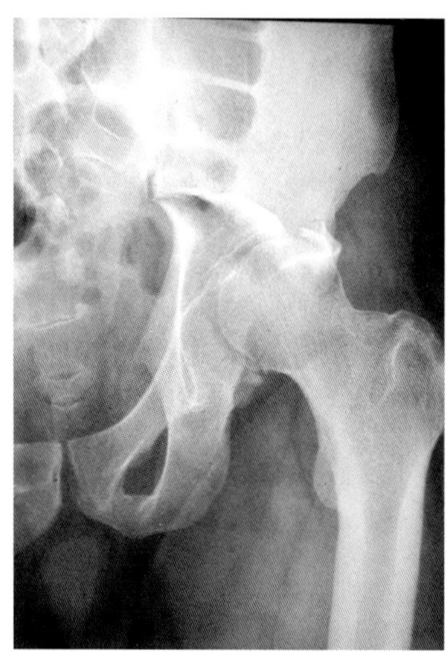
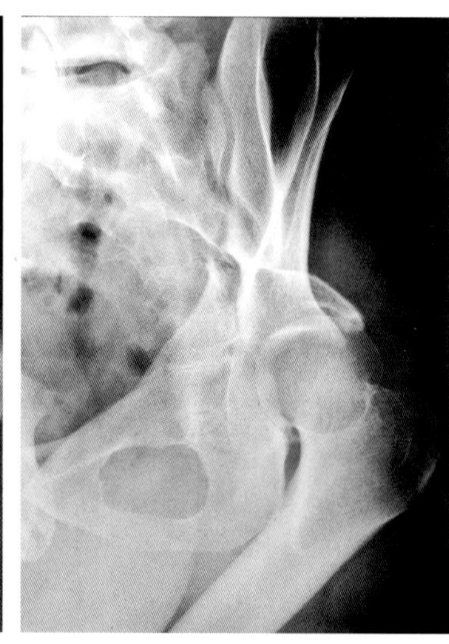
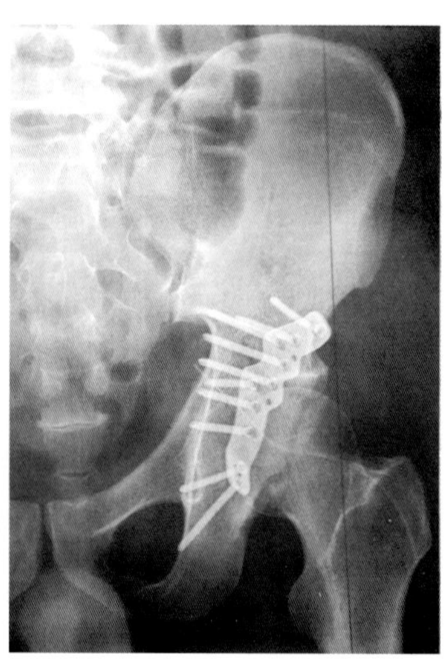

图 8-28 经 K-L 入路单纯使用 W 形髋臼安全角度接骨板固定骨折

8. *T 形骨折* 前、后柱均明显移位的 T 形骨折很难处理，往往需要前后联合入路双钢板固定（图 8-29）。在很多的 T 形骨折中，一侧柱移位明显，而另一侧柱移位轻微。可以采用单侧入路，优先复位移位明显及粉碎的一侧柱，采用钢板固定；另一侧柱采用长螺钉微创固定骨折（图 8-30）。另外仔细观察骨折类型，可能 T 形骨折的前柱为低柱骨折（不涉及髋臼顶，CT 扫描髋臼顶 10mm 层厚完整），这时仅行后柱固定即可。也可采用 Stoppa 入路，方形区钢板置于骨盆环的内侧缘，同时固定前柱和后柱。

9. *双柱骨折* 这类骨折的骨折中心在髋臼以上平面，骨折线向上放射到髂骨翼、向下放射至前后柱及关节，将髋臼关节面和中轴骨分开，使得大部分前柱成为孤立的游离块。双柱骨折看似非常严重，但在 X 线片上显示骨折的变化多在关节上方的髂骨内；由于髋臼上方的髂骨翼与髋臼远侧的部分（即耻骨、坐骨及闭孔环）约呈 90°，整个髋臼关节面在股骨头撞击下明显内移，在闭孔斜位片上可见与主骨相连的髂骨断端明显突起，形成“马刺征”，传统的方法常采用前后联合入路对骨折进行处理（图 8-31）。

对于一柱移位较大而另一柱移位较小的双柱骨折，可尝试使用单一前方（髂腹股沟入路）或后方（K-L）手术入路处理骨折，往往从移位较大的前柱或后柱一侧进行固定，移位较小的另一柱可采用长螺钉固定（具体的置钉方法在下面的微创螺钉固定中有详细的介绍）。

由于双柱骨折的受伤机制为股骨头向前内侧撞击髋臼，故有学者提出单一前方入路即可对双柱骨折进行处理，常用的手术方法包括髂腹股沟入路或髂窝 +Stoppa 入路。

使用髂腹股沟入路时，需剥离髂骨内壁，适当剥离髂骨外板，牵引同侧股骨，纠正髂骨骨折的重叠或台阶位移后复位，待髂嵴及前柱弓状线对位良好后，髂骨窝的凹面也恢复，用预塑形的重建钢板固定髂嵴，髂臼顶弓状线部用重建钢板固定，恢复前柱大部分骨块的复位，然后自髂窝至耻骨支用骨盆弧形钢板内固定前柱（固定方法同前柱固定）。后柱移位多为向内侧移位，偶尔也向远端移位，可通过前方切口使用复位钳钳夹方形区，协助复位后柱，触摸方形区后柱复位后，自髂骨窝靠近骨盆边缘置入拉力螺钉固定后柱（图 8-32）。

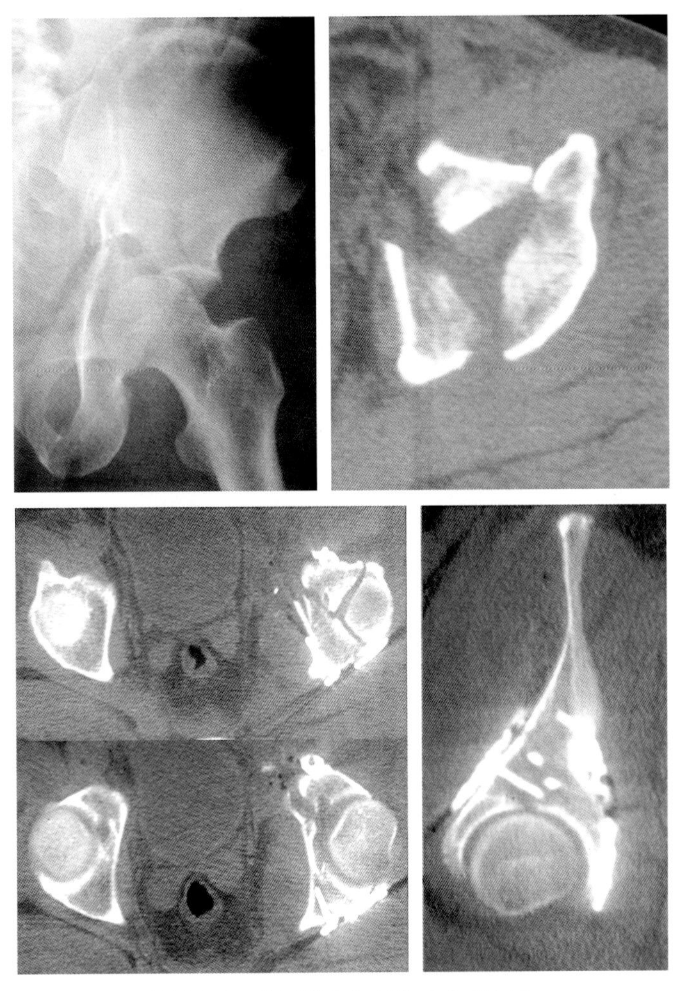

图 8-29　前后联合入路治疗 T 形骨折

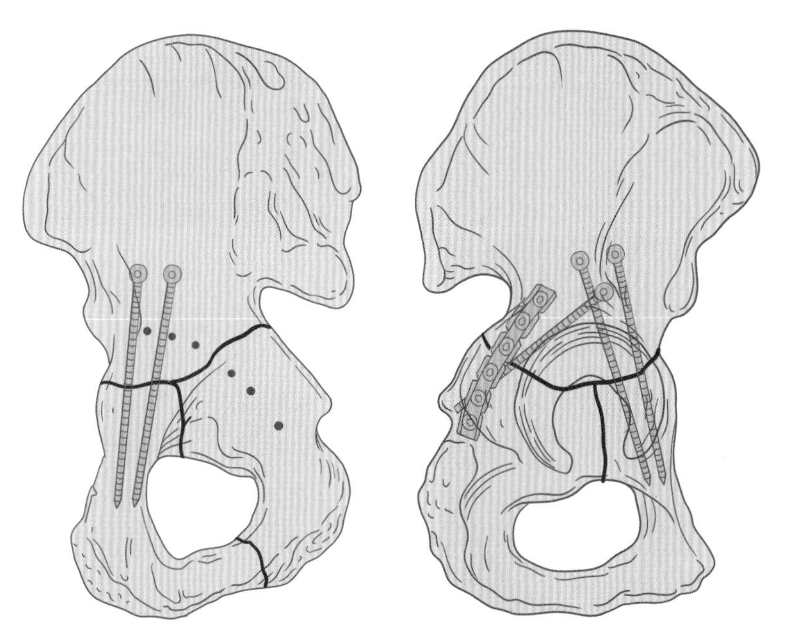

图 8-30　使用单一入路对移位较重的一侧柱进行钢板固定，另外一柱采用长螺钉固定

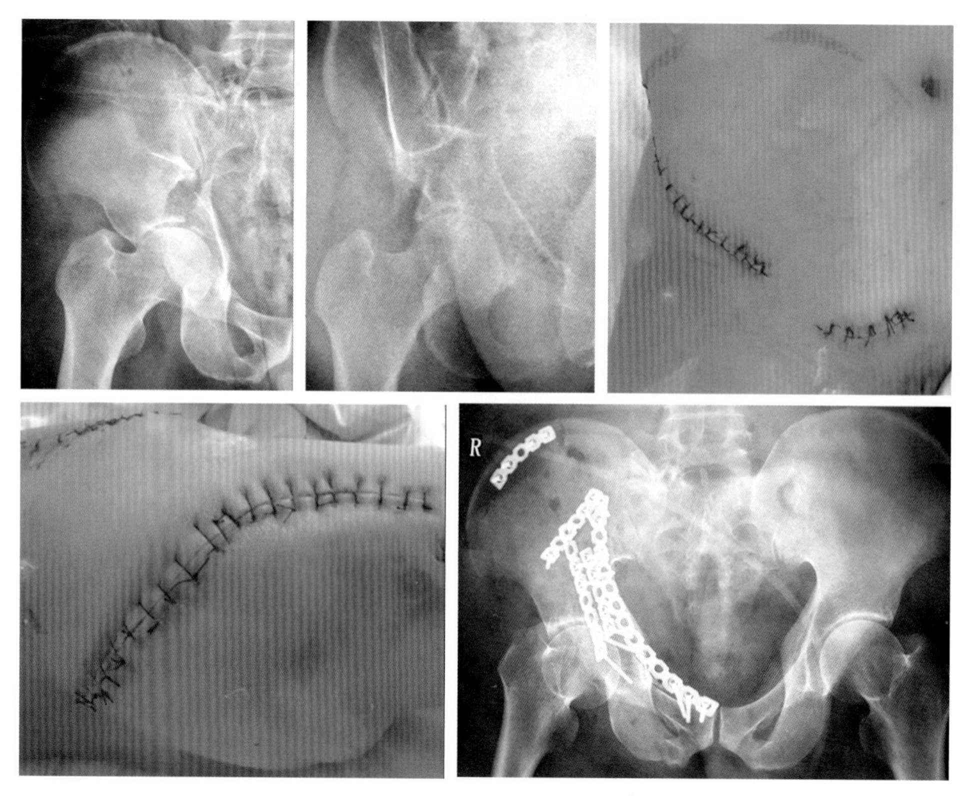

图 8-31　前后联合入路治疗双柱骨折

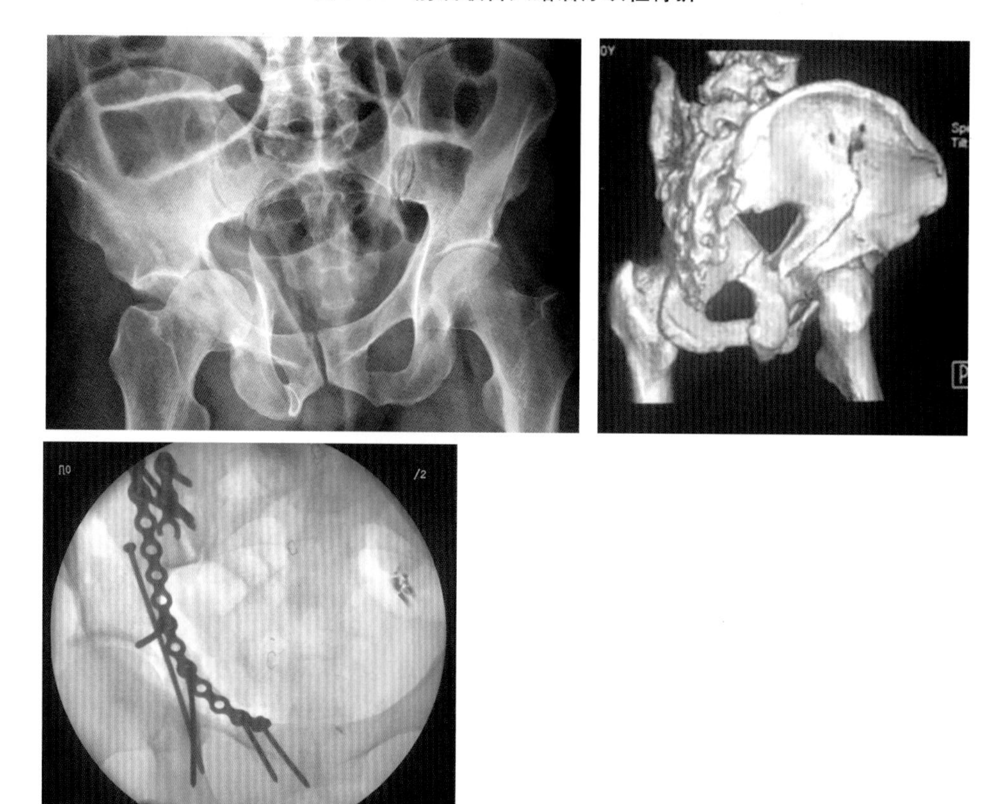

图 8-32　使用单一髂腹股沟入路治疗双柱骨折

髂窝 +Stoppa 入路可对髋臼双柱骨折的主要骨块进行暴露和固定，该入路无须对髂腹股沟入路中间窗的股血管、股神经等组织进行暴露，具有操作微创、可直视髋臼方形区等优势。使用髂窝 +Stoppa 入路时，首先切开髂窝，牵引股骨头复位前柱，在髂骨翼和髂窝放置钢板复位固定高位前柱骨块，恢复髋臼前柱骨块的高度并纠正髂骨外旋畸形，使用接骨板进行固定；使用 Stoppa 入路暴露小骨盆内侧，即髋臼的底部，可以发现后柱向内侧明显地移位，从内侧向外侧推顶向内侧移位的后柱骨块，采用方形区钢板固定，钢板耻骨支部分和坐骨支部分分别置于方形区的两边（即耻骨支和坐骨支的底面）进行固定。对于方形区粉碎的骨折，使用方形区钢板可以进行很好的挤压固定（图 8-33）。

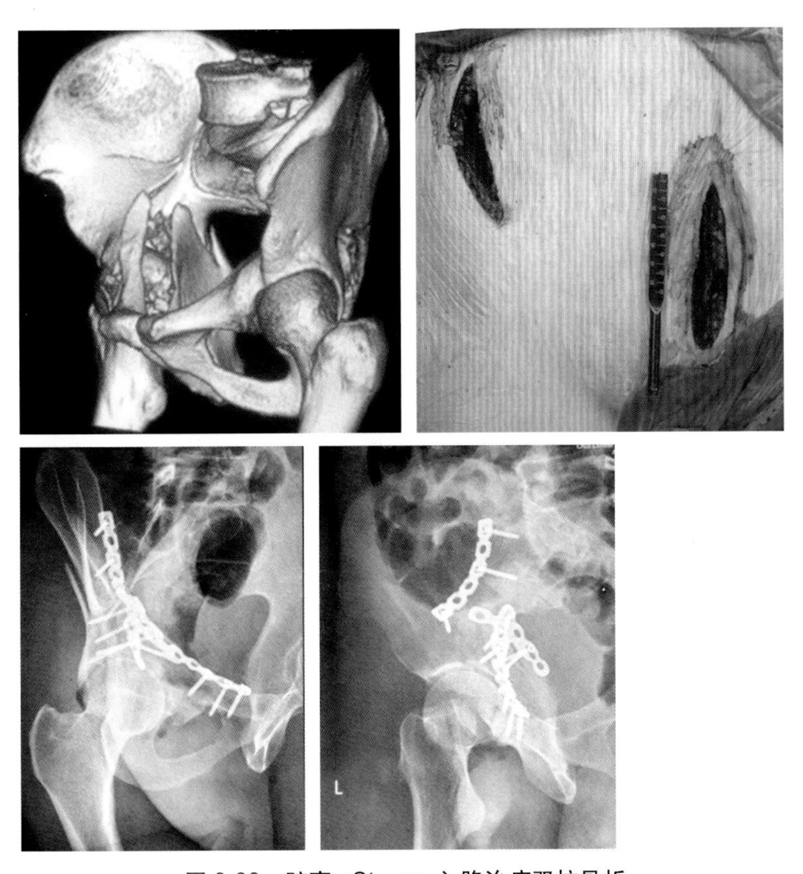

图 8-33　髂窝 +Stoppa 入路治疗双柱骨折

采用前侧髂窝+Stoppa入路复位固定双柱骨折，可以对髋臼的底面进行很好的复位固定，即使后柱存在轻微的旋转，但是由于髋臼解剖复位形成头臼“再匹配”，无须对后方再切开进行后柱的旋转移位纠正（图 8-34）。

采用单一髂腹股沟入路处理双柱骨折，如方形区粉碎且与后柱分离，则不能触摸及复位后柱，需要后方加用 K-L 入路复位后柱。即使方形区完整、后柱相连，采用单一髂腹股沟入路通过方形区复位后柱，往往遗留后柱的旋转移位，也需后方加用 K-L 入路复位后柱。

传统的观念认为，双柱骨折若存在后壁骨块必须行后方的 K-L 入路对其进行固定（图 8-35）。然而，我们的研究发现与单纯的后壁骨折块形状不同，双柱骨折所伴发的后壁骨块移位小，骨折块根部较大，骨折线更加靠近近端（图 8-36）。在经髂窝 +Stoppa 入路对髂骨块、髂耻骨块、耻坐骨块进行复位并使用我们设计的方形区接骨板固定后，后壁骨块亦被螺钉固定，故无须单纯为了固定后壁骨块而额外增加后方的 K-L 入路（图 8-37）。

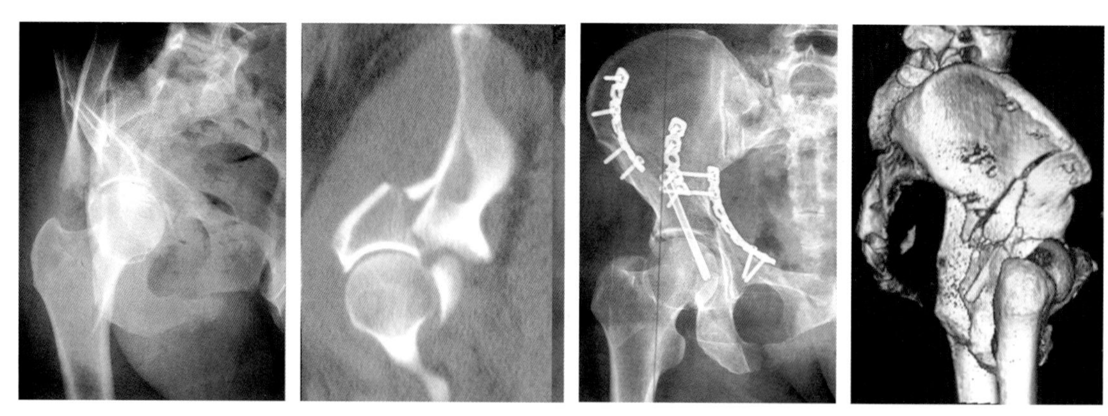

图 8-34　双柱骨折患者头臼继发匹配后，未专门行 K-L 入路对轻微旋转的后柱骨块进行处理

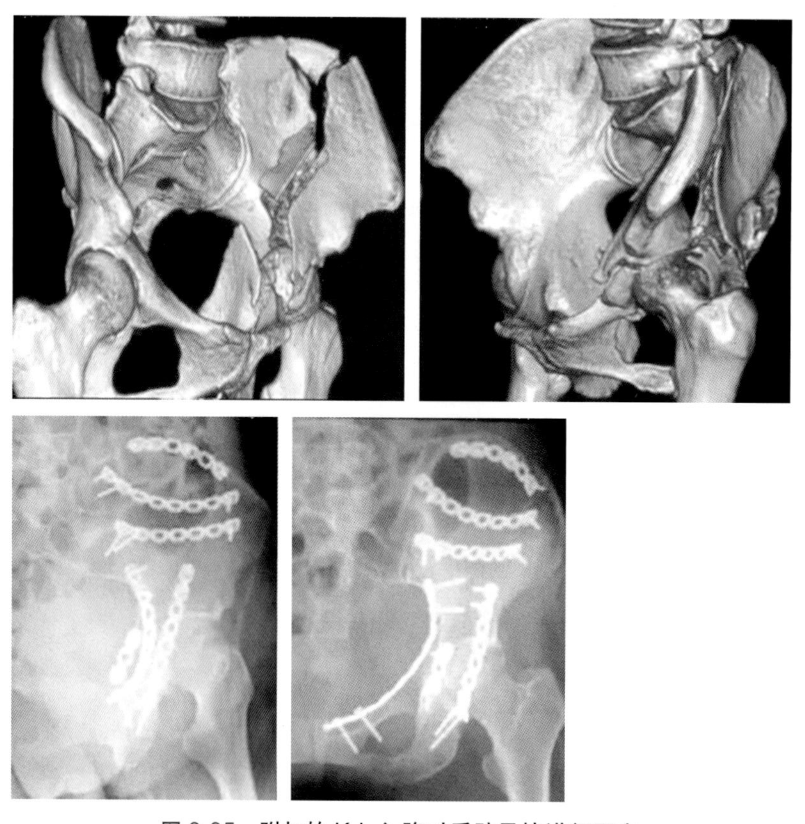

图 8-35　附加的 K-L 入路对后壁骨块进行固定

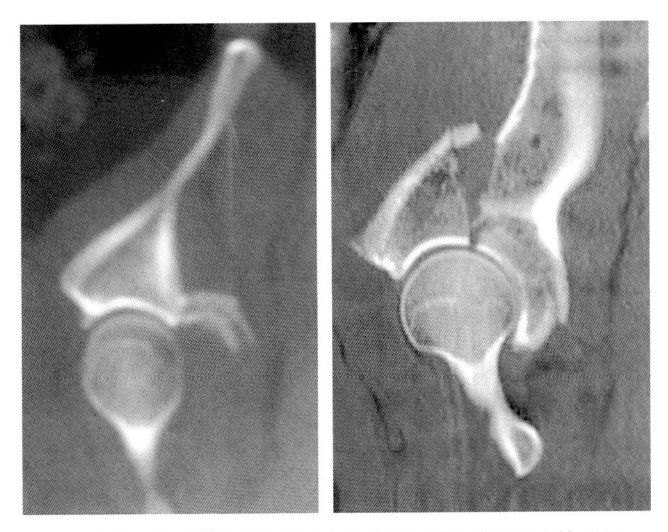

图 8-36　单纯的后壁骨折块与双柱骨折后壁骨块的对比

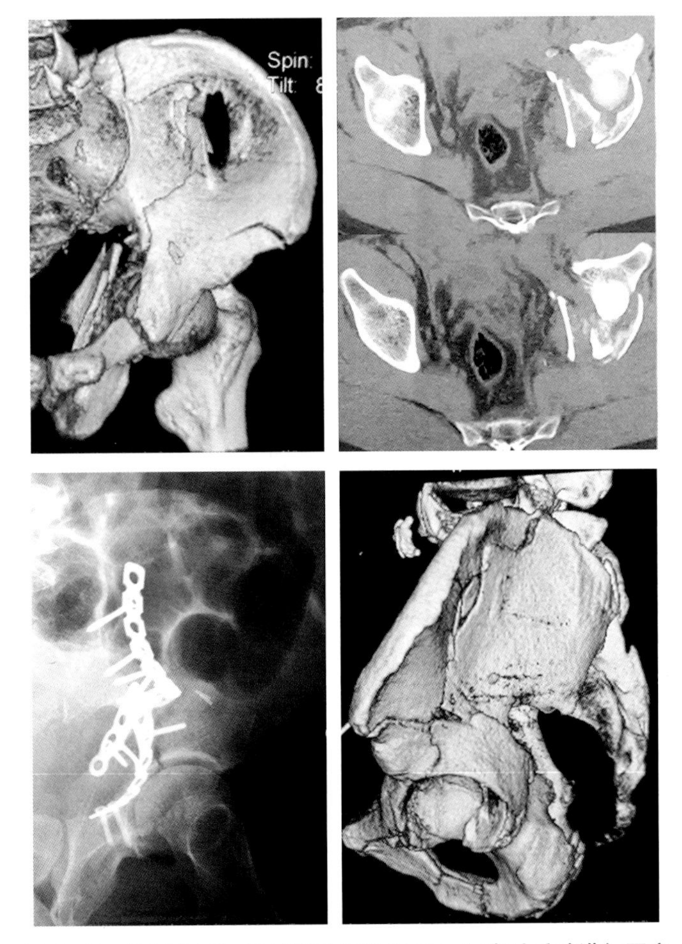

图 8-37　使用方形区接骨板未专门行 K-L 入路对后壁进行固定

10. 前柱 + 后半横行骨折　由于后柱骨折线的两端均为关节面，需精确复位，所以往往需要前后联合入路。

（1）前方切开：应用钢板或拉力螺钉固定髂骨骨折，恢复骨盆缘及前柱的完整性，检查前柱复位情况，可以加用钢板固定。

（2）后方切开：复位后柱横行骨折并通过方形区评估后柱骨折情况，用钢板固定后柱骨折；亦可使用髂腹股沟入路对骨折块进行复位及固定（图 8-38）。

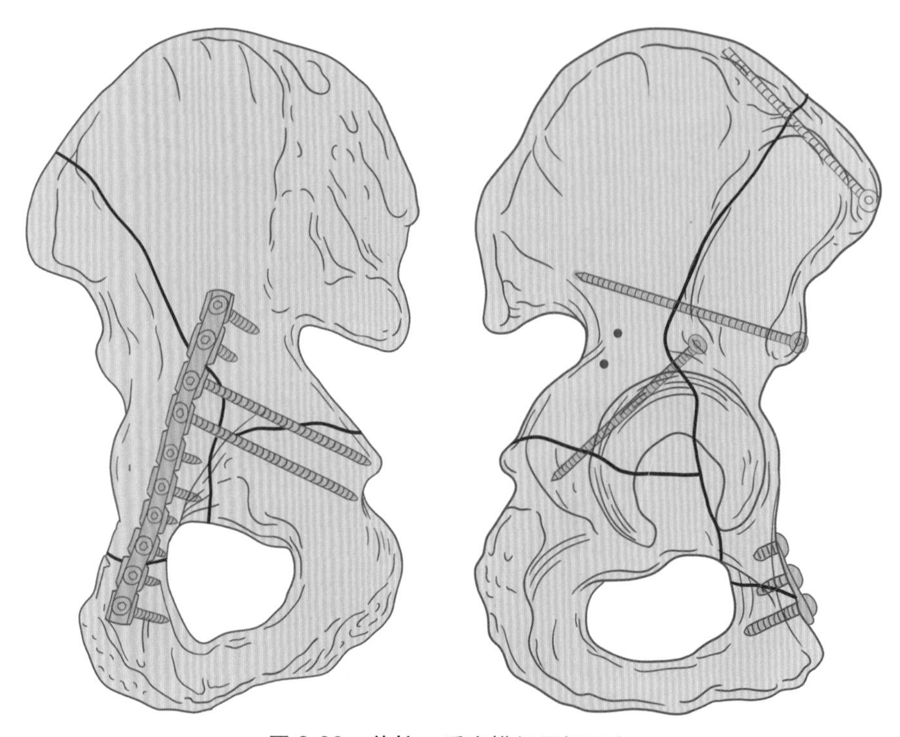

图 8-38 **前柱 + 后半横行骨折固定**

与双柱骨折类似，该骨折类型亦可采用微创的髂窝 +Stoppa 入路进行处理。首先切开髂窝，牵引股骨头复位前柱，在髂骨翼和髂窝放置钢板复位固定高位前柱骨折块，恢复髋臼前柱的解剖复位；使用 Stoppa 入路暴露小骨盆内侧，即髋臼的底部，可以发现后柱向内侧明显移位，从内侧向外侧推顶内侧移位的后柱复位，采用方形区钢板固定，钢板耻骨支部分和坐骨支部分分别置于方形区的两边（即耻骨支和坐骨支的底面）进行固定，术中需要透视标准的髂骨斜位 X 线片，确保后柱的精确复位。

四、特殊类型骨折的治疗

1. 前柱 + 前壁骨折（三柱分型中 A1.3，图 8-39） 股骨头撞击前柱后，暴力继续向前引起，髋臼前方稳定性遭到严重破坏。经前方（髂腹股沟或 Stoppa）入路优先复位前柱骨折块，以此为模板复位前壁；单纯重建钢板或拉力螺钉往往难以对该型损伤进行有效的支撑。

2. 顶柱 / 壁骨折（三柱分型中 A3.2，图 8-40） 髋臼顶区作为维持髋臼稳定性的重要结构在三柱分型中被定义为顶柱，该型损伤主要由股骨头撞击髋臼顶导致，影像学主要表现为骨折线未累及髂耻线及髂坐线，而髋臼顶区域覆盖不全，该型损伤的治疗往往需要将移位的顶柱解剖复位、坚强固定重建负重顶区的完整性。该型损伤的诊疗存在诸多陷阱，即使经验丰富的医师亦可能做出错误的诊疗决策，传统的 K-L 入路及髂腹股沟入路难以对该型损伤的骨块进行有效地显露，导致复位欠佳、预后差。虽然髂股入路创伤较大，但可显露髋臼顶损伤的主要骨块，因此推荐该入路处理顶柱 / 壁损伤，可选择接骨板及螺钉固定。

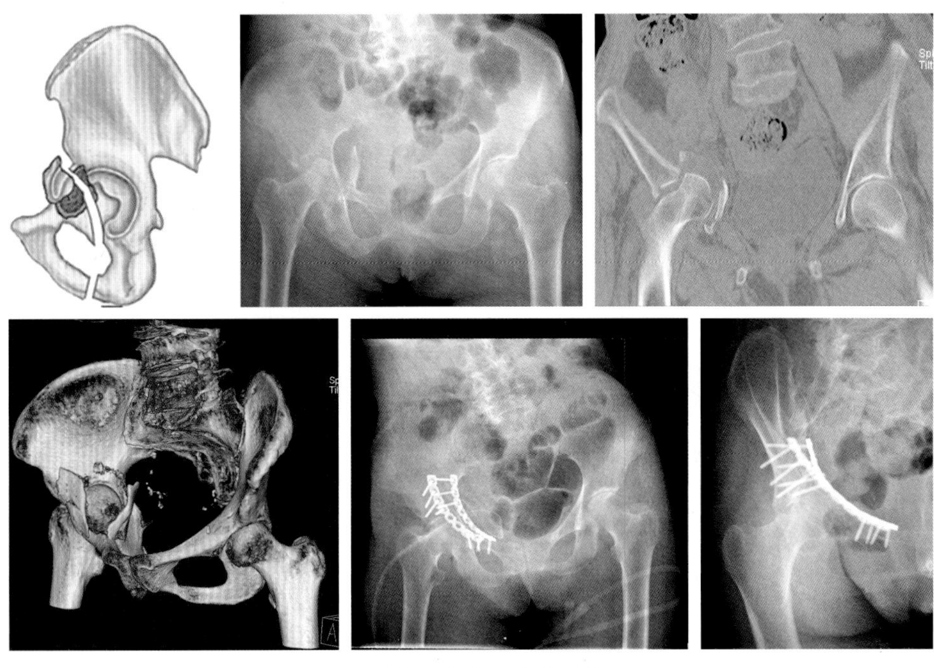

图 8-39　**前柱 + 前壁骨折**

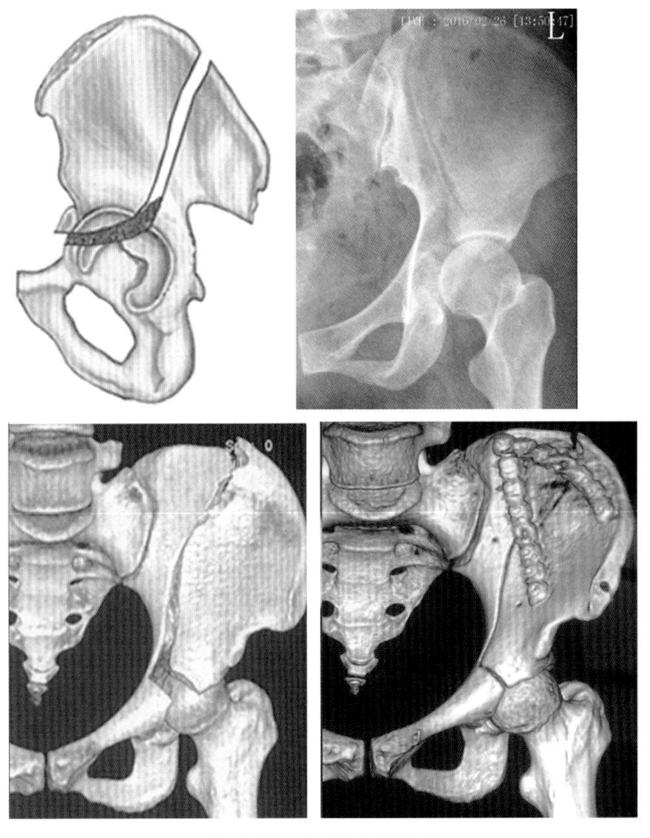

图 8-40　**顶柱 / 壁骨折**

五、X线引导下经皮螺钉治疗髋臼骨折

1988 年 Reinert 等提出用 2 枚拉力螺钉分别固定前、后柱来治疗横行骨折并取得良好效果。因其具有创伤小、手术时间短、并发症少、费用相对低廉等优势，拉力螺钉固定治疗髋臼骨折的方法在临床上得到越来越广泛的应用。一般认为髋臼经皮内固定的适应证包括关节面平整且与股骨头对应关系良好，关节间隙正常，骨折移位小于 3mm，骨折断端稳定，无移位倾向。另外，对于不能耐受手术的老年人和骨质疏松患者，经皮固定在减小手术创伤和保存骨量方面是非常有利的技术，为将来的人工关节置换做了很好的准备。

经皮固定的优点：缩短手术时间，减少因暴露而产生的创伤，减少术中软组织的损伤和开放伤的再扩大，使出血量减少的同时也降低了感染概率，对那些合并有多发外伤和脏器损伤的患者的治疗更为有益。可早期功能锻炼。经皮固定手术后，患者通常在 2 周内就能开始负重，并不需要等损伤完全恢复。局限性在于骨盆经皮固定技术只有符合手术指征和基本复位后才能被采用，否则会影响手术效果，甚至出现严重并发症。骨盆经皮固定技术适用于损伤后 5d 内的不稳定性骨盆损伤。损伤 7d 后由于周围软组织的纤维化将妨碍闭合复位，所以只能行切开复位内固定术。

（一）C 形臂透视辅助下经皮螺钉固定

经皮微创治疗髋臼骨折的技术源于骨盆环骨折的微创治疗。近年来逐渐推广，值得强调的是，微创固定髋臼骨折必须以获得良好复位为前提。还应注意的是，固定螺钉的方向并不与骨折线垂直，因此螺钉是为了维持复位，不能起到复位作用。

1. **前柱螺钉** 适应证：用于无明显移位的低位髋臼前柱骨折，或者合并低位髋臼前柱骨折的复杂髋臼骨折。更多的情况是后路切开手术后辅助前柱骨折的固定。关于前柱螺钉直径目前仍存在争议。Routt 等认为逆行置入直径 3.5 ～ 4.5mm 螺钉，而对于有些患者不能使用直径 6.5mm 螺钉；Starr 等和 Mouhsine 等分别报道前柱螺钉直径可达 7.3mm 和 8.0mm；Shahulhameed 和 Chen 的尸体解剖研究表明，前柱螺钉的大小与性别、体型和种族有关。

（1）逆行通路

①螺钉通路：可采用 Pfannenstiel 切口暴露耻骨结节，进针点为耻骨结节下方偏内侧，出钉点（导针指向方向）位于髋臼上方髂骨翼外壁臀中肌隆起的部位（图 8-41）。

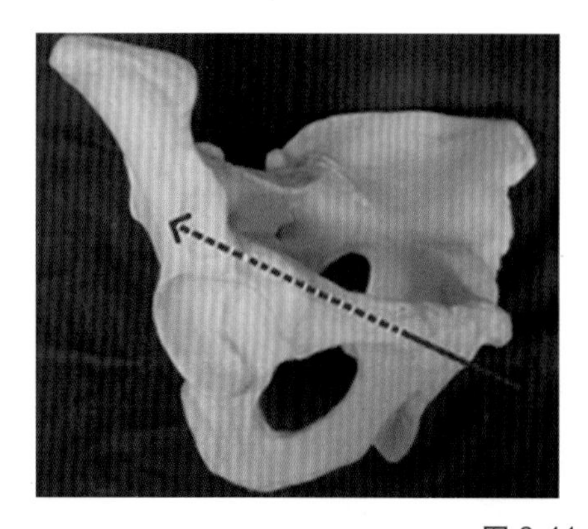

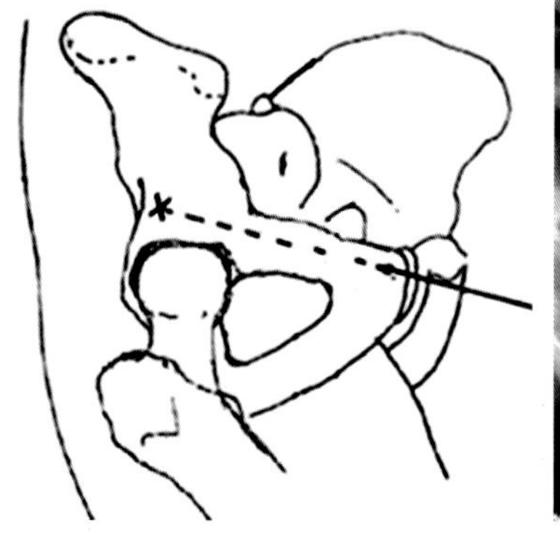

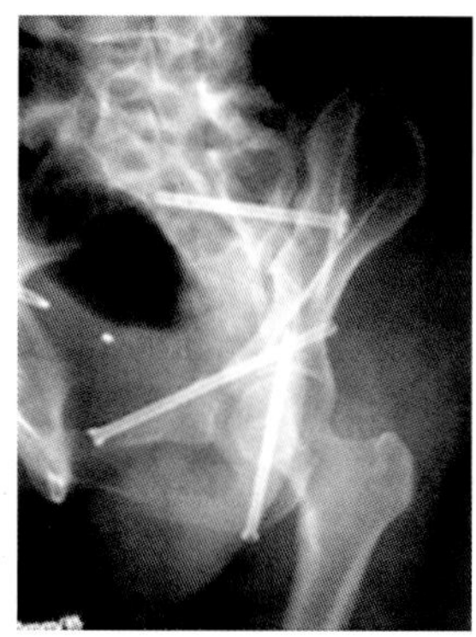

图 8-41 逆行经皮置入髋臼前柱螺钉

该通路上容易损伤的结构有走行在耻骨支上内侧的股动、静脉和股神经，位于耻骨支下方的闭孔神经，以及位于耻骨结节上方的精索或卵圆韧带。

该通路内置入螺钉，由于软骨下骨的骨质较好，螺钉越接近髋臼，其固定强度越高，所以应警惕置入过程中螺钉穿入髋臼破坏关节软骨，因此应在入口位、出口位反复确认导针和螺钉位置，或者在术中三维导航指导下将螺钉置入（图 8-42）。

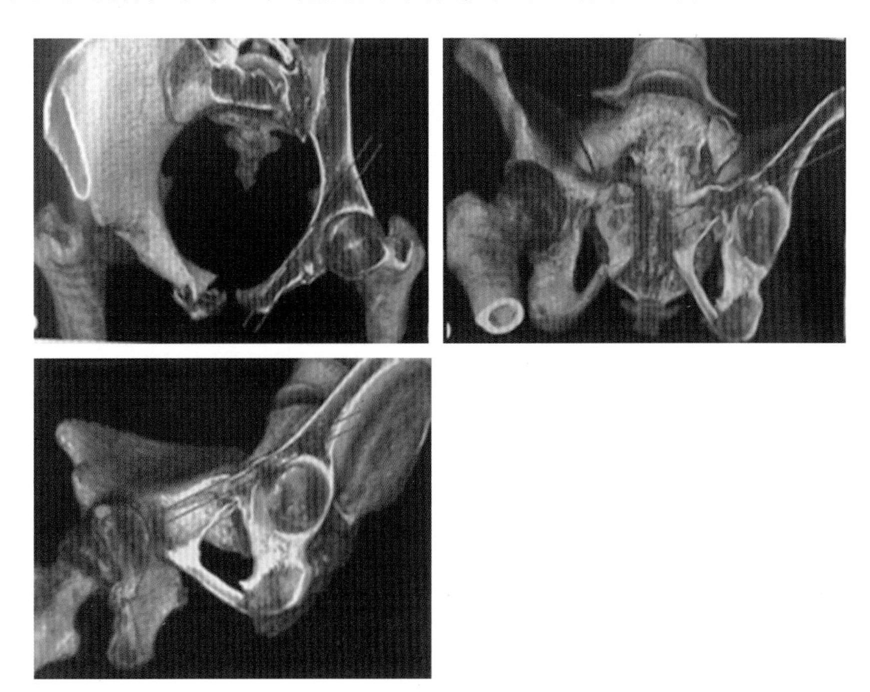

图 8-42　术中透视指导前柱螺钉的安全置入

②体位及术前准备：患者仰卧于可透视手术床上，全身麻醉，对患者的下腹部、骨盆周围、会阴区，以及患肢进行消毒，铺无菌手术单。术中透视：C 形臂置于患侧，术者位于对侧，方便操作。

为保证不损伤前述结构，首先要透视髋臼的闭孔 - 出口位像，方法是先得到出口位像，再旋转 C 形臂投照闭孔位像，可以清楚地看到耻骨支的上缘，螺钉是否向上穿出耻骨支的上缘，向下穿入关节。然后透视髋臼的入口位像，可以清楚地看到耻骨支的内外侧缘，螺钉是否向上穿出耻骨支内外侧骨皮质。

③骨折的复位与固定：在健侧耻骨结节水平，靠近阴茎或阴阜基底部做 1cm 切口，钝性分离，越过耻骨联合中线，至患侧耻骨结节，方向与患侧的耻骨一致。

从耻骨联合的外侧、耻骨结节的下方进针，在入口位和闭孔 - 出口位像的监视下进针，感受导针在骨松质构成的通道内走行。进针时需在入口位像观察耻骨支的内、外缘，在闭孔 - 出口位像观察耻骨支的上、下缘及与关节的关系。在导针到达髋臼上方时透视闭孔 - 出口位，确认导针不会进入下方髋臼和在髋臼上方穿出骨皮质。透视入口位，确认导针不会进入耻骨支的内、外侧骨皮质，测量深度，拧入合适长度的空心螺钉（图 8-43）。

（2）顺行通路：顺行置入前柱螺钉，即以髋臼上方臀中肌隆起为进针点向耻骨结节方向置入螺钉；其术中透视监测方法同上述逆行通路的置入监视方法。

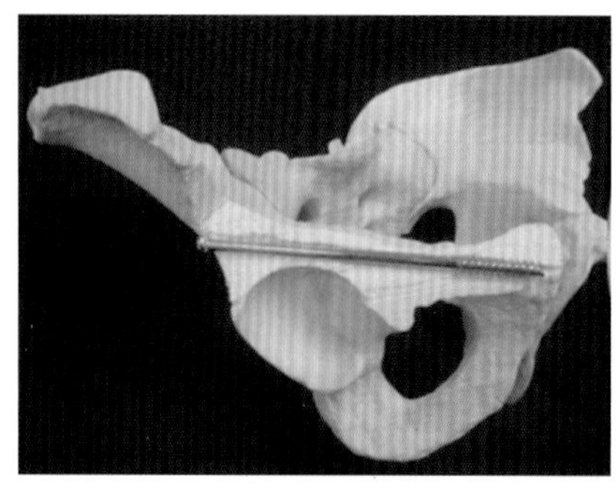 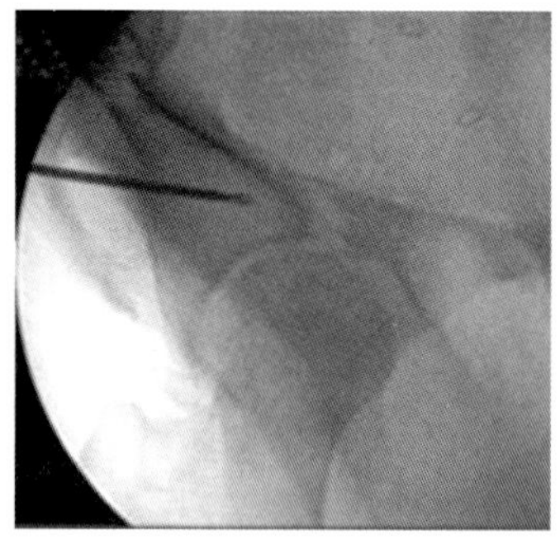 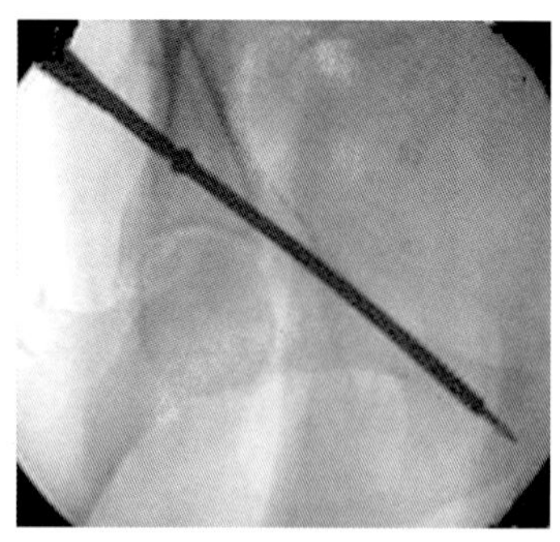

图 8-43 顺行经皮置入前柱螺钉

2. 后柱螺钉

（1）适应证：移位不明显或已经复位的髋臼后柱骨折。

（2）体位：单独应用时可采取平卧位屈髋屈膝；结合钢板螺钉固定髋臼复杂骨折时，根据需要可以采取侧卧位，屈膝屈髋。

（3）螺钉通路：可采用顺行或逆行置入方法，顺行置入时入钉点掌握较逆行更困难，然而逆行置入时体位及透视需要更多的经验（图 8-44）。逆行置入髋臼后柱螺钉，入钉点位于坐骨结节，通过髋臼后方，在坐骨内外侧骨板之间穿过，直至真骨盆上缘穿出。

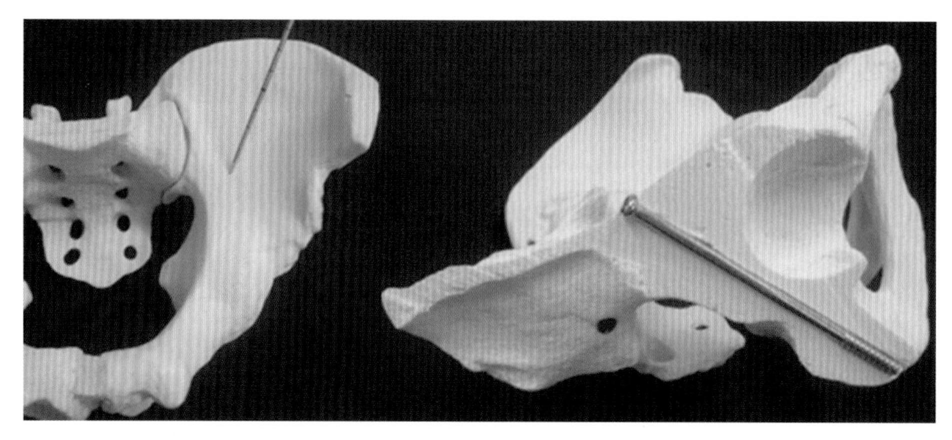

图 8-44 后柱顺行通路

（4）术中透视

①正位和闭孔位：导针也应位于坐骨结节投影之中，不要突出在坐骨结节投影上方坐骨小切迹的凹陷。

②髂骨斜位：在髂骨斜位确定导针通过时位于髋臼后方，不要误入髋臼内。

③侧位：在侧位可以清楚地确定坐骨结节的下缘及真骨盆缘，用来确定导针进入的深度，术中亦可应用三维导航指导螺钉置入（图 8-45）。

（5）骨折的复位与固定：以逆行置入螺钉为例，该方法可以用于无明显移位的髋臼后柱骨折或横行骨折；或作为复杂髋臼骨折手术的一部分，联合钢板螺钉或其他微创技术使用。

患者屈膝屈髋 90°，放松坐骨神经。

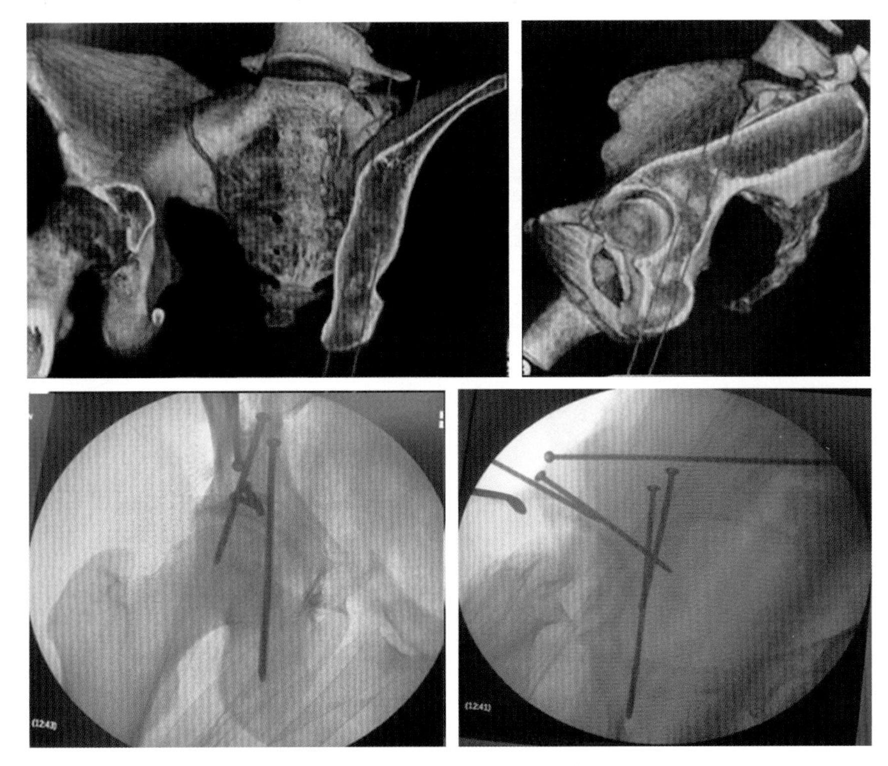

图 8-45　顺行置入髋臼后柱螺钉

进针点位于坐骨结节，注意不要在坐骨结节尖部进针，钉尾突出有可能会造成患者坐位时不适，进针点应稍偏向内侧，避免损伤坐骨神经。

进针时在正位、闭孔位监测，导针应位于坐骨结节投影中，在髂骨斜位透视下监测导针位于髋臼后方确保没有误入髋臼，在侧位确定导针到达真骨盆边缘，并测量深度，拧入螺钉。

3. Magic 螺钉（图 8-46）：抓持方形区骨板、阻止髋臼骨折向内侧移位。螺钉通过后柱，用于稳定横行骨折、替代后柱螺钉。该螺钉固定有一定的困难而得名，特别是在已经置入前柱螺钉的情况下（两者的进针点非常接近，都在臀中肌柱上），有学者说成功置入这枚螺钉需要超自然的能量。

（1）解剖要点

◆ 髂骨斜位像显示导针的前后边界，避免突破坐骨大切迹或进入髋关节。

◆ 正位像上，导针需指向坐骨棘；向外侧穿出有损伤坐骨神经的危险，向内侧穿出有伤及盆腔内脏器的风险。

（2）手术技术

◆ 进针点：与前柱螺钉入点非常接近，位于臀中肌柱（gluteus medius pillar，阴影区）上，通道位于髋臼之上，导针指向坐骨棘。在髂骨斜位上显示最清楚，通道位于髋关节的后方。

◆ 出针点：位于坐骨棘的内侧（或者恰好穿过坐骨棘）。闭孔斜位、闭孔出口和闭孔入口位像上反复验证导针出点，完成导针置入过程（图 8-46）。

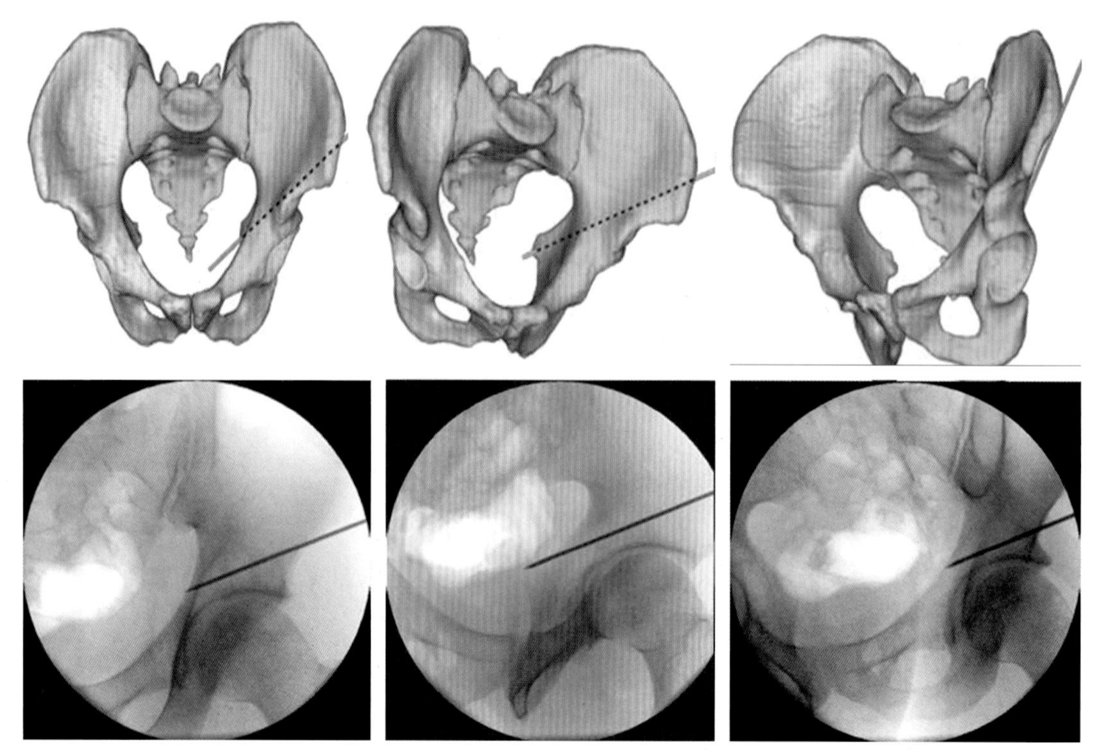

图 8-46 Magic 螺钉置入微创治疗髋臼骨折

（二）透视引导下经皮螺钉固定

现代科学技术的发展越来越体现出多学科的交叉与渗透。医学领域近年来迅速发展的手术导航系统是经典立体定向技术、现代影像诊断技术、微创手术技术、电子计算机技术和人工智能技术相结合的产物，计算机辅助透视导航技术通过计算机联合定位达到持续导航作用，在屏幕上多角度显示手术部位和固定方向，达到准确固定骨折，并且近年来其越来越多地被应用到闭合穿钉固定髋臼前后柱骨折的治疗中。

1. 适应证

（1）髋臼前后柱骨折间隙在 1cm 之内，没有错位，头臼匹配良好。

（2）髋臼前后柱骨折间隙大于 1cm，经牵引复位后间隙小于 1cm，而且头臼匹配良好。

2. 术前准备

（1）患者常规骨盆 X 线片和 CT 扫描重建图像，按影像学资料对骨折类型进行分析和评估。

（2）对于髋臼骨折有移位者可先行牵引。

（3）牵引 1 周后，行 CT 检查，如复位比较满意，可行导航技术引导下的经皮闭合穿钉固定，否则行非手术治疗或行开放手术。

3. 骨折复位　牵拉下肢，旋转及外展内收髋关节，通过韧带牵拉间接复位髋臼骨折。有时使用 Schanz 钉或外固定架辅助复位，对于无法闭合复位的骨折使用小切口复位骨折。C 形臂 X 线检查骨折复位情况，在获得骨折良好复位后，才可实施闭合经皮穿钉固定术，否则改为切开复位内固定术。

4. 导航操作

（1）体位：髋臼前柱骨折手术时采用仰卧位，后柱骨折手术时采用俯卧位。

（2）将患者固定于可透视手术床上，常规消毒铺巾后将导航参考架安放于同侧髂前上棘（髋臼前柱骨折）或对侧髂后上棘（髋臼后柱骨折）上。首先透视患侧髋臼的正、侧位，使患侧髋臼位于透视机显示屏中心，记录机位，将扫描图像传入至导航工作站，在导航工作站重建患侧髋臼三维图像，以此三维图像作为手术导航图像。注册并校准导航探针及套筒。此时可以通过重建的三维图像模拟手术工具和手术路线，选取最佳进针点、进针方向及进针深度，之后在导航实时监测下置入导针和合适的空心螺钉，并透视确认（图 8-47）。

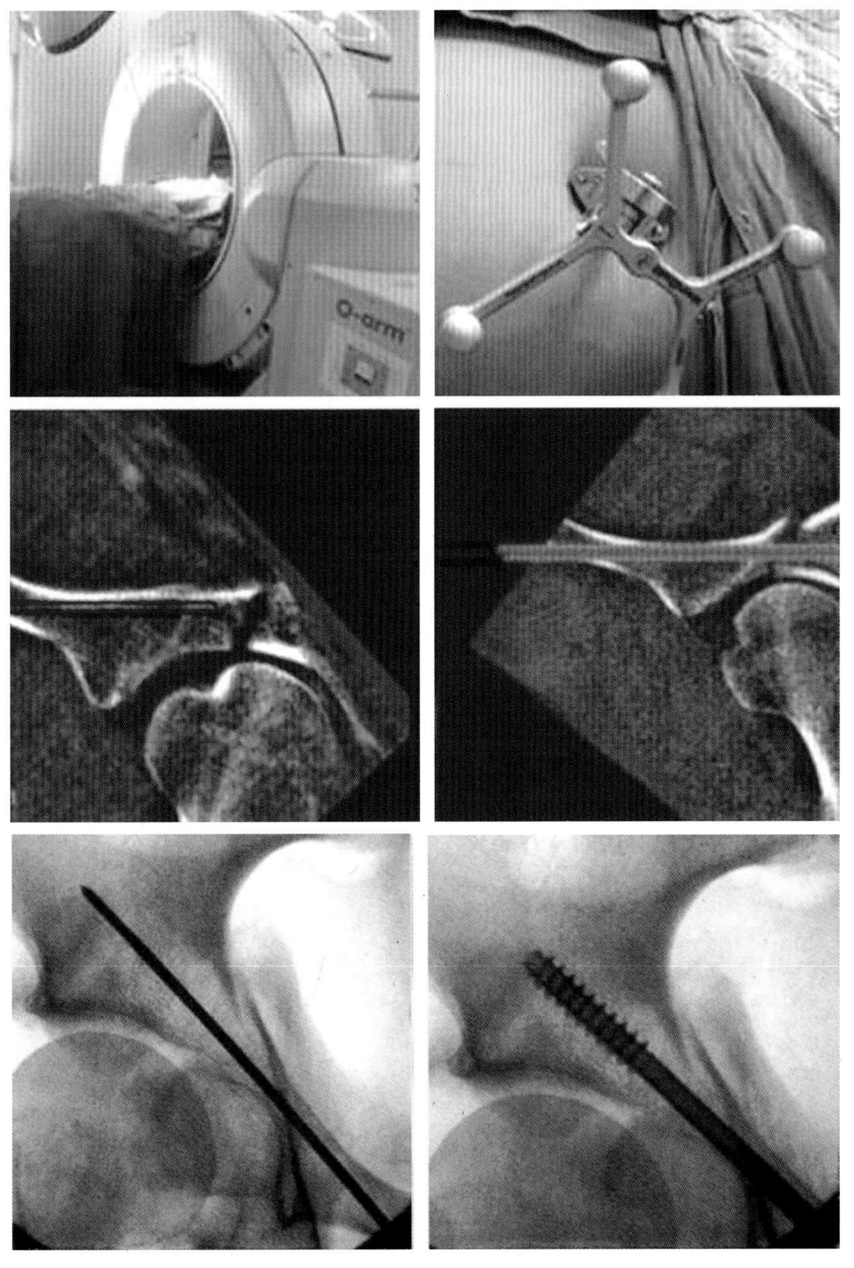

图 8-47　三维导航经皮置入前柱螺钉

5. 注意

（1）髋臼前柱置钉空间比后柱小得多，容易穿出，因此应注意术中透视确认螺钉位置。

（2）髋臼后柱入钉点不要过于偏外，以免损伤坐骨神经。

（3）术前准备包括消毒铺单等，建议按切开复位内固定术进行，如果导航微创手术位置不满意即行切开复位内固定。

6. 优势

（1）仅在术前对患者进行一次图像扫描，术中通过红外线或电磁导航在多个三维角度观测到手术器械的路径，无须 C 形臂的重复定位，因此极大地减少了患者和医师的 X 线照射。

（2）术前即可制订最佳手术方案，避免了术中操作的盲目性。

（3）可从三维图像资料上测量钉道长度、角度及螺钉直径，便于准确选择螺钉，使手术更精确、简便、快速和安全，减少术后并发症的发生。

(4) 还可以简化手术操作，减小手术窗口，缩短手术时间及麻醉时间，减少患者失血量，从而有利于患者术后的恢复。

7. 不足　导航手术中三维影像系统尽管可以提供多个方位的手术图像，但从严格意义上讲，它还是一个二维导航系统，不能提供三维系统那样更明晰的图像，因此由二维图像到三维图像的推知仍需要骨科医师一定的经验；此外由于术前检查时体位与术中不同，以及术中患者体位的移动，容易发生影像漂移，导致影像资料虚拟的解剖结构和实际解剖结构之间出现误差，导致手术失败。因此，术者应熟悉导航系统的原理和操作，并接受系统的导航技术培训，达到熟练应用。

第三节　三维打印技术在髋臼骨折手术中的应用

髋臼关节面尤其是负重区的解剖复位与患者的关节功能和良好预后有着直接的关系，移位的髋臼骨折需要手术复位内固定，但是髋臼周围软组织结构的限制加之复杂的骨性解剖，导致关节面无法暴露的同时亦很难获得满意的复位。术前对骨折类型和骨折块固有位置的熟悉有利于术中对骨折进行准确有效的复位并固定。在临床中，髋臼骨折间隙或阶梯小于 2mm 通常是能够接受的。但如果骨折间隙为 10mm 或更多时则意味着预后不佳，因为其会加速创伤后骨性关节炎的发生。通过应用三维打印技术针对不同类型的髋臼骨折制订手术方案，可以方便手术者实现更快、更精准的复位固定，从而缩短手术时间，减少出血量，提高复位固定质量等，从而达到微创固定。

应用三维打印技术 1 ∶ 1 比例打印髋臼骨折模型。术前根据骨折影像学资料及三维模型对骨折进行分型,然后制订手术入路。按照手术方案在三维模型上对骨折块进行复位操作，并选择合适长度的重建钢板、空心螺钉，将钢板塑形后放置于骨折复位后的模型上并固定，确定钢板放置的合适位置和螺钉数量、打入方向及长度并记录（图 8-48）。

以往对骨盆髋臼骨折的分型常建立在 X 线检查上，三维 CT 重建为医师了解骨折的情况提供了很好的帮助，但是其对医师的空间立体重建的思维能力有较高要求，并直接影响手术方案的制订及术后的预后。而三维打印技术则可以让术者不再受制于影像学检查的平面化和术者自身的空间重建能力。借助三维打印模型，一方面能够很好地了解骨折的具体

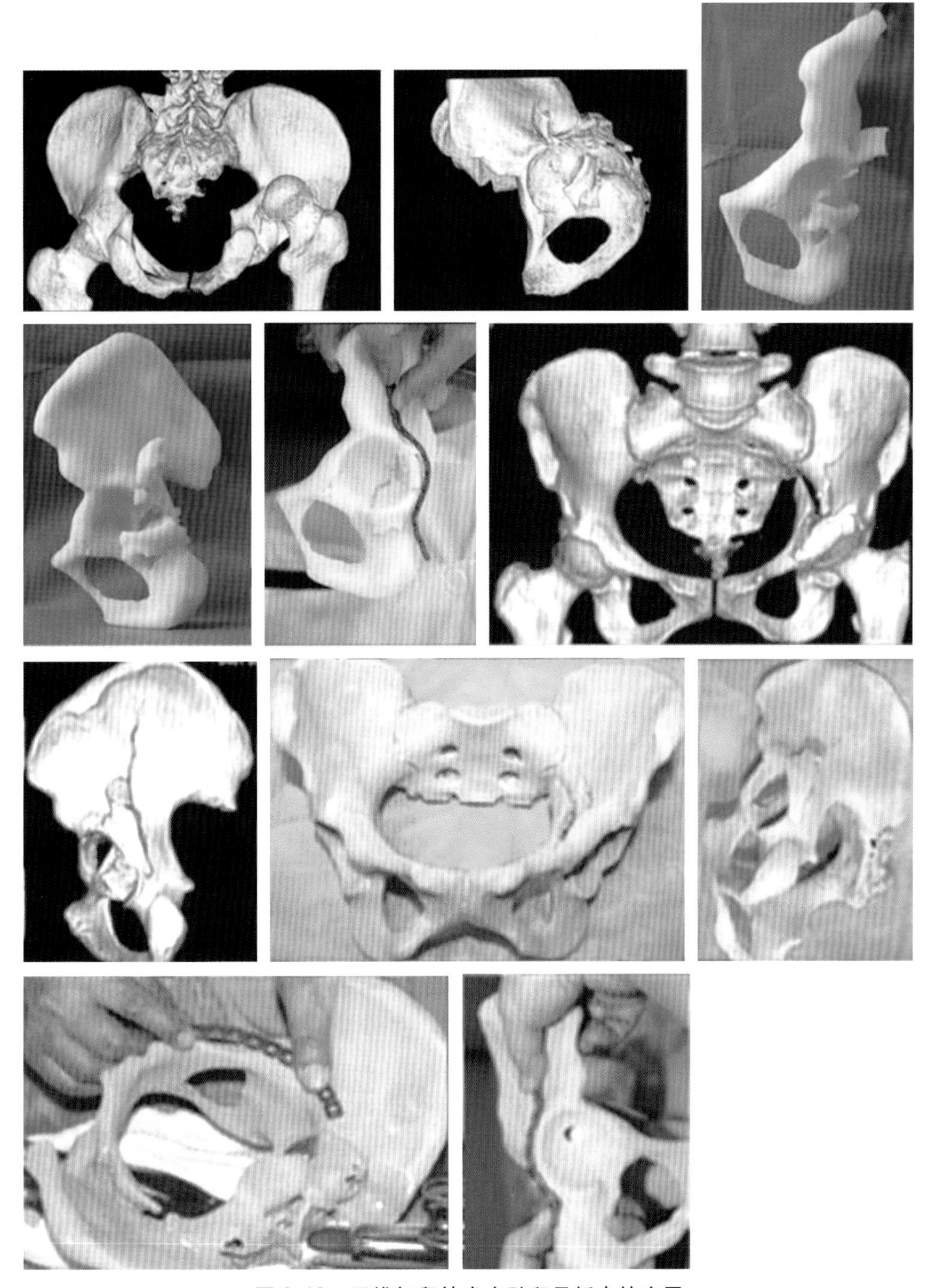

图 8-48　三维打印技术在髋臼骨折中的应用

情况并对髋臼骨折进行分型，指导选择合适的手术方案，初步确定术中可能存在的难点；另一方面可以在模型上进行手术方案的模拟操作，结合骨折特点及髋臼周围的软组织解剖结构选择手术入路、制订骨折的复位固定顺序、采用的内固定方式，并可以在术前确定钢板放置的位置、钢板的长度及术中所需螺钉的数量、长度、进钉方向，同时对钢板进行预弯塑形，从而在实际手术操作过程中可以做到有条不紊地进行骨折复位固定，术中还可以随时参考模型，减少术中透视频率，缩短手术时间。